U0236666

山西省中西医结合医院　组织编写

西学中临床处方用药手册

贾文魁　樊东升　主编

人民卫生出版社

图书在版编目（CIP）数据

西学中临床处方用药手册 / 贾文魁，樊东升主编 . —北京：
人民卫生出版社，2020

ISBN 978-7-117-29868-1

Ⅰ. ①西⋯ Ⅱ. ①贾⋯ ②樊⋯ Ⅲ. ①中西医结合 - 用药法 -
手册 Ⅳ. ①R452-62

中国版本图书馆 CIP 数据核字（2020）第 040833 号

人卫智网	**www.ipmph.com**	医学教育、学术、考试、健康，
		购书智慧智能综合服务平台
人卫官网	**www.pmph.com**	人卫官方资讯发布平台

版权所有，侵权必究！

西学中临床处方用药手册

主　　编：贾文魁　樊东升
出版发行：人民卫生出版社（中继线 010-59780011）
地　　址：北京市朝阳区潘家园南里 19 号
邮　　编：100021
E - mail: pmph @ pmph.com
购书热线：010-59787592　010-59787584　010-65264830
印　　刷：保定市中画美凯印刷有限公司
经　　销：新华书店
开　　本：710×1000　1/16　印张：23
字　　数：412 千字
版　　次：2020 年 4 月第 1 版　2020 年 4 月第 1 版第 1 次印刷
标准书号：ISBN 978-7-117-29868-1
定　　价：69.00 元
打击盗版举报电话：010-59787491　**E-mail: WQ @ pmph.com**
质量问题联系电话：010-59787234　**E-mail: zhiliang @ pmph.com**

《西学中临床处方用药手册》
编写委员会

3

西医学习中医参考读物编写工作
组织委员会

编 写 说 明

我院自 2005 年划归山西中医学院(现山西中医药大学)管理后,倏忽已是十几个年头。医院由一所以西医为主的企业综合医院更名为中西医结合医院,西学中工作也即列入医院的议事日程。特别是 2009 年以来,全院对此更是常抓不懈。

数年前医院领导安排编印一些西医学习中医的资料,于是便请院内的几位同道一起编写了《西学中通俗讲义》及《西学中系列口袋书》,作为内部资料发给医院西医人员学习参考。

做了这些事务之后,便想着编写一本西医学习中医的应读应背应知应会手册。这个想法得到了单位领导及人民卫生出版社的支持,于是我们就组织医院临床经验丰富的中医骨干及学有所成的硕博人员,开始了《西医学习中医简明手册——应读·应背·应知·应会》的编写工作。经过大家的共同努力,该手册得以顺利付梓,2018 年 8 月由人民卫生出版社正式出版发行。

有了之前的编写经验,又想着再编一本《西学中临床处方用药手册》,以作为引导西医学习中医从理论向临床过渡的读物。我们组织了比上次更多的编写人员,查阅参考了许多的中医药教材和著作(部分参考书目附后,在此谨致谢忱;尚有许多由于条件所限难于一一注明出处者,亦致歉意并示感谢)。本着"外有病属表,内有病属里"的原则,将中医的常见病证分为表证及里证两部分,每个病证在简述基本概念、治疗原则之后,再以简明扼要的形式分列各类病证的处方用药,以便于西学中人员随时查阅及学习参考。

愿望是好的,方法未必见得好。少经师匠的雕虫之作,还望中西医同道不吝指教!不敢说本书对西学中人员有所帮助,若能达到抛砖引玉的效果,我们也就心满意足了。即使如此,也难免操豚蹄而祝篝车之诮。由于编者水平有限,书中错讹不当之处在所不免,尚祈各位同仁审阅斧正!

编　者

2018 年 10 月 11 日

目　录

绪　论

中医药学与西方主流医学一样，是一门有着完整理论和实践体系的独立科学体系[美国食品药品管理局（FDA）《补充和替代医学产品及FDA管理指南（初稿）》]，是中国优秀传统文化的重要组成部分，是中华民族历经数千年的生产生活实践积累、不断发展而形成的具有独特理论风格和丰富诊疗模式的医药学体系，是我国人民长期和疾病作斗争的极为丰富的经验总结，为中华民族的繁衍昌盛做出了巨大的贡献，是中华民族的宝贵财富。中医药学博大精深、源远流长，蕴含着极为科学的内涵和深邃的哲学智慧。其囊括的内容十分丰富，在短时间内于有限篇幅之中很难说得清楚，但有几个概念若不略作交代，则在以后的章节中出现会显得有些突兀。

一、辨证与八纲辨证

所谓辨证，就是通过望、闻、问、切的四诊手段，收集患者的症状及生活史、家族史、既往史等资料，采集患者的神、色、形、态及舌象、脉象等体征，然后在中医理论的指导下，通过综合、归纳、分析，辨别疾病的病因、性质、部位以及邪正之间的关系，判断疾病的证候类型。

辨是辨别、分辨，证是证候。不同的疾病或同一疾病在不同的人身上的表现千差万别，但也有一定的内在规律可寻，这个内在的规律就是"证"。辨证就是辨别、分辨不同的疾病或同一疾病在不同的人身上表现的内在规律，然后根据这个内在规律去指导临床处方用药，这就是"辨证论治"。辨证论治是中医认识疾病和治疗疾病的基本原则，是中医药学的基本特点和主要特色之一。

中医辨证的方法很多，如八纲辨证（阴、阳、表、里、寒、热、虚、实辨证）、病因辨证（六淫辨证、七情辨证、饮食劳伤辨证、外伤辨证）、气血津液辨证（气病辨证、血病辨证、气血同病辨证、津液辨证）、脏腑辨证（心与小肠辨证、肺与大肠辨证、脾与胃辨证、肝与胆辨证、肾与膀胱辨证）、经络辨证（十二经脉辨证、奇经八脉辨证）、六经辨证（太阳病辨证、阳明病辨证、少阳病辨证、太阴病辨证、少阴病辨证、厥阴病辨证）、卫气营血辨证（卫分证辨证、气分证辨证、营分证辨证、血分证辨证）、三焦辨证（上焦病辨证、中焦病辨证、下焦病辨证）等。其中八纲辨证是各种辨证的总纲，是辨证论治的主要理论基础，是中医诊断学中的重要组成部分。

八纲辨证是通过四诊手段，掌握辨证的资料之后，根据病位的深浅、病邪的性质、邪正的盛衰等，加以综合分析，归纳为阴、阳、表、里、寒、热、虚、实八类证候。八纲辨证是分析疾病共性的辨证方法，可以提纲挈领，执简驭繁。

毛泽东同志在《矛盾论》一书中说："事物的矛盾法则，即对立统一的法则，是唯物辩证法的最根本的法则。"诊断和治疗疾病的过程，就是分析矛盾和解决矛盾的过程。八纲辨证中的表与里、寒与热、虚与实、阴与阳就是四对矛盾，八纲辨证之所以能成为辨证的总纲而科学地应用于各种疾病的诊治之中，就是因为它自发地含有唯物辩证法的内涵，可以指导我们分清疾病过程中的主要矛盾和矛盾的主要方面，分清疾病的现象与本质，帮助我们比较正确地去解决矛盾，治疗疾病。

八纲辨证中的阴、阳、虚、实、寒、热六纲，大都是些看不见摸不着的概念（有些虚实证可以看得到，有些寒热证可以摸得到），而表、里二纲则有具体的部位可言。所以本书的内容就本着"外有病属表、内有病属里"的原则，把临床常见病和多发病分为表、里两个部分。第一部分为"常见表证的处方用药"，第二部分为"常见里证的处方用药"。在表证、里证之中还是把虚、实、寒、热等中医元素嵌了进去，而且还把虚实寒热夹杂的几个病证殿列前两部分之后，以保证所述内容的相对完整性。

二、阴阳与阴证阳证

阴和阳是中国古代哲学的一对范畴，代表着相互对立又相互关联的事物属性。一般地说，凡是剧烈运动着的、外向的、温热的、明亮的等，都属于阳；反之，凡是相对属于静止着的、内守的、下降的、寒冷的、晦暗的等，都属于阴。根据中医取类比象的办法，凡符合"阴"的一般属性的证候即称为阴证，如书中所讲的一些里证、寒证、虚证等；而凡符合"阳"的一般属性的证候即称为阳证，如书中所讲的一些表证、热证、实证等。

疾病的发生就其本质而言，均是机体阴阳之间失去相对的平衡协调，而出现阴或阳的偏盛、偏衰的结果。调整阴阳即是根据机体阴阳失调的具体情况，损其有余，补其不足，促使其恢复人体阴阳的相对平衡。这就是《素问·至真要大论》所说的"谨察阴阳所在而调之，以平为期"。对于阴阳偏盛，即阴或阳的一方过盛有余的病证,可采取"损其有余"的方法治疗;而对于阴阳偏衰,即阴或阳一方虚损不足的病证,可采取"补其不足"的方法治疗。

阴阳辨证是八纲辨证的总纲,可以统括表、里、寒、热、虚、实六纲。疾病的各种病理变化均可以阴阳失调来概括。从广义上讲,凡表里出入、上下升降、寒热进退、邪正虚实等,无不属于阴阳失调。因此,诸如解表攻里、升清降浊、寒热温清、虚实补泻等,都属于调整阴阳的范畴,其所用方剂如补虚、温里等,属于治阴证方剂;解表、清热等,属于治阳证方剂。常用中药中的补虚药及温里药等,属于治阴证的中药;解表、清里热等中药,属于治阳证的中药……在此略作说明,书中不再专列阴证、阳证章节,以免内容重复。

三、临床与处方用药

西医讲临床,中医讲临证。临床医学相对于基础医学而言,临床科室相对于医技科室而言。临床是指医生为患者诊断和治疗疾病。"临证"二字似乎没有个明确的定义,但也是指医者"省疾问病",如东汉医家张仲景在《伤寒论·序》中批评那些不负责任的医生时说:"观今之医,不念思求经旨,以演其所知,各承家技,终始顺旧。省疾问病,务在口给,相对斯须,便处汤药……所谓窥管而已。"另如中医总结诊治疾病经验的书籍常以临证为名。临证就是省疾问病,审证求因,辨证论治,也是指"医生为患者诊断和治疗疾病"。

中医、西医虽然为患者诊治疾病的目的相同,但由于二者理论体系不同,因此它们诊治疾病的思路和方法也不尽相同。我们编写这本《手册》的目的,是想让西医首先对常用中药有一个基本的了解(包括单味药物的主治病证、兼治病证、常见配伍、注意事项等),然后参考每首方剂提示的适用范围,再根据每首方剂给出的主症及舌象、脉象等处方依据,最终开出"方证相符"的治病处方。

【表证概念】

表证是指六淫邪气经皮毛、口鼻侵入人体所产生的证候,临床常见发热恶寒或恶风、头痛身疼、舌苔薄白、脉浮等症状,兼见鼻塞流涕、咽喉痒痛及咳嗽等。

【表证治则】

表证的治疗根据《素问·阴阳应象大论》"其在皮者,汗而发之""因其轻而扬之"的原则立法,用解表药为主组成具有发汗、解肌、透疹等作用的方剂来治疗。

【解表中药】

治疗表证所用的药物称为解表药,即以发散表邪、解除表证为主要作用的药物。解表药的主要作用为发汗解表,某些解表药除具有发汗解表作用外还有利尿消肿、止咳平喘及透疹、止痛等作用。解表药主要用于恶寒、发热、头痛、身痛、无汗或有汗、脉浮等表证,部分解表药还可用于水肿、咳喘、疹透不畅及风湿痹痛等症而兼有表证者。

解表药根据药物性能和临床应用,一般分为辛温解表药和辛凉解表药两类。凡是性味多属辛温,具有发散风寒作用,主要适用于恶寒重、发热、无汗、头身疼痛、苔薄白、脉浮紧等寒象比较突出的表证的药物,叫作辛温解表药。凡是性味多属辛凉,具有发散风热作用,主要适用于恶寒轻、发热重、咽干口渴、苔薄黄、脉浮数为主要特征的风热表证和温病初起、痘疹初期等的药物,叫作辛凉解表药。

应用解表药应注意:①必须针对外感风寒或风热的不同,正确选用长于发散风寒或发散风热的药物。②根据患者气血阴阳偏虚的不同,随证合理配伍益气、补血、养阴、助阳的药物。③温病初起而有表证者,除选用发散风热药外,还应同时配伍清热解毒药。④使用发汗力较强的解表药时,要注意使之不可出汗太过,以免耗气伤阴。⑤对于阳虚自汗、阴虚盗汗及患有疮痈、淋证、失血等症的患者,虽有外感表证,亦应谨慎使用。

【解表方剂】

治疗表证的方剂称为解表方或解表剂，即具有发汗、解肌、透疹等作用，用以治疗表证。解表方剂的主要作用为疏散表邪，某些方剂兼有透疹、消肿等作用。主要用于六淫之邪侵入肌表引起的恶寒、发热、头痛、身疼、脉浮等。另外，如麻疹初期、疮疡初起、水肿等见有表证者，也可选用。

解表方剂根据治疗风寒、风热的不同，一般分为辛温解表剂和辛凉解表剂。如果患者兼见有气、血、阴、阳不足等表现的还需配合补益方法，使用补益药物，以扶正祛邪，即所谓扶正解表剂。

应用解表方剂应注意：①解表方剂多为辛散清扬之品，不宜久煎，否则药性耗散，作用减弱。②服用解表方剂治疗外感表证时，宜避风寒，或增加衣被，以保暖取汗。③解表取汗以遍身漐漐微汗为佳，汗出不遍身或大汗淋漓均非所宜。④如表邪未尽又出现里证者，宜先解表，后治里，或表里双解。⑤如果病邪已经入里，或麻疹已透，疮疡已溃及虚证水肿、吐泻失水等，均不宜使用解表剂。

一、风寒表证处方用药

【风寒表证概念】

风寒表证是指风寒邪气侵袭人体皮毛、肌腠等浅表层所产生的证候，临床常见恶寒发热、头痛项强、肢体酸痛、口不渴、舌苔薄白、脉浮紧或浮缓等，兼见咳喘、水肿、鼻塞流涕等。

【风寒表证治则】

风寒表证的治疗根据《素问·风论》"风气藏于皮肤之间……腠理开则洒然寒，闭则热而闷"与寒邪具有的寒冷、凝滞的特性而立法，用辛温解表药为主组成具有发汗解表、宣肺平喘、温通经脉等作用的方剂来治疗。

【发散风寒中药】

治疗风寒表证所用的药物称为发散风寒药，性味多辛温，即以发散风寒、解除表证为主要作用。发散风寒药的主要作用为辛温发汗解表，某些发散风寒药除具有发汗解表作用外还有止咳平喘、除湿止痛、消肿等作用。发散风寒药主要用于恶寒发热、头痛项强、肢体酸痛、口不渴、舌苔薄白、脉浮紧或浮缓等风寒表证，部分发散风寒药还可用于风寒湿痹、咳喘、水肿等症而兼有风寒表证者。

【辛温解表方剂】

治疗风寒表证的方剂称为辛温解表方或辛温解表剂，即具有发汗解表、宣肺平喘、温通经脉等作用。辛温解表方剂的主要作用为解表祛寒，某些方剂兼有止咳平喘、除湿止痛、消肿等作用。主要用于风寒邪气侵袭人体皮毛、肌腠等浅表层所产生的恶寒发热、头痛项强、肢体酸痛、口不渴、舌苔薄白、脉浮紧或浮缓等。另外,如风寒湿痹、咳喘、水肿等风寒表证者,也可选用。

应用辛温解表剂应注意:①使用发汗力强的辛温解表方剂,应注意掌握用量,中病即止,不可过汗,以免损伤阳气和津液。②针对风寒表证兼虚者,需视其阳虚、气虚、阴虚之不同情况,分别配伍助阳、益气、养阴等扶正之品。③服用辛温解表方剂时应禁食生冷油腻、酒肉臭恶等伤及脾胃之品,让脾胃正常运化水谷精微,补充汗源,达到邪气去正气调和的目的。

(一)风寒表证常用中药

1. 麻 黄

[主治病证]

①麻黄味辛、微苦,性温,归肺、膀胱经。有发汗解表之作用,可用于外感风寒出现恶寒发热、头痛鼻塞、无汗、脉浮紧等表实证。

②麻黄有宣肺平喘之功效,可用于风寒外束、肺气壅闭之咳喘证。

[兼治病证]

①肺为水之上源,麻黄可通过宣肺而发挥利水消肿的作用,可配合其他药物用于治疗水肿兼有表证者。

②取麻黄温散寒邪的作用,可配合其他药物用于治疗风寒痹痛、阴疽痰核等症。

[常用配伍]

①麻黄用于治疗外感风寒表实证时常与桂枝配伍,以增强发汗解表之力。

②麻黄用于治疗风寒外束肺气壅闭之咳喘证时常与杏仁、甘草配伍。

③麻黄用于治疗热邪壅肺所致的咳喘证,常与杏仁、石膏等配伍。

④麻黄用于治疗内有寒饮所致的咳喘证,常与桂枝、细辛、干姜等配伍。

⑤麻黄用于治疗兼有表证之水肿时,常与生姜、石膏、白术等配伍。

⑥麻黄用于治疗风寒痹痛、阴疽痰核等症时,常与熟地黄、肉桂、鹿角胶等配伍。

[注意事项]

①麻黄有生麻黄与炙麻黄之别,生麻黄发汗力强,蜜炙麻黄发汗力弱。解表用生麻黄,平喘用炙麻黄。

②麻黄发汗力强,并能兴奋中枢神经和升高血压,所以多汗、失眠及高血压患者慎用。

③麻黄常用剂量为2~10g。

[药性歌括]

麻黄温散,解表发汗,利水消肿,宣肺平喘。

[注]①性、味:"性"指药性,药性分为寒、热、温、凉四种,也称"四气";"味"即"五味",主要指辛、甘、酸、苦、咸五种味。药物的性和味都是药物性能的重要标志,不同性、味的药作用不同。

②归(膀胱)经:"归经"是指药物对机体的脏腑及经络的选择性作用,可以理解为"药物靶点"。

③肺为水之上源:指肺有通调水道的功能。

④阴疽:中医外科病名,临床表现以病变部位漫肿不红、坚硬如石为其特征,一般起病缓慢,或伴有全身虚寒性症状。

⑤痰核:中医外科病名,指皮下肿起如核的结块,不红不肿,不硬不痛,用手触摸,如同果核状软滑而能移动,多生于颈、项、下颌部,亦可见于四肢、肩背,多由湿痰流聚而成。

⑥炙:中药炮制方法之一,用液体辅料(如蜂蜜、酒、醋、生姜汁、盐水等)拌炒药物,使辅料渗入药物内部,以改变药性、增强疗效或减少毒副作用。

⑦常用剂量:源自《中华人民共和国药典》,个别《药典》未收录的药物剂量源自相关中药学教材。书中药物常用剂量如未特殊注明则为成人之一日剂量。

⑧药性歌括:选录自明代医家龚廷贤所著之《药性歌括四百味》,部分内容有所更改。

2. 桂　枝

[主治病证]

①桂枝味辛、甘,性温,归心、肺、膀胱经。有发汗解肌之作用,可用于外感风寒出现恶寒发热、汗出恶风、脉浮缓等表虚证。

②桂枝有温通经脉之功效,可用于寒凝血滞之诸痛证。

③桂枝有助阳化气之功效,可用于水湿痰饮停滞之痰饮、蓄水证。

[兼治病证]

①桂枝可温通心阳,通血脉,止悸动,可配合其他药物用于心阳不振,不能宣通血脉之心悸动,脉结代者。

②取桂枝温通的作用,可配合其他药物用于治疗阴寒内盛,引动下焦冲气,上凌心胸所致奔豚等症。

[常用配伍]

①桂枝用于治疗外感风寒表虚证时,常与白芍配伍,以调和营卫,发汗解肌。

②桂枝用于治疗外感风寒表实证时，常与麻黄配伍，以开宣肺气，发散风寒。

③桂枝用于治疗胸阳不振、心脉瘀阻所致的胸痹心痛时，常与枳实、薤白配伍。

④桂枝用于治疗中焦虚寒所致的虚寒腹痛证时，常与白芍、饴糖等配伍。

⑤桂枝用于治疗冲任虚寒、瘀血阻滞所致经闭腹痛时，常与当归、吴茱萸等配伍。

⑥桂枝用于治疗风寒湿痹、肩臂疼痛，常与附子配伍。

⑦桂枝用于治疗脾阳不运之痰饮证，常与茯苓、白术等配伍。

⑧桂枝用于治疗膀胱气化不利、水肿小便不利之蓄水证，常与猪苓、泽泻等配伍。

⑨桂枝用于心阳不振所致的心悸证，常与甘草、党参、麦冬等配伍。

⑩桂枝用于阴寒内盛、气从少腹上冲心所致的奔豚气证，常重用桂枝辛温胜水，抑制肾气。

[注意事项]

①本品辛温助热，容易伤阴动血，凡外感热病、阴虚火旺、血热妄行等证，均当忌用。

②孕妇及月经过多者慎用。

③桂枝常用剂量为3~10g。

[药性歌括]

桂枝辛甘，解肌散寒，温经通阳，诸痹可痊。

[注] ①痰饮：中医内科病名，指体内水液不得输化，停留或渗注于体内某一部位而发生的病证，它们既是津液代谢障碍所形成的病理产物，又可以成为新的致病因素。一般以较稠浊的称为"痰"，清稀的称为"饮"。痰不仅是指咳吐出来有形可见的痰液，还包括瘰疬、痰核和停滞在脏腑经络等组织中的痰液，临床上可通过其所表现的证候来确定，这种痰称为"无形之痰"。饮即水液停留于人体局部者，因其所停留的部位及症状不同而有不同的名称。如《金匮要略》即有"痰饮""悬饮""溢饮""支饮"等区分。

②蓄水证：中医内科病名，指太阳邪热随经入腑、膀胱气化不行、水热互结所致小便不利的证候。

③脉结代：中医脉象名称，结脉和代脉都是脉象的一种表现。结脉表现为脉来缓而时一止，止无定数；代脉表现为脉来一止，止有定数，良久方来。均为脉律不齐。

④奔豚：中医内科病名，也称"奔豚气"，临床特点为发作性下腹气上冲胸，直达咽喉，腹部绞痛，胸闷气急，头昏目眩，心悸易惊，烦躁不安，发作过

后如常,有的夹杂寒热往来等症状,因其发作时胸腹如有小豚奔闯,故名奔豚(豚即小猪)。类似西医的胃肠神经官能症及心血管神经症等。

⑤胸痹:中医内科病名,是指以胸部闷痛,甚则胸痛彻背,喘息不得卧为主要表现的一种疾病。

⑥经闭:中医妇科病名,也称"闭经",指女子年逾十八周岁尚未初潮,或已行经而又中断达3个月以上者。

3. 紫 苏

[主治病证]

①紫苏味辛,性温,归肺、脾经。有发汗解表之作用,可用于外感风寒出现恶寒发热、无汗、头痛、鼻流清涕、咳嗽、脉浮等风寒感冒,兼气滞胀满者尤佳。

②紫苏有行气宽中之功效,可用于脾胃气滞、胸闷呕吐等症。

[兼治病证]

①紫苏有理气安胎之功效,可配合其他药物用于治疗气滞胎动证。

②紫苏味辛,去腥,兼解毒之功,可用于食鱼蟹中毒引起的腹痛吐泻。

[常用配伍]

①紫苏用于治疗外感风寒所致的风寒感冒时,常与羌活、防风等配伍,以解表祛风。

②紫苏用于治疗外感风寒而兼有咳喘者,常与前胡、杏仁等配伍。

③紫苏用于治疗外感风寒而兼有气滞者,常与香附、陈皮等配伍。

④紫苏用于治疗外感风寒而兼有呕恶、泄泻者,常与藿香、陈皮、半夏等配伍。

⑤紫苏用于治疗七情郁结、痰凝气滞的梅核气证,常与半夏、厚朴等配伍。

[注意事项]

①紫苏有紫苏叶与紫苏梗之别,紫苏叶长于发表散寒,紫苏梗长于理气宽中、安胎。解表用紫苏叶,行气和中用紫苏梗。

②紫苏辛温耗气,气虚和表虚者慎服。

③不宜久煎。

④紫苏常用剂量为5~10g。

[药性歌括]

紫苏辛温,风寒当用,又可行气,安胎宽中。

[注] 梅核气:中医内科病名,临床以咽中似有梅核阻塞、咯之不出、咽之不下、时发时止为主要表现,多因情志不遂、肝气郁滞、痰气互结、停聚于咽所

致。患者咽喉中有异常感觉，但不影响进食，西医称为咽异感症，也常诊为咽部神经官能症，或称咽臆症、臆球。多发于青中年人，以女性居多。

4. 香 薷

[主治病证]

①香薷味辛，性微温，归肺、脾、胃经。有发汗解表之作用，可用于夏日感受风寒出现恶寒发热、头痛、无汗等风寒表证。

②香薷有化湿和中之功效，可用于夏季感受暑湿出现脘腹胀满、吐泻等症。

[兼治病证]

香薷辛散温通，善于发越阳气，入肺启上源，以利水消肿，可配合其他药物用于治疗小便不利、脚气水肿等症。

[常用配伍]

①香薷用于治疗夏月乘凉饮冷导致外感风寒、内伤暑湿的阴暑证，常与厚朴、扁豆配伍。

②香薷用于治疗小便不利、水肿脚气，常与白术配伍，以健脾利水。

[注意事项]

①本品辛温发汗力较强，表虚有汗及阳暑证当忌用。

②利水退肿需浓煎。

③香薷常用剂量为3~10g。

[药性歌括]

香薷味辛，化湿解暑，和脾散水，消肿止吐。

[注] ①脘：wǎn，指胃的内部空腔。

②阴暑证：中医病证名称，指夏季因气候炎热而吹风纳凉，或饮冷无度，中气内虚，以致暑热与风寒之邪乘虚侵袭而为病。吹风纳凉、外感风寒、以致阴邪抑遏阳气者，多见发热头痛，肢体拘急酸疼，无汗恶寒，脉紧等症；内伤生冷、致损胃气者，多见腹痛、泄泻、呕吐等。

③阳暑证：中医病证名称，指夏季在烈日下工作或长途奔走，感受炎热曝晒而发病的伤暑证，主要病状有高热、心烦、口渴、大汗、舌苔黄干、脉洪数等。

因前者"静而得之"，故名"阴暑证"，后者"动而得之"，故名"阳暑证"。

5. 荆 芥

[主治病证]

①荆芥味辛，性微温，归肺、肝经。有发表散风之作用，可用于外感表证。

②荆芥有透疹消疮之功效，可用于麻疹不透、风疹瘙痒等症。

[兼治病证]

①荆芥散风解表，兼有消疮之功，可配合其他药物用于治疗疮疡初起有表证者。

②荆芥炒炭性变收敛，有止血之功效，可配合其他药物用于治疗多种出血证。

[常用配伍]

①荆芥用于治疗风寒感冒，常与防风、独活、羌活等配伍。

②荆芥用于治疗风热感冒，常与金银花、连翘、薄荷等配伍。

③荆芥用于治疗表邪外束，小儿麻疹不透时，常与薄荷、蝉蜕、紫草等配伍。

④荆芥用于治疗风疹、湿疹痒痛者，常与苦参、防风、赤芍等配伍。

[注意事项]

①荆芥有生荆芥、荆芥穗和荆芥炭之别：生荆芥长于发散，善散风解表，透疹止痒；荆芥穗发汗力强；荆芥炭长于止血。祛风解表用荆芥穗，发表透疹消疮宜生用，止血须炒炭用。

②荆芥辛温发散，耗气伤阴，故体虚多汗、阴虚头痛者忌服。

③荆芥不宜久煎。

④荆芥常用剂量为5~10g。

[药性歌括]

荆芥祛风，入肺肝经，透疹利咽，止血炭用。

6. 防 风

[主治病证]

①防风味辛、甘，性微温，归膀胱、肝、脾经。有发表散风之作用，可用于外感风寒出现恶风寒、头痛身痛等外感表寒证。

②防风有胜湿止痛之功效，可用于风湿痹痛、风疹瘙痒等症。

[兼治病证]

①防风有祛风止痉之功效，可配合其他药物用于治疗破伤风。

②防风炒用有止泻之功效，可配合其他药物用于治疗腹痛泄泻。

[常用配伍]

①防风用于治疗风寒感冒，常与荆芥、独活、羌活等配伍。

②防风用于治疗外感风湿，头痛如裹，身重肢痛者，常与羌活、藁本等配伍。

③防风用于治疗风湿痹痛，常与羌活、桂枝、姜黄等配伍。

④防风用于治疗风毒内侵，贯于经络，引动内风，角弓反张的破伤风证，常与天麻、天南星、白附子等配伍。

⑤防风用于治疗肝郁脾虚，腹痛泄泻，常与陈皮、白芍、白术等配伍。

[注意事项]

①防风味辛微温，伤阴血而助火，故阴虚火旺、血虚发痉者慎用。

②防风常用剂量为5~10g。

[药性歌括]

防风辛甘，解表发汗，胜湿医痹，更止痉挛。

[注]　①角弓反张：中医症状名称，临床表现为项背高度强直，使身体仰曲如弓状的病症。多见于破伤风等病症。

7. 羌　活

[主治病证]

羌活味辛、苦，性温，归膀胱、肾经。有散寒祛风之作用，可用于外感风寒出现恶寒发热、肌表无汗、头痛项强、肢体酸痛等外感表寒证。

[兼治病证]

羌活有胜湿止痛之功效，可配合其他药物用于治疗风寒湿痹、肩臂疼痛等症。

[常用配伍]

①羌活用于治疗风寒感冒，常与防风、细辛、苍术、川芎等配伍。

②羌活用于治疗外感寒湿，头痛身重者，常与独活、藁本、川芎等配伍。

③羌活治疗风湿痹痛，肩臂疼痛者，常与防风、姜黄、当归等配伍。

[注意事项]

①羌活气味浓烈，用量过多，易致呕吐，脾胃虚弱者不宜服用。

②血虚痹痛、阴虚头痛慎用。

③羌活常用剂量为3~10g。

[药性歌括]

羌活辛温，归膀胱肾，祛风除湿，止痛头身。

[注]　痹：痹证，中医病证名称，是指由风、寒、湿等邪气引起的肢体疼痛或麻木的一类病症。

8. 白　芷

[主治病证]

①白芷味辛，性温，归肺、胃经。有祛风解表之作用，可用于外感风寒出

现恶寒发热、头痛、鼻塞等外感风寒证。

②白芷有通窍止痛之功效，可用于阳明头痛、齿痛、鼻渊、风湿痹痛等症。

[兼治病证]

①白芷有燥湿止痛之功效，可配合其他药物用于治疗带下证。

②白芷有消肿排脓之功效，可配合其他药物用于治疗痈疽初起、红肿热痛的疮痈肿毒。

[常用配伍]

①白芷用于治疗外感风寒，常与防风、羌活等配伍。

②白芷用于治疗外感风寒所致的阳明头痛，常与荆芥、防风、川芎等配伍。

③白芷用于治疗鼻渊头痛，时流浊涕，常与苍耳子、辛夷、薄荷等配伍。

④白芷用于治疗湿热下注之带下过多，常与黄柏、白芍、香附等配伍。

⑤白芷用于治疗疮痈肿毒，常与金银花、当归、穿山甲等配伍。

[注意事项]

①阴虚血热者忌服。

②白芷常用剂量为3~10g。

[药性歌括]

白芷辛温，阳明头痛，除湿止痛，消肿排脓。

[注] ①痈疽：中医外科病名，指发生于体表、四肢及内脏的急性化脓性疾患，症见局部肿胀、焮热、疼痛及成脓等。

②阳明头痛：中医病证名称，表现为前额及眉棱骨部位的疼痛，属《伤寒论》三阳经头痛之一，常伴眼睛红赤、身热自汗、舌苔黄燥、脉大有力等。

③鼻渊：中医鼻科病名，指鼻流浊涕、如泉下渗、量多不止为主要特征的鼻病。类似西医的急慢性鼻窦炎。

9. 细 辛

[主治病证]

①细辛味辛，性温，有小毒，归肺、肾、心经。有祛风散寒之作用，可用于外感风寒出现恶寒发热、无汗、头痛等风寒感冒证，亦可用于恶寒无汗、发热脉沉之阳虚外感证。

②细辛有通窍止痛之功效，可用于头痛、鼻渊、牙痛、痹痛等症。

[兼治病证]

①细辛有温肺化饮之功效，可配合其他药物用于治疗寒痰停饮、气逆咳喘等证。

②细辛辛温行散，芳香透达，吹鼻取嚏，有通关开窍醒神之功效，可配合

其他药物用于治疗中恶和痰厥等症。

[常用配伍]

①细辛用于治疗风寒感冒,常与羌活、防风、白芷等配伍。

②细辛用于治疗阳虚外感,常与附子、麻黄等配伍。

③细辛用于治疗外感风邪所致的头痛,常与川芎、白芷、羌活等配伍。

④细辛用于治疗风寒湿痹,腰膝冷痛,常与独活、桑寄生、防风等配伍。

⑤细辛用于治疗外感风寒、水饮内停之咳喘,常与桂枝、干姜、麻黄等配伍。

⑥细辛用于治疗寒痰停饮射肺,气逆咳喘者,常与茯苓、干姜、五味子等配伍。

[注意事项]

①阴虚阳亢头痛、肺燥伤阴干咳忌用。

②细辛反藜芦。

③细辛常用剂量为1~3g。

[药性歌括]

细辛辛温,祛风散寒,温化寒饮,温经止痛。

[注] ①中恶:中医内科病名,指感受秽毒或不正之气,临床表现为突然厥逆、不省人事的病症。

②痰厥:中医内科病名,指因痰盛气闭而引起四肢厥冷,甚至昏厥的病症。

③(细辛)反(藜芦):"反"即相反的意思。中药配伍禁忌中有"十八反":甘草反甘遂、大戟、海藻、芫花;乌头反贝母、瓜蒌、半夏、白蔹、白及;藜芦反人参、沙参、丹参、玄参、细辛、芍药。"反"是指某些药物合用会产生剧烈的毒副作用或降低和破坏药效。歌诀:本草明言十八反,半蒌贝蔹及攻乌,藻戟芫遂俱战草,诸参辛芍叛藜芦。

10. 藁本

[主治病证]

藁本味辛,性温,归膀胱、肝经。有祛风散寒之作用,可用于外感风寒出现的恶寒发热、无汗、头痛等风寒感冒证。

[兼治病证]

藁本有胜湿止痛之功效,可配合其他药物用于治疗风寒湿痹及寒凝肝脉的脘腹疼痛等症。

[常用配伍]

①藁本用于治疗风寒感冒,颠顶头痛,常与羌活、苍术等配伍。

②藁本用于治疗外感风寒湿邪,常与防风、羌活、蔓荆子等配伍。

[注意事项]

①藁本辛温发散,血虚头痛及热证忌服。

②藁本常用剂量为3~10g。

[药性歌括]

藁本辛温,除痛颠顶,寒湿可祛,风邪可屏。

[注] 颠顶头痛:中医症状名称,颠顶是指物体的顶端、最高处,颠顶头痛即头顶疼痛。

11. 苍耳子

[主治病证]

①苍耳子味辛、苦,性温,有小毒,归肺经。有散风寒之作用,可用于外感风寒出现恶寒无汗、头痛鼻塞等风寒感冒证。

②苍耳子有通窍止痛之功效,可用于治疗鼻渊头痛、不闻香臭、时流浊涕等症。

③苍耳子有除湿止痛之功效,可用于风湿痹证。

[兼治病证]

苍耳子有祛风止痒之功效,可配合其他药物用于治疗风疹瘙痒症。

[常用配伍]

苍耳子用于治疗鼻渊头痛,常与辛夷、白芷、薄荷等配伍。

[注意事项]

①苍耳子辛温有毒,过量服用易致中毒,引起呕吐、腹痛、腹泻等,故用量不宜过大。

②血虚头痛不宜服用。

③苍耳子常用剂量为3~10g。

[药性歌括]

苍耳子苦,辛温有毒,祛风止痛,鼻渊可服。

12. 辛 夷

[主治病证]

①辛夷味辛,性温,归肺、胃经。有发散风寒之作用,可用于外感风寒出现恶寒无汗、头痛、鼻塞等风寒感冒证。

②辛夷有宣通鼻窍之功效,可用于治疗鼻渊头痛证。

[常用配伍]

辛夷用于治疗鼻渊头痛,常与苍耳子、白芷、薄荷等配伍。

[注意事项]

①阴虚火旺者忌服。

②辛夷有毛,刺激咽喉,内服时宜用纱布包煎。

③辛夷常用剂量为3~10g。

[药性歌括]

辛夷通窍,鼻病要药,鼻塞流涕,必不可少。

13. 生 姜

[主治病证]

①生姜味辛,性温,归肺、脾、胃经。有发汗解表之作用,可用于外感风寒出现恶寒发热、无汗、头痛、鼻流清涕、咳嗽、脉浮等风寒感冒。

②生姜有温中止呕之功效,可用于胃寒呕吐证。

③生姜有温肺止咳之功效,可用于风寒咳嗽证。

[兼治病证]

生姜味辛,去腥,兼解毒之功,可解半夏、天南星、鱼蟹毒。

[常用配伍]

①生姜用于治疗外感风寒所致的风寒感冒轻证,可单煎加红糖服,或配葱白煎服,或加入其他辛温解表剂中,作辅药使用,以增强发汗解表之力。

②生姜用于治疗胃寒呕吐证,常与半夏配伍,增强降逆止呕作用。

③生姜用于治疗风寒咳嗽,常与杏仁、紫苏叶、陈皮、半夏等配伍。

[注意事项]

①生姜有生姜皮与生姜汁之别,生姜皮长于健脾利水消肿,生姜汁长于开痰止呕。水肿、小便不利用生姜皮,呕吐、痰阻用生姜汁。

②生姜伤阴助火,阴虚内热及热盛者忌服。

③生姜常用剂量为3~10g。

[药性歌括]

生姜发表,止咳温中,止呕散寒,头痛鼻痊。

(二)风寒表证常用方剂

1. 麻 黄 汤

[主治病证] 麻黄汤具有发汗解表、宣肺平喘之功效,主治外感风寒表实证,症见恶寒发热、头痛身痛、无汗而喘、舌苔薄白、脉浮紧等。

[处方依据] 应用本方以恶寒发热、无汗而喘、脉浮紧等主症及脉象为主要依据。

[适用范围] 感冒、急性支气管炎或慢性支气管炎急性发作、支气管哮喘

等,属于外感风寒表实证者,可用本方加减治疗。

　　[方剂组成] 麻黄9g,桂枝6g,杏仁9g,甘草3g。

　　[服用方法] 水煎服。

　　[注意事项] 服后盖被取微汗。

　　[方剂歌诀] 麻黄汤中用桂枝,杏仁甘草四般施,发热恶寒头项痛,喘而无汗服之宜。

　　[注] ①(麻黄)汤:"汤"是中医方剂剂型名称,指将经过加工炮制的中药饮片加水(根据药性和治疗需要,也可加酒或醋等)煎煮后滤取得到的药液,是中医最常用的剂型。

　　煎药的容器首选砂锅,也可用不锈钢锅或市售的煎药锅,一般是先将中药饮片加适量冷水浸泡30~60分钟,待药物泡透后加热煎煮,大火开锅后调至中火或小火。根据方剂的组成及功用不同可煎煮15~30分钟,一般解表发散的中药锅开后煎煮15~20分钟即可,滋补药物则须小火久煎30~45分钟。滤出药液后再加水煮一、二次,最后将各次所得药液混匀,分2~3次服用或外涂、熏洗、浸泡。注明先煎的药物要先煎15~20分钟后再与泡好的药物同煎;注明后下的则在其他药物煎好前的5分钟左右放入同煎;注明包煎的须用纱布包裹后与其他药物一起浸泡煎煮;注明烊化的则须用煎好的药液趁热溶化;注明冲服的则是将药物研末,冲入煎好的药液中搅匀服用。汤剂处方灵活,容易吸收,奏效较快。但药液不易保存,一般当天煎煮当天使用。

　　②方剂组成:方中药物剂量为成人每剂药物的一般常用剂量,临证可根据病情适当增减。

　　③服用方法:如无特殊注明,一般为每日一剂,水煎,早晚分二次温服,中病即止或根据病情变化情况重新调整处方用药。滋补的药宜在饭前服,消导药或对胃有刺激的药宜饭后服,其他药一般也应在饭后服用。无论饭前或饭后,均应间隔半到一小时。

　　④方剂歌诀:节选自有关教材及书籍。

2. 桂　枝　汤

　　[主治病证] 桂枝汤具有解肌发表、调和营卫之功效,主治外感风寒表虚证,症见恶风发热、汗出头痛、鼻鸣干呕、苔白不渴、脉浮缓或浮弱等。

　　[处方依据] 应用本方以发热、恶风、汗出、脉浮等主症及脉象为主要依据。

　　[适用范围] 感冒、原因不明的低热、多形红斑、荨麻疹、皮肤瘙痒症、冬季皮炎、冻疮、妊娠呕吐、产后及病后低热等,属于营卫不和者,可用本方加减治疗。

[方剂组成] 桂枝 9g，芍药 9g，甘草 6g，生姜 3 片，大枣 4 枚。

[服用方法] 水煎服。

[注意事项] 服后喝粥取微汗。

[方剂歌诀] 桂枝芍药等量伍，姜枣甘草微火煮，解肌发表调营卫，中风表虚此方宜。

[注] 中风表虚：中医内科病名，指因风寒客表、营卫不和所引起的发热头痛、汗出恶风、舌苔薄白、脉浮缓等。与内伤杂病中的中风病不同。

常用中成药：[桂枝颗粒] 规格及用法、功效主治、注意事项等，详见药品使用说明书。（下同）

3. 九味羌活汤

[主治病证] 九味羌活汤具有发汗祛湿、兼清里热之功效，主治外感风寒湿邪、内有蕴热之证，症见恶寒发热、无汗、头痛项强、肢体酸楚疼痛、口苦微渴、舌苔白或微黄、脉浮或浮紧等。

[处方依据] 应用本方以恶寒发热、无汗、头痛项强、肢体酸楚疼痛、口苦微渴、舌苔白或微黄、脉浮或浮紧等主症及脉象为主要依据。

[适用范围] 感冒、急性肌炎、风湿性关节炎、偏头痛、腰肌劳损等，属于外感风寒湿邪、兼有里热者，可用本方加减治疗。

[方剂组成] 羌活 6g，防风 6g，苍术 6g，细辛 2g，川芎 3g，白芷 3g（后下），生地黄 3g，黄芩 3g，甘草 3g。

[服用方法] 水煎服。

[方剂歌诀] 九味羌活用防风，细辛苍芷与川芎，黄芩生地同甘草，分经论治宜变通。

常用中成药：[九味羌活丸] [九味羌活颗粒] [九味羌活口服液]。

4. 香 苏 散

[主治病证] 香苏散具有疏散风寒、理气和中之功效，主治外感风寒、气郁不舒之证，症见恶寒身热、头痛无汗、胸脘痞闷、不思饮食、舌苔薄白、脉浮等。

[处方依据] 应用本方以恶寒身热、头痛无汗、胸脘痞闷、不思饮食、舌苔薄白、脉浮等主症及脉象为主要依据。

[适用范围] 上呼吸道感染、自主神经功能失调、抑郁、失眠、肠易激综合征、荨麻疹等，属于外感风寒兼气郁不舒者，可用本方加减治疗。

[方剂组成] 香附 12g，紫苏叶 12g（后下），炙甘草 3g，陈皮 6g。

[服用方法] 水煎服。

［方剂歌诀］香苏散内草陈皮，疏散风寒又理气，外感风寒兼气滞，寒热无汗胸脘痞。

［注］①（香苏）散："散"是中医方剂剂型名称，指将调配好的药物加工研磨、过筛后得到的粉末状成品或半成品，可供内服或外用。书中所选方剂为"某散"的在标明药物剂量及服用方法时大都改为汤剂水煎服，实际只保留了原来的方剂名称。

②痞：中医症状名称，常描述为痞满或痞闷，是指胸腹间气机阻塞不舒的一种自觉感受，多由于脾胃功能失调，升降失司，胃气壅塞，而出现脘腹满闷不舒。与西医的慢性胃炎、功能性消化不良、胃下垂等疾病表现相似。

常用中成药：［香苏正胃丸］［香苏调胃片］。

5. 小青龙汤

［主治病证］小青龙汤具有解表散寒、温肺化饮之功效，主治外寒内饮证，症见恶寒发热、头身疼痛、无汗、喘咳、痰涎清稀而量多、胸痞，或干呕，或痰饮喘咳、不得平卧，或身体疼重、头面四肢浮肿、舌苔白滑、脉浮等。

［处方依据］应用本方以恶寒发热、无汗、喘咳、痰多而稀、舌苔白滑、脉浮等主症及脉象为主要依据。

［适用范围］慢性支气管炎或急性发作、支气管哮喘、肺炎、百日咳、肺心病、过敏性鼻炎、卡他性眼炎、卡他性中耳炎等，属于外寒里饮证者，可用本方加减治疗。

［方剂组成］麻黄9g，芍药9g，细辛3g，干姜6g，桂枝9g，五味子9g，半夏9g，炙甘草6g。

［服用方法］水煎服。

［方剂歌诀］解表蠲饮小青龙，麻桂姜辛夏草从，芍药五味敛气阴，表寒内饮最有功。

［注］小青龙汤：张秉成在《成方便读》中说："名小青龙者，以龙为水族，大则可兴云致雨，飞腾于宇宙之间；小则亦能治水驱邪，潜隐于波涛之内耳。"该方名是借青龙之兴云治水之力而喻本方发汗逐饮之功（大青龙汤方名与此义类同）。

常用中成药：［小青龙颗粒］［小青龙合剂］。

6. 止 嗽 散

［主治病证］止嗽散具有宣利肺气、疏风止咳之功效，主治风邪犯肺之咳嗽证，症见咳嗽咽痒、咳痰不爽，或微恶风寒发热、舌苔薄白、脉浮缓等。

［处方依据］应用本方以咳嗽咽痒、咳痰不爽，或微恶风寒发热、舌苔薄

白、脉浮缓等主症及脉象为主要依据。

[适用范围] 上呼吸道感染、支气管炎、百日咳等，属于表邪未尽、肺气失宣者，可用本方加减治疗。

[方剂组成] 桔梗 9g，荆芥（后下）9g，紫菀 9g，百部 9g，白前 9g，陈皮 6g，甘草 3g，生姜 3 片。

[服用方法] 水煎服。

[方剂歌诀] 止嗽散用百部菀，白前桔草荆陈研，宣肺疏风止咳痰，姜汤调服不必煎。

常用中成药：[宣肺止嗽合剂]　[止嗽片]。

二、风热表证处方用药

【风热表证概念】

风热表证是指由于热邪犯表、卫气被郁所产生的证候，临床常见发热、微恶风寒、汗出、口微渴、舌边尖红赤、苔薄黄、脉浮数等症状，兼见鼻塞、流浊涕、头身疼痛、皮肤红肿瘙痒、咽喉肿痛等。

【风热表证治则】

风热表证的治疗根据《素问·阴阳应象大论》"其在皮者，汗而发之""因其轻而扬之"的原则立法，用解表药为主组成具有发汗、疏散风热、透疹等作用的方剂来治疗。

【发散风热中药】

治疗风热表证所用的药物称为发散风热药，即以疏散风热、发汗解肌为主要作用的药物。发散风热药的主要作用为疏散风热、辛凉解表，某些发散风热药除疏散风热、辛凉解表外还有清头目、利咽喉、透疹、止痒、止咳等作用。发散风热药主要用于发热、微恶风寒、咽干口渴、头痛目赤、舌边尖红、苔薄黄、脉浮数等风热表证，部分发散风热药还可用于目赤多泪、咽喉肿痛、麻疹不透、风疹瘙痒、咳嗽等风热证。

应用发散风热药应注意：①风热表证病情一般较轻，变化较小，病程较短，易于治愈，应正确把握用药时机。②根据患者气血阴阳偏虚的不同，随证合理配伍益气、补血、养阴、助阳的药物。③温病初起而有表证者，除选用发散风热药外，还应同时配伍清热解毒药。④使用发汗力较强的解表药时，要注意使之不可出汗太过，以免耗气伤阴。⑤对阳虚自汗、阴虚盗汗、疮疡久溃、失血者不宜单用解表剂，若需要，加用扶正之品，以达邪去而不伤正之目的。

【辛凉解表方剂】

治疗风热表证的方剂称为辛凉解表方或辛凉解表剂，即具有疏风、清热、发汗、解肌等作用,用以治疗风热表证。辛凉解表方剂的主要作用为疏散风热、辛凉透表,某些方剂兼有平喘、止咳、透疹等作用。主要用于风热之邪侵入肌表引起的发热、微恶风寒、咽干口渴、头痛目赤、舌边尖红、苔薄黄、脉浮数等。另如麻疹初期、咳嗽、气喘等见风热表证者,也可选用。

应用辛凉解表方剂应注意:①辛凉解表剂多用辛散轻扬之品组方,故不宜久煎,以免药性耗散,作用减弱。②一般宜温服,服后宜避风寒,或增衣被,或辅之以粥,以助汗出。③取汗程度以遍身持续微汗为佳,若汗出不尽则病邪不解,汗出太过则耗气伤津。汗出病瘥,即当停服,不必尽剂。④禁食生冷、油腻,以免影响药物的吸收和药效的发挥。⑤若表邪未尽,而又见里证者,一般应先解表,后治里;表里并重者,则当表里双解。⑥若外邪已经入里或麻疹已透,或疮疡已溃,或虚证水肿,均不宜使用。

(一)风热表证常用中药

1. 薄　荷

[主治病证]

①薄荷味辛,性凉,归肺、肝经。有疏散风热之作用,可用于风热感冒、温病初起出现发热、微恶风寒、头痛等风热证。

②薄荷有清头目、利咽喉之功效,可用于风热头痛、目赤多泪、咽喉红肿疼痛等上焦风热证。

③薄荷有透疹之功效,可用于风热束表之麻疹不透、风疹瘙痒。

[兼治病证]

①肝主疏泄,薄荷有疏肝而发挥解郁理气的作用,可配合其他药物用于治疗肝郁气滞、胸胁胀痛、月经不调等症。

②取薄荷芳香辟秽、化湿和中的作用,可配合其他药物用于治疗夏令感受暑湿秽浊之气见脘腹胀痛、呕吐泄泻等症。

[常用配伍]

①薄荷用于治疗风热感冒或温病初起,邪在卫分时,常与连翘、金银花、牛蒡子等配伍;若治疗风寒感冒、身不出汗,常与紫苏、羌活等配伍。

②薄荷用于治疗风热上攻所致的头痛眩晕时,常与川芎、荆芥穗等配伍。

③薄荷用于治疗风热上攻所致的目赤多泪时,常与桑叶、菊花、蔓荆子等清热药配伍。

④薄荷用于治疗风热壅盛之咽喉肿痛时,常与桔梗、生甘草、僵蚕等配伍。

⑤薄荷用于治疗风热束表所致的麻疹不透时,常与蝉蜕、牛蒡子、柽柳等配伍。

⑥薄荷用于治疗风疹瘙痒等症时,常与荆芥、防风、僵蚕等祛风止痒药配伍。

⑦薄荷用于治疗肝郁气滞之胸胁胀痛、月经不调时,常与当归、白芍、柴胡等配伍。

[注意事项]

①薄荷芳香辛散,发汗耗气,故体虚多汗者不宜使用。

②薄荷宜后下。

③薄荷常用剂量为3~6g。

[药性歌括]

薄荷辛凉,风热疏散,头目咽疹,行气舒肝。

[注]　①温病:是指感受温邪所引起的一类外感急性热病,又称温热病。

②卫分:指人体的浅表部位,温病学家将外感温热病进程中的病机、证候概括为卫分、气分、营分、血分四个阶段,用以说明外感温热病的病位深浅、病势轻重及其传变规律。卫分证是外感温热病的初起阶段。

③肝主疏泄:疏即疏通,泄即发泄,指肝有调畅气机、调节血的运行和津液的输布代谢,及促进脾胃运化功能的作用。

④柽柳:别名垂丝柳、西河柳、西湖柳、红柳、阴柳,嫩枝叶入药,可用于痘疹透发不畅或疹毒内陷,感冒,咳嗽,风湿骨痛。

2.牛蒡子

[主治病证]

①牛蒡子味辛、苦,性寒,归肺、胃经。有疏散风热之作用,可用于风热感冒、温病初起出现发热、咽喉肿痛等风热表证。

②牛蒡子有宣肺祛痰、利咽之功效,可用于风热感冒而见咽喉红肿疼痛、咳嗽痰多不利证。

③牛蒡子有透疹之功效,可用于风热束表之麻疹不透、风疹瘙痒等症。

[兼治病证]

①牛蒡子辛苦性寒,于升浮之中又有清降之性,取其外散风热、内解热毒的作用,可配合其他药物用于治疗痈肿疮毒、丹毒、痄腮、喉痹等热毒证。

②牛蒡子性偏滑利,取其滑肠通便的作用,可配合其他药物用于治疗风热外袭、火毒内结等证兼见便秘者。

[常用配伍]

①牛蒡子用于治疗风热感冒、温病初起时,常与金银花、连翘、荆芥、桔梗等配伍,以增强疏散风热、利咽之力。

②牛蒡子用于治疗风热所致的咳嗽、痰多不畅时,常与桑叶、桔梗、前胡

等配伍。

③牛蒡子用于治疗风热束表所致的麻疹不透或透而复隐时，常与柽柳、荆芥穗、蝉蜕、薄荷等配伍。

④牛蒡子用于治疗风湿浸淫血脉所致的疮疖瘙痒时，常与当归、生地黄、防风、蝉蜕等配伍。

⑤牛蒡子用于治疗风热外袭、火毒内结所致的痈肿疮毒，兼有便秘者，常与大黄、芒硝、栀子、连翘、薄荷等清热通便药配伍。

⑥牛蒡子用于治疗乳痈肿痛，尚未成脓等症时，常与金银花、连翘、栀子、瓜蒌等配伍。

⑦牛蒡子用于治疗热毒所致的温毒发颐、痄腮喉痹时，常与黄芩、黄连、板蓝根等配伍。

[注意事项]

①牛蒡子炒用可使其苦寒及滑肠之性略减。

②牛蒡子性寒滑利，能滑肠通便，故脾虚腹泻者忌用；痈疽已溃、脓水清稀者也不宜应用。

③牛蒡子常用剂量为6~12g。

[药性歌括]

牛蒡子寒，风热多选，咽痛疮疹，肿消毒散。

[注] ①乳痈：中医妇科病名，是指乳房红肿疼痛、乳汁排出不畅以致结脓成痈的急性化脓性病证。多发于产后哺乳的产妇。

②温毒发颐：中医外科病名，是指热病后余毒结于颐颌间引起的急性化脓性疾病，临床表现为多一侧发病，颐颌部肿胀疼痛，张口受限，全身症状明显。类似于西医的化脓性腮腺炎。

3. 桑　叶

[主治病证]

①桑叶味苦、甘，性寒，归肺、肝经。有疏散风热之作用，可用于风热感冒、温病初起出现发热、咽痒、咳嗽等风热表证。

②桑叶有清肺润燥之功效，可用于肺热或燥热伤肺之咳嗽证。

③桑叶有清肝明目之功效，可用于风热上攻、肝火上炎之目赤、涩痛、多泪、视物不清等症。

[兼治病证]

①桑叶苦寒，入肝经，取其平降肝阳的作用，可配合其他药物用于治疗肝阳上亢所致眩晕、头痛等症。

②取桑叶凉血止血的作用，可配合其他药物用于治疗血热妄行之咯血、

吐血、衄血等症。

[常用配伍]

①桑叶用于治疗风热感冒或温病初起，温热犯肺证时，常与菊花、连翘等配伍，以增强疏散风热之力。

②桑叶用于治疗肺热或燥热伤肺所致的咳嗽痰少、色黄而黏，或干咳少痰、咽痒时，轻者常与杏仁、沙参、贝母等配伍；重者常与生石膏、麦冬、阿胶等配伍。

③桑叶用于治疗肝阳上亢之头痛眩晕、头重脚轻、烦躁易怒证时，常与菊花、石决明、白芍等平抑肝阳药配伍。

④桑叶用于治疗风热上攻、肝火上炎所致的目赤、涩痛、多泪证，常与菊花、蝉蜕、夏枯草、决明子等疏散风热、清肝明目药配伍。

⑤桑叶用于治疗肝肾精血不足所致目失所养、眼目昏花、视物不清时，常与滋补精血药配伍。

⑥桑叶用于治疗肝热所致头昏、头痛时，常与菊花、石决明、夏枯草等清肝药配伍。

⑦桑叶用于治疗血热妄行之咯血、吐血、衄血时，常与槐花、小蓟等凉血药配伍。

[注意事项]

①桑叶蜜制能增强润肺止咳的作用，肺燥咳嗽多用蜜制桑叶。

②桑叶外用可水煎洗眼。

③桑叶常用剂量为5~10g。

[药性歌括]

桑叶性寒，善散风热，明目清肝，又兼凉血。

[注]　①肝阳上亢：中医证候名称，是指由于肝肾阴亏、肝阳亢扰于上所表现的上实下虚证候，又称肝阳上逆、肝阳偏旺，临床主要表现为头目眩晕、胀痛，头重脚轻，腰膝酸软，舌红少津，脉弦或弦细数等。

②血热妄行：中医证候名称，是指热入血分、损伤血络而表现的证候，起病急骤，主要表现为斑色鲜红或暗紫甚或发黑，发热，烦渴，尿赤，便秘，舌红、苔黄，脉滑数或弦数等。

4. 菊 花

[主治病证]

①菊花味辛、甘、苦，性微寒，归肺、肝经。有疏散风热之作用，可用于风热感冒、温病初起出现发热、头痛、咳嗽等症。

②菊花有清肝明目之功效，可用于肝经风热、肝火上攻之目赤昏花、视物

不清证。

③菊花有平抑肝阳之功效，可用于肝阳上亢、肝火上攻之头痛眩晕证。

[兼治病证]

取菊花清热解毒的作用，可配合其他药物用于治疗疮痈肿毒。

[常用配伍]

①菊花用于治疗外感风热证时常与桑叶、栀子等配伍，以增强疏散风热之力。

②菊花用于治疗肝经风热所致的目赤肿痛证，常与蝉蜕、木贼、僵蚕等疏散风热明目药配伍。

③菊花用于治疗肝火上攻所致的目赤肿痛时，常与清肝明目药配伍，如石决明、决明子、夏枯草等。

④菊花用于治疗肝肾精血不足、目失所养之眼目昏花、视物不清时，常与枸杞子、熟地黄、山茱萸等配伍。

⑤菊花用于治疗肝阳上亢所致的头目眩晕时，常与石决明、珍珠母、白芍等平肝潜阳药配伍。

⑥菊花用于治疗肝火上攻所致的眩晕、头痛或肝经热盛、热极动风时，常与羚羊角、钩藤等配伍。

⑦菊花用于治疗疮痈肿毒等症时，常与金银花、生甘草等配伍。

[注意事项]

①黄菊花、杭菊花均为黄色之菊花，生用，疏散风热、清热解毒作用较好。

②白菊花、甘菊花、滁菊花均为白色之菊花，生用，平肝作用较好。

③菊花常用剂量为 10~15g。

[药性歌括]

菊花解毒，平肝明目，疏散风热，头目昏楚。

[注] 热极动风：中医证候名称，也叫热极生风，多为热邪内陷、深入厥阴，扰动肝经所致动风病症，临床以高热、神昏、抽搐为主要表现。

5. 蝉蜕(蝉衣)

[主治病证]

①蝉蜕味甘，性寒，归肺、肝经。有疏散风热、利咽开音之作用，可用于风热感冒、温病初起出现声音嘶哑或咽喉肿痛等的风热表证。

②蝉蜕有透疹之功效，可用于风热外束之麻疹不透、皮肤瘙痒症。

[兼治病证]

①取蝉蜕既能祛外风，又能息内风而定惊解痉，可配合其他药物用于治疗破伤风、小儿急慢惊风、夜啼等症。

②取蝉蜕明目退翳的作用,可配合其他药物用于治疗风热上攻或肝火上炎之目赤肿痛、翳膜遮睛等症。

[常用配伍]

①蝉蜕用于治疗风热表证时,常与薄荷、牛蒡子、前胡等配伍,以增强疏散风热之力。

②蝉蜕用于治疗风热火毒上攻所致的咽喉红肿疼痛、声音嘶哑时,常与薄荷、牛蒡子、金银花、连翘等配伍。

③蝉蜕用于治疗风热外束之麻疹不透时,常与麻黄、牛蒡子、升麻配伍。

④蝉蜕用于治疗风湿浸淫肌肤血脉所致的皮肤瘙痒时,常与荆芥、防风、苦参等配伍。

⑤蝉蜕用于治疗风热上攻或肝火上炎所致的目赤肿痛、翳膜遮睛时,常与菊花、白蒺藜、决明子、车前子等配伍。

⑥蝉蜕用于治疗小儿急惊风等症时,常与天竺黄、栀子、僵蚕等配伍。

⑦蝉蜕用于治疗小儿慢惊风等症时,常与全蝎、天南星等配伍。

⑧蝉蜕用于治疗破伤风时,常与天麻、僵蚕、全蝎、天南星配伍。

[注意事项]

①蝉蜕孕妇忌用。

②蝉蜕一般病证用量宜小,止痉则需大量。

③蝉蜕常用剂量为3~6g。

[药性歌括]

蝉衣疏风,利咽透疹,凉肝止痉,明目退翳。

[注] ①翳:起障蔽作用的东西,意为遮蔽、隐藏。凡眼内、外障眼病所生遮蔽视线、影响视力的症状都可以称为翳。

②妊娠禁忌:是指妇女妊娠期治疗用药的禁忌。某些药物具有损害胎元甚至堕胎的副作用,所以应作为妊娠禁忌的药物。根据药物对于胎元损害程度的不同,一般可分为慎用与禁用两大类。慎用的药物包括通经去瘀、行气破滞及辛热滑利之品,如桃仁、红花、牛膝、大黄、枳实、附子、肉桂、干姜,木通、冬葵子、瞿麦等;而禁用的药物是指毒性较强或药性猛烈的药物,如巴豆、牵牛、大戟、商陆、麝香、三棱、莪术、水蛭、斑蝥、雄黄等。凡禁用的药物绝对不能使用,慎用的药物可以根据病情的需要,斟酌使用。歌诀:蚖斑水蛭及虻虫,乌头附子配天雄;野葛水银并巴豆,牛膝薏苡与蜈蚣;三棱芫花代赭麝,大戟蝉蜕黄雌雄;牙硝芒硝牡丹桂,槐花牵牛皂角同;半夏南星与通草,瞿麦干姜桃仁通;硇砂干漆蟹爪甲,地胆茅根都失中。(下同)

6. 蔓 荆 子

[主治病证]

①蔓荆子味苦、辛,性平,归肝、膀胱、肺经。有疏散头面风热之作用,可用于外感风热出现头昏、头痛的风热表证。

②蔓荆子有清利头目之功效,可用于风热上攻之目赤肿痛或目昏多泪证。

[兼治病证]

①取蔓荆子祛风止痛的作用,可配合其他药物用于治疗风湿痹痛证。

②蔓荆子升发,清利头目,可配合其他药物用于治疗中气不足之耳鸣耳聋。

[常用配伍]

①蔓荆子用于治疗感受风热所致的头昏头痛时,常与薄荷、菊花等配伍。

②蔓荆子用于治疗风邪上攻之偏头痛时,常与川芎、白芷、细辛等配伍。

③蔓荆子用于治疗风热上攻所致的目赤肿痛、目昏多泪证,常与菊花、蝉蜕、白蒺藜等配伍。

④蔓荆子用于治疗中气不足、清阳不升所致的耳鸣耳聋证时,常与黄芪、甘草、人参等配伍。

⑤蔓荆子用于治疗风湿痹痛等症时,常与羌活、独活、川芎、防风等配伍。

[注意事项]

①蔓荆子对血虚有火之头痛目眩及胃虚者应慎服。

②蔓荆子常用剂量为5~10g。

[药性歌括]

蔓荆子苦,善清头目,风热炎上,头目痛楚。

7. 柴 胡

[主治病证]

①柴胡味苦、辛,性寒,归肝、胆经。有解表退热之作用,可用于外感无论风寒、风热表证出现发热,以及伤寒邪在少阳出现寒热往来、胸胁苦满、口苦咽干、目眩等。

②柴胡有疏肝解郁之功效,可用于肝失疏泄、气机郁阻之胸胁、少腹胀痛、情志抑郁、月经失调、痛经等症。

[兼治病证]

①取柴胡能升举脾胃清阳之气的作用,可配合其他药物用于治疗中气不足、气虚下陷等证。

②柴胡可退热截疟,可配合其他药物用于治疗疟疾寒热证。

[常用配伍]

①柴胡用于治疗风寒感冒之恶寒、头身疼痛时，常与防风、生姜等药配伍。

②柴胡用于治疗外感风寒、入里化热所致的恶寒渐轻、身热增盛证，常与葛根、羌活、黄芩、石膏等配伍。

③柴胡用于治疗风热感冒之发热头痛时，常与菊花、薄荷等辛凉解表药配伍。

④柴胡用于治疗伤寒邪在少阳之寒热往来、胸胁苦满、口苦咽干、目眩证时，常与黄芩配伍。

⑤柴胡用于治疗肝失疏泄、气机郁阻所致的胸胁或少腹胀痛、情志抑郁、妇女月经失调、痛经等症，常与香附、川芎、白芍等配伍。

⑥柴胡用于治疗肝郁血虚、脾失健运所致的妇女月经不调、乳房胀痛、胁肋痛、神疲食少、脉弦而虚时，常与当归、白芍、白术、茯苓等配伍。

⑦柴胡用于治疗中气不足、气虚下陷所致的脘腹重坠作胀、食少倦怠、久泻脱肛、子宫下垂、肾下垂等症时，常与人参、黄芪等配伍。

⑧柴胡用于治疗疟疾寒热等症时，常与黄芩、常山、草果等配伍。

[注意事项]

①柴胡解表退热宜生用，且用量宜稍重；疏肝解郁醋炙，升阳可生用或酒炙，其用量均宜稍轻。

②柴胡其性升散，古人有"柴胡劫肝阴"之说，因此阴虚阳亢、肝风内动、虚火旺及气机上逆者忌用或慎用。

③柴胡常用剂量为3~10g。

[药性歌括]

柴胡和解，疏肝退热，升阳举陷，胁痉月调。

8. 升　麻

[主治病证]

①升麻味辛、微甘，性微寒，归肺、脾、胃、大肠经。有解表退热之作用，可用于外感表证无论风寒、风热出现发热、头痛等症。

②升麻有透疹之功效，可用于麻疹初期、透发不畅等症。

③升麻有清热解毒之功效，可用于热毒之齿痛口疮、咽喉肿痛、温毒发斑证。

[兼治病证]

取升麻升脾胃清阳之气的作用，可配合其他药物用于治疗中气不足、气虚下陷证。

[常用配伍]

①升麻用于治疗风热感冒、温病初起所致的发热、头痛等症,常与桑叶、菊花、薄荷、连翘等配伍。

②升麻用于治疗风寒感冒之恶寒发热、无汗、头痛、咳嗽证时,常与麻黄、紫苏、白芷、川芎等配伍。

③升麻用于治疗外感风热夹湿之阳明经头痛、额前作痛、呕逆、心烦痞满时常与苍术、葛根、鲜荷叶等配伍。

④升麻用于治疗麻疹初起、透发不畅时,常与葛根、白芍、甘草等配伍。

⑤升麻用于治疗麻疹欲出不出兼有身热无汗、咳嗽咽痛、烦渴尿赤时,常与葛根、薄荷、牛蒡子、荆芥等配伍。

⑥升麻用于治疗热毒所致的牙龈肿痛、口舌生疮证时,常与生石膏、黄连等配伍。

⑦升麻用于治疗风热疫毒上攻之大头瘟、头面红肿、咽喉肿痛时,常与黄芩、黄连、玄参、板蓝根等配伍。

⑧升麻用于治疗痄腮肿痛等症时,常与黄连、连翘、牛蒡子等配伍。

⑨升麻用于治疗温毒发斑等症时,常与生石膏、大青叶、紫草等配伍。

⑩升麻用于治疗中气不足、气虚下陷所致的脘腹重坠作胀、食少倦怠、久泻脱肛、子宫下垂、肾下垂等症时,常与黄芪、人参、柴胡等配伍。

⑪ 升麻用于治疗胸中大气下陷,气短不足以息时,常与柴胡、黄芪、桔梗等配伍。

⑫ 升麻用于治疗气虚下陷之月经量多或崩漏时,常与人参、黄芪、白术等补中益气药配伍。

[注意事项]

①升麻发表透疹、清热解毒宜生用,升阳举陷宜炙用。

②麻疹已透,阴虚火旺以及阴虚阳亢者,均当忌用。

③升麻常用剂量为 3~10g。

[药性歌括]

升麻辛甘,透疹头痉,齿咽肿痛,升阳举陷。

[注] 升阳举陷:中医治法名称,升阳是指提升阳气,举陷是指升提下陷之气,主治脾肺气虚、中气下陷。

9. 葛　根

[主治病证]

①葛根味甘、辛,性凉,归脾、胃经。有解肌退热之作用,可用于外感表证,无论风寒、风热表证均可使用。

②葛根有透疹之功效,可用于麻疹初起、表邪外束、疹出不畅等症。

③葛根有生津止渴之功效,可用于热病口渴、阴虚消渴等症。

[兼治病证]

①取葛根升举脾胃清阳之气而止泻痢的作用,可配合其他药物用于治疗表证未解,邪热入里下利,或湿热、脾虚泄泻等症。

②取葛根发表以退热的作用,可配合其他药物用于治疗外邪郁阻、经气不利、筋脉失养所致的项背强痛证。

[常用配伍]

①葛根用于治疗风热感冒之发热、头痛时,常与薄荷、菊花、蔓荆子等辛凉解表药配伍。

②葛根用于治疗风寒感冒、邪郁化热所致的发热重、恶寒轻、头痛无汗、目疼鼻干、口微渴、苔薄黄时,常与柴胡、黄芩、白芷、羌活等配伍。

③葛根用于治疗风寒感冒之表实无汗、恶寒、项背强痛时,常与麻黄、桂枝等配伍。

④葛根用于治疗表虚汗出、恶风、项背强痛时,常与桂枝、白芍等配伍。

⑤葛根用于治疗麻疹初起之表邪外束、疹出不畅证时,常与升麻、芍药、甘草等配伍。

⑥葛根用于治疗麻疹初起,已现麻疹,但疹出不畅,兼有发热咳嗽,或乍冷乍热时,常与牛蒡子、荆芥、蝉蜕、前胡等配伍。

⑦葛根用于治疗热病津伤之口渴证时,常与芦根、天花粉、知母等配伍。

⑧葛根用于治疗阴津不足之消渴证时,常与天花粉、鲜地黄、麦门冬等清热养阴生津药配伍。

⑨葛根用于治疗气阴不足、内热所致的口渴多饮、体瘦乏力证,常与乌梅、天花粉、麦冬、党参等配伍。

⑩葛根用于治疗表证未解、邪热入里之身热、下利臭秽、肛门有灼热感、苔黄脉数证,或湿热泻痢、热重于湿时,常与黄芩、黄连、甘草配伍。

⑪ 葛根用于治疗脾虚泄泻时,常与人参、白术、木香等配伍。

[注意事项]

①葛根解肌退热、透疹、生津宜生用,升阳止泻宜煨用。

②葛根常用剂量为10~15g。

[药性歌括]

葛根退热,生津升阳,止泻止疹,外感背强。

[注] 消渴:中医内科病名,是指以多饮、多食、多尿、形体消瘦为特征的疾病。西医的糖尿病、尿崩症等,可见上述表现。

10. 淡 豆 豉

[主治病证]

淡豆豉味苦、辛,性凉,归肺、胃经。有发汗解表之作用,可用于外感风寒、风热表证出现恶寒发热、无汗、头痛、鼻塞、口渴、咽痛等。

[兼治病证]

取淡豆豉宣发郁热、除烦的作用,可配合其他药物用于治疗热病烦闷证。

[常用配伍]

①淡豆豉用于治疗风热感冒,或温病初起之发热、微恶风寒、头痛口渴、咽痛时,常与金银花、连翘、薄荷、牛蒡子等配伍。

②淡豆豉用于治疗风寒感冒初起之恶寒发热、无汗、头痛、鼻塞时,常与葱白配伍。

③淡豆豉用于治疗外感热病、邪热内郁胸中所致的心中懊侬、烦热不眠证,常与泻火除烦的栀子配伍。

[注意事项]

①淡豆豉发汗解表之力颇为平稳,治疗风寒、风热表证需配伍其他解表药物。

②淡豆豉常用剂量为6~12g。

[药性歌括]

淡豆豉寒,能除懊侬,伤寒头痛,兼理瘴气。

[注] 懊侬:烦躁、郁闷、不愉快的意思。

11. 浮 萍

[主治病证]

①浮萍味辛,性寒,归肺、膀胱经。有发汗解表之作用,可用于外感风寒、风热表证。

②浮萍有透疹之功效,可用于麻疹初起,疹出不畅证。

③浮萍有祛风止痒之功效,可用于风邪郁闭肌表,风疹瘙痒症。

[兼治病证]

取浮萍利尿消肿的作用,可配合其他药物用于治疗水肿尿少兼风热表证。

[常用配伍]

①浮萍用于治疗风热感冒之发热无汗等症时,常与薄荷、蝉蜕、连翘等配伍。

②浮萍用于治疗风寒感冒之恶寒无汗,常与麻黄、香薷、羌活等发散风寒药配伍。

③浮萍用于治疗麻疹初起、疹出不畅等症时,常与薄荷、蝉蜕、牛蒡子等配伍。

④浮萍用于治疗风邪郁闭肌表，风疹瘙痒，偏于风热者，常与蝉蜕、薄荷、牛蒡子等配伍；偏于风寒者，常与麻黄、防风、荆芥等配伍。

⑤浮萍用于治疗水肿尿少兼风热表证时，常与麻黄、连翘、冬瓜皮等配伍。

[注意事项]

①表虚自汗者不宜使用。

②浮萍常用剂量为3~9g。

[药性歌括]

浮萍辛寒，发汗利尿，透疹散邪，退肿有效。

12. 木 贼

[主治病证]

①木贼味甘、苦，性平，归肺、肝经。有疏散风热、明目退翳之作用，可用于风热上攻出现的目赤肿痛、多泪、目生翳障等。

②浮萍有透疹之功效，可用于麻疹初起，疹出不畅。

[兼治病证]

取木贼止血的作用，可配合其他药物用于治疗肠风下血、外伤出血、消化道出血、妇科出血。

[常用配伍]

①木贼用于治疗风热上攻于目之目赤肿痛、多泪、目生翳障时，常与蝉蜕、谷精草、菊花等疏散风热、明目退翳药配伍。

②木贼用于治疗肝热目赤等症时，常与决明子、夏枯草、菊花等清肝明目药配伍。

③木贼用于治疗肠风下血等症时，常与槐角、荆芥等配伍。

④木贼用于治疗外伤出血、消化道出血、妇科出血等症时，常与黄柏、益母草、五倍子等配伍。

[注意事项]

木贼常用剂量为3~9g。

[药性歌括]

木贼退翳，善治目疾，赤昏翳障，便血亦医。

[注]肠风下血：中医病证名称，为便血的一种。

(二)风热表证常用方剂

1. 银 翘 散

[主治病证]银翘散具有辛凉透表、清热解毒之功效，主治温病初起，症

见发热、微恶风寒、无汗或有汗不畅、头痛口渴、咳嗽咽痛、舌尖红、苔薄白或薄黄、脉浮数等。

[处方依据] 应用本方以发热、微恶风寒、咽痛、口渴、脉浮数等主症及脉象为主要依据。

[适用范围] 流行性感冒、急性扁桃体炎、麻疹初起、上呼吸道感染、肺炎，以及流行性乙型脑炎、流行性脑脊髓膜炎、腮腺炎等，初起属于卫分风热证者，可用本方加减治疗。

[方剂组成] 连翘15g，金银花15g，桔梗9g，薄荷6g（后下），牛蒡子6g，竹叶4g，荆芥穗4g（后下），生甘草5g，淡豆豉9g。

[服用方法] 水煎服。

[注意事项] 因方中药物多为芳香轻宣之品，不宜久煎。

[方剂歌诀] 银翘散主上焦疴，竹叶荆蒡豉薄荷，甘桔芦根凉解法，清疏风热煮无过。

[注] 疴：kē，病。

常用中成药：[维C银翘片]　[银翘伤风胶囊]　[银翘解毒颗粒]　[银翘解毒胶囊]　[银翘解毒丸]　[银翘解毒片]　[银翘双解栓]　[银翘解毒软胶囊]。

2. 桑菊饮

[主治病证] 桑菊饮具有疏风清热、宣肺止咳之功效，主治风温初起、表热轻证，症见咳嗽、身热不甚、口微渴、脉浮数等。

[处方依据] 应用本方以咳嗽、发热不甚、微渴、脉浮数等主症及脉象为主要依据。

[适用范围] 流行性感冒、急性支气管炎、上呼吸道感染、肺炎、急性扁桃体炎等属于风热犯肺之轻证，可用本方加减治疗。

[方剂组成] 杏仁6g，连翘5g，薄荷2.5g（后下），桑叶7.5g，菊花3g，桔梗6g，芦根6g，甘草2.5g。

[服用方法] 水煎服。

[注意事项] 同"银翘散"。

[方剂歌诀] 桑菊饮中桔梗翘，杏仁甘草薄荷饶，芦根为引轻清剂，风温咳嗽服之消。

[注] （桑菊）饮："饮"在方剂名称中作名词用，指可以喝的东西，也称"饮子"。属于汤剂的一个类型，是一种不规定时间和剂量给患者饮服的中药汤剂。

常用中成药：[复方桑菊感冒颗粒]　[桑菊感冒片]　[桑菊感冒丸]　[桑菊感冒合剂]　[桑菊感冒颗粒]。

3. 越婢汤

[主治病证] 越婢汤具有疏风解表、宣肺利水之功效,主治风水证,症见发热、恶风寒、一身悉肿、口微渴、骨节疼痛;或身体沉重酸困、汗自出;或眼睑水肿如蚕新卧起状、其颈脉动、按手足上陷而不起、脉浮或寸口脉沉滑等。

[处方依据] 应用本方以一身悉肿、脉浮、续自汗出、无大热、口渴、舌红苔薄黄等主症及脉象为主要依据。

[适用范围] 急性肾炎、流行性出血热(发作期)、肾盂肾炎初期、慢性肾炎急性发作、不明原因之水肿、过敏性皮肤病等,属于风水相搏证者,可用本方加减治疗。

[方剂组成] 麻黄9g,石膏18g(先煎),甘草5g,生姜3片,大枣5枚。

[服用方法] 水煎服。

[方剂歌诀]《金匮要略》越婢汤,麻黄石甘与枣姜;发汗解表与利水,善治身肿风水伤。

[注] ①《金匮要略》:中医经典著作名称。

②风水:中医内科病名,是指风邪侵袭体表,皮毛受邪,肺气不宣,通调失职,水湿潴留于皮肤引起的水肿。

4. 柴葛解肌汤

[主治病证] 柴葛解肌汤具有解肌清热之功效,主治感冒风寒、郁而化热证,症见恶寒渐轻、身热增盛、无汗头痛、目疼鼻干、心烦不眠、嗌干耳聋、眼眶痛、舌苔薄黄、脉浮微洪等。

[处方依据] 应用本方以发热重、恶寒轻、头痛、眼眶痛、鼻干、脉浮微洪等主症及脉象为主要依据。

[适用范围] 感冒、牙龈炎、急性结膜炎等,属于外感风寒、邪郁化热者,可用本方加减治疗。

[方剂组成] 柴胡6g,干葛9g,黄芩6g,羌活3g,白芷3g(后下),芍药6g,桔梗3g,石膏5g(先煎),甘草3g,生姜3片,大枣2枚。

[服用方法] 水煎服。

[方剂歌诀] 陶氏柴葛解肌汤,邪在三阳热势张,芩芍桔草姜枣芷,羌膏解表清热良。

[注] ①嗌:yì,指咽喉;亦读ài,指咽喉被食物等塞住。

②陶氏:指陶节庵,明代医家,著《伤寒六书》,本方即出自该书。

5. 升麻葛根汤

[主治病证] 升麻葛根汤具有解肌透疹之功效,主治麻疹初起,症见疹出

不透、身热头痛、咳嗽、目赤流泪、口渴、舌红、脉数等。

[处方依据] 应用本方以疹出不畅、舌红、脉数等主症及脉象为主要依据。

[适用范围] 麻疹初起、疹发不透、单纯性疱疹、水痘、腹泻、急性细菌性痢疾等，属于邪郁肌表、肺胃有热者，可用本方加减治疗。

[方剂组成] 升麻10g，芍药6g，葛根10g，甘草3g。

[服用方法] 水煎服。

[方剂歌诀] 阎氏升麻葛根汤，芍药甘草合成方，麻疹初期发不透，解肌透疹此为良。

[注] 阎氏：指阎孝忠，北宋医家，升麻葛根汤为其所制。

6. 竹叶柳蒡汤

[主治病证] 竹叶柳蒡汤具有透疹解表、清泻肺胃之功效，主治痧疹初起、透发不出，症见喘嗽、鼻塞流涕、恶寒轻、发热重、烦闷躁乱、咽喉肿痛、唇干口渴、苔薄黄而干、脉浮数等。

[处方依据] 应用本方以痧疹透发不出、咳嗽喘急、烦闷躁乱、咽喉肿痛、脉浮数等主症及脉象为主要依据。

[适用范围] 本方不仅透疹清热之力大，且兼生津止渴之功，麻疹透发不出，热毒内蕴兼有津伤者，可用本方加减治疗。

[方剂组成] 西河柳6g，荆芥穗4g(后下)，蝉蜕3g，薄荷叶3g(后下)，玄参6g，知母(蜜炙)3g，牛蒡子4.5g，葛根5g，麦门冬9g，淡竹叶1.5g，甘草3g。

[服用方法] 水煎服。

[方剂歌诀] 竹叶柳蒡葛根知，蝉衣荆芥薄荷施，石膏粳米参甘麦，风疹急投莫延迟。

三、体虚外感证处方用药

【体虚外感证概念】

体虚外感证是指素体虚弱，卫外不固，又感受外邪所引起的证候。由于素体阳虚气弱，不能驱邪外出；或阴虚血少，汗源不充，不能作汗达邪。临床上常见感冒时间长，甚至历时一两个月不愈，还有些患者只要天气一变化，就会感冒，而治愈后没过几天，又会反复发作，该病以小孩和老人最为多见。这类人群则属于虚人外感范畴。常见恶寒发热、头项强痛、肢体酸痛、无汗、鼻塞声重、咳嗽有痰等症状，而兼见倦怠乏力、气短懒言、口渴、咽干、面色苍白、语言低微、四肢冰冷、唇甲色淡、头晕心悸等。

【体虚外感证治则】

体虚外感之人，其虚性体质包括气虚体质、阳虚体质、阴虚体质和血虚体质四种。这四种不同体质的人，外感症状皆不相同，治疗方法也大不相同。气虚外感证中医治则为祛风散寒、益气解表；阳虚外感证治则为助阳益气、解表散寒；阴虚外感证治则为滋阴解表；血虚外感证治则为养血解表。

【扶正解表中药】

凡针对体质素虚又感外邪之表证，在解表的同时，还须根据其不同的体质情况，选择益气、助阳、滋阴、养血等不同中药进行"扶正祛邪"。

应用扶正解表药时应注意：外感疾病，邪在肌表，发汗祛邪乃正治之法。但对于元气不足，正不胜邪者，纵然重用发表之药，亦难得汗出表解，或虽得汗而元气更伤，甚或随汗而虚脱，故不可单是发散，必须顾护正气。因此，遇到虚人外感的情况，当权衡邪气的盛衰和正气的强弱。如正气虚弱为主，而邪气轻浅，可以采用扶助正气的方法；俟正气恢复，抗病能力增强，无须祛邪而邪气自除。如张景岳云："若甚虚者，即微补且无益，而但以治标为主者必死。"

【扶正解表方剂】

扶正解表剂多为常用补益药与解表药配合组成方剂，鼓舞人体正气奋起抗邪，使表证得解。

体虚外感证中，气虚外感证常表现为憎寒壮热、头项强痛、肢体酸痛、无汗、鼻塞声重、咳嗽有痰、胸膈痞满、舌淡苔白、脉浮而按之无力，常用方剂为人参败毒散；阳虚外感证常表现为恶寒发热、热轻寒重、无汗头痛、四肢冰冷、倦怠嗜卧、面色苍白、语言低微、舌淡苔白、脉沉无力或浮大无力，常用方剂为再造散；阴虚外感证常表现为头痛身热、微恶风寒、无汗或有汗不多、心烦、口渴、咽干、舌红脉数，常用方剂为加减葳蕤汤；血虚外感证常表现为头痛身热、无汗、面色不华、唇甲色淡、头晕心悸、舌淡苔白、脉细或浮而无力，常用方剂为葱白七味饮。

应用扶正解表方剂时应注意：①气虚外感证若是单纯解表，则正虚而不堪发散；单纯补虚，则容易补而留邪。必须发散与补气并举，方可达到治疗目的。②阳虚外感证若纯以大剂量辛温之品散寒，则会由于阳虚无力作汗而表证难解，或虽得汗而致阳随汗脱，故当助阳益气与解表散寒兼顾。③阴虚外感证的表现多是风热表证和阴虚燥热之象同时并见。表证必须发散，但散之太过必伤阴；阴虚必须滋阴，但滋阴药物易恋邪。所以，发散必选平和味薄之品，滋阴忌用滋腻味厚之药。④血虚外感证，阴血同源，故滋阴解表与养血解表组方思路大同小异，不同之处是阴虚多有内热，故需兼顾清虚热，血虚则失于荣养，故养血滋阴之力稍重。

(一)体虚外感证常用中药

扶正中药详见"里虚证处方中药"及"里寒证常用中药"部分。

解表中药详见"风寒表证常用中药"及"风热表证常用中药"部分。

(二)体虚外感证常用方剂

I . 气虚外感证常用方剂

1. 玉屏风散

[主治病证] 玉屏风散具有益气固表止汗之功效,主治表虚自汗证,症见汗出恶风、面色㿠白、舌淡苔薄白、脉浮虚等,亦治虚人腠理不固、易感风邪。

[处方依据] 应用本方以表虚自汗、汗出恶风、面色㿠白、舌淡苔薄白、脉浮虚等主症及脉象为主要依据。

[适用范围] 过敏性鼻炎、上呼吸道感染、肾小球肾炎等易于伤风感冒而致病情反复,属于表虚不固而外感风邪证者,可用本方加减治疗。

[方剂组成] 防风 6g,黄芪 12g,白术 12g。

[服用方法] 水煎服。

[方剂歌诀] 玉屏风散用防风,黄芪相畏效相成,白术益气更实卫,表虚自汗服之应。

常用中成药:[玉屏风口服液] [玉屏风颗粒] [玉屏风滴丸] [玉屏风丸] [玉屏风胶囊] [玉屏风软胶囊] [玉屏风袋泡茶]。

2. 败 毒 散

[主治病证] 败毒散具有散寒祛湿、益气解表之功效,主治气虚外感风寒湿邪之表证,症见憎寒壮热、头项强痛、身体烦疼、无汗、鼻塞身重、咳嗽有痰、胸膈痞满、舌淡苔白、脉浮而按之无力等。

[处方依据] 应用本方以憎寒壮热、身体烦疼、无汗、脉浮而按之无力等主症及脉象为主要依据。

[适用范围] 感冒、支气管炎、过敏性皮炎、荨麻疹、湿疹、皮肤瘙痒症等,属于气虚、风寒夹湿证者,可用本方加减治疗。

[方剂组成] 羌活 6g,独活 6g,前胡 6g,柴胡 6g,人参 6g,茯苓 9g,桔梗 6g,枳壳 6g,川芎 6g,薄荷 6g(后下),甘草 6g,生姜 2 片。

[服用方法] 水煎服。

[注意事项] 方中人参一般可用党参代替,但如注明另炖兑服者则不宜易党参。(下同)

[方剂歌诀] 人参败毒茯苓草,枳桔柴前羌独芎,薄荷少许姜三片,气虚感冒有奇功。

3. 参苏饮

[主治病证] 参苏饮具有益气解表、理气化痰之功效，主治气虚外感风寒、内有痰湿证，症见恶寒发热、无汗、头痛、鼻塞、咳嗽痰白、胸脘满闷、倦怠无力、气短懒言、苔白脉弱等。

[处方依据] 应用本方以恶寒发热、无汗、头痛、鼻塞、咳嗽痰白、胸脘满闷、倦怠无力、气短懒言、苔白脉弱等主症及脉象为主要依据。

[适用范围] 感冒、上呼吸道感染等，属于气虚外感风寒、内有痰湿证者，可用本方加减治疗。

[方剂组成] 人参10g，半夏9g，茯苓12g，陈皮9g，甘草3g，枳壳9g，葛根12g，紫苏9g(后下)，前胡9g，木香6g(后下)，桔梗9g，生姜3片，大枣4枚。

[服用方法] 水煎服。

[方剂歌诀] 参苏饮内用陈皮，枳壳前胡半夏齐，干葛木香甘桔茯，气虚外感最相宜。

常用中成药：[参苏丸]　[参苏口服液]　[参苏片]　[参苏胶囊]。

Ⅱ. 阳虚外感证常用方剂

1. 再造散

[主治病证] 再造散具有助阳益气、解表散寒之功效，主治阳气虚弱、外感风寒证，症见恶寒发热、热轻寒重、无汗肢冷、倦怠、嗜卧、面色苍白、语声低微、舌淡苔白、脉沉无力或浮大无力等。

[处方依据] 应用本方以恶寒重、发热轻、无汗肢冷、倦怠嗜卧、面色苍白、语言低微、舌淡苔白、脉沉无力或浮大无力等主症及脉象为主要依据。

[适用范围] 感冒、支气管炎、过敏性鼻炎等，属于阳虚外感证者，可用本方加减治疗。

[方剂组成] 黄芪6g，人参3g，桂枝3g，熟附子3g(先煎)，细辛2g，羌活3g，防风3g，川芎3g，赤芍3g，甘草1.5g，煨生姜2片，大枣2枚。

[服用方法] 水煎服。

[方剂歌诀] 再造散用参芪甘，桂附羌防芎芍参，细辛煨姜大枣入，阳虚外感服之安。

2. 麻黄细辛附子汤

[主治病证] 麻黄细辛附子汤具有助阳解表之功效，主治素体阳虚、外感风寒证及暴喑。症见发热、恶寒甚剧、虽厚衣重被其寒不解、神疲欲寐、脉沉微；或突发声音嘶哑、甚至失音不语；或咽喉疼痛、恶寒发热、神疲欲寐、舌淡苔白、脉沉无力等。

[处方依据] 应用本方以恶寒重、发热轻、神疲欲寐、脉沉无力等主症及脉象为主要依据。

[适用范围] 感冒、支气管炎、病态窦房结综合征、风湿性关节炎、过敏性鼻炎、暴盲、暴哑、喉痹、皮肤瘙痒等，属于阳虚感寒证者，可用本方加减治疗。

[方剂组成] 麻黄6g，细辛3g，附子(炮)5g(先煎)。

[服用方法] 水煎服。

[方剂歌诀] 麻黄细辛附子汤，助阳解表代表方，阳虚外感风寒证，寒重热轻脉沉良。

Ⅲ. 阴虚外感证常用方剂

加减葳蕤汤

[主治病证] 加减葳蕤汤具有滋阴解表之功效，主治素体阴虚、外感风热证，症见头痛身热、微恶风寒、咳嗽咽干、痰稠难出、无汗或有汗不多、口渴心烦、舌赤脉数。

[处方依据] 本方以身热微寒、咽干口燥、舌红、苔薄白、脉数等主症及脉象为主要依据。

[适用范围] 老年人及产后感冒、急性扁桃体炎、咽炎等，属于阴虚外感证者，可用本方加减治疗。

[方剂组成] 玉竹9g，生葱白6g，桔梗5g，白薇3g，淡豆豉9g，薄荷5g(后下)，炙甘草1.5g，大枣2枚。

[服用方法] 水煎服。

[方剂歌诀] 加减葳蕤用白薇，豆豉生葱桔梗随，草枣薄荷八味共，滋阴发汗功可慰。

[注] 葳蕤：中药名称，即玉竹。

Ⅳ. 血虚外感证常用方剂

1. 葱白七味饮

[主治病证] 葱白七味饮具有养血解表之功效，主治血虚外感风寒证，症见病后阴血亏虚，调摄不慎，感受外邪；或失血(吐血、便血、咯血、衄血)之后，感冒风寒出现头痛身热、恶寒无汗、面色不华、唇甲色淡、心悸头晕、舌质淡、苔白、脉细或浮而无力等。

[处方依据] 应用本方以头痛身热、恶寒无汗、面色不华、唇甲色淡、心悸头晕、舌质淡、苔白、脉细或浮而无力等主症及脉象为主要依据。

[适用范围] 老年人及产后感冒、急性扁桃体炎、咽炎等，属于阴虚外感

证者,可用本方加减治疗。

　　[方剂组成] 葱白9g,干地黄9g,葛根9g,麦门冬9g,淡豆豉6g,甘草6g,生姜2片。

　　[服用方法] 水煎服。

　　[方剂歌诀] 葱白七味外台方,新豉葛根与生姜,麦冬生地千扬水,血虚外感最相当。

　　[注] 外台:即《外台秘要》,唐代王焘著。

2. 桂枝四物汤

　　[主治病证] 桂枝四物汤具有解肌发表、养血和血之功效,主治妇人经产血病、外感风寒,症见发热、头晕目眩、汗出、脉浮细或沉细等。

　　[处方依据] 应用本方以头晕目眩、外感风寒、发热有汗、舌淡苔白、脉细无力等主症及脉象为主要依据。

　　[适用范围] 女性经期感冒、产后感冒等,属于经产血病、外感风寒者,可用本方加减治疗。

　　[方剂组成] 当归6g,熟地黄6g,川芎6g,白芍(炒)9g,桂枝9g,炙甘草3g,生姜3片,大枣2枚。

　　[服用方法] 水煎服。

　　[方剂歌诀] 桂枝四物汤即四物汤加桂枝倍当归(歌诀略去)。

附: 半表半里证常用方剂

　　半表半里证在六经辨证中通常称为少阳病证,是指外感病邪由表入里的过程中,邪正分争,少阳枢机不利,病位处于表里进退变化之中所表现的证候,临床常见往来寒热、胸胁苦满、默默不欲饮食、心烦喜呕等症状,兼见口苦、咽干、目眩、脉弦等。

　　半表半里证的治疗根据《素问·阴阳离合论》"少阳为枢"即少阳有出入枢机的生理特点,确立和解少阳的立法原则,采用柴胡、青蒿、黄芩为主组成具有和解少阳、清胆利湿、和胃化痰等作用的方剂来治疗。

　　治疗半表半里证的少阳证的处方称为和解少阳剂,即具有和解少阳、清胆利湿等作用,用以治疗半表半里证。和解少阳方剂的主要作用为和解少阳,某些方剂兼有和胃化痰等作用。主要用于邪犯少阳,胆胃不和引起的往来寒热、默默不欲饮食、心烦喜呕、口苦、咽干、目眩等。

　　应用和解少阳剂应注意:①凡病兼虚者,补而和之;兼滞者,行而和之;兼寒者,温而和之;兼热者,凉而和之。②凡邪在肌表,未入少阳,或邪已入里,阳明热盛者,皆不宜使用和解剂。③邪入少阳,病在半表半里,但有偏表偏里、偏寒偏热之不同,临证宜权变用之。和解少阳常用方剂是小柴胡汤和蒿芩清胆汤。

1. 小柴胡汤

[主治病证] 小柴胡汤具有和解少阳之效,主治伤寒少阳证,症见往来寒热、默默不欲饮食、心烦喜呕等症状,口苦,咽干,目眩,舌苔薄白,脉弦;妇人热入血室,症见经水适断,寒热发作有时;以及疟疾、黄疸等病而见少阳证者。

[处方依据] 应用本方以往来寒热,胸胁苦满,苔白,脉弦等主症及脉象为主要依据。

[适用范围] 感冒、疟疾、慢性肝炎、肝硬化、急性胆囊炎、胆结石、急性胰腺炎、胸膜炎、淋巴结炎、中耳炎、产褥热、急性乳腺炎、睾丸炎、胆汁反流性胃炎、胃溃疡等,属于少阳证者,可用本方加减治疗。

[方剂组成] 柴胡 10g,黄芩 9g,人参 9g,甘草 6g,半夏 9g,生姜 3 片,大枣 4 枚。

[服用方法] 水煎服。

[方剂歌诀] 小柴胡汤和解功,半夏人参甘草从;更用黄芩加姜枣,少阳百病此为宗。

常用中成药:[小柴胡颗粒] [小柴胡胶囊] [小柴胡汤丸]。

2. 蒿芩清胆汤

[主治病证] 蒿芩清胆汤具有清胆利湿、和胃化痰之效,主治少阳湿热证;症见寒热如疟,寒轻热重,口苦膈闷,吐酸苦水,或呕黄涎而黏,甚则干呕呃逆、胸胁胀疼,小便黄少,舌红苔白腻,脉数而右滑左弦者。

[处方依据] 应用本方以寒热如疟,寒轻热重,胸胁胀闷,吐酸苦水,舌红苔腻,脉弦滑数等主症及脉象为主要依据。

[适用范围] 肠伤寒、急性胆囊炎、急性黄疸型肝炎、胆汁反流性胃炎、肾盂肾炎、疟疾、盆腔炎、钩端螺旋体病等属少阳胆与三焦湿遏者,可用本方加减治疗。

[方剂组成] 青蒿 6g,竹茹 9g,半夏 4.5g,茯苓 9g,黄芩 4.5g,枳壳 4.5g,陈皮 4.5g,滑石 9g(包煎),甘草 9g,青黛 3g。

[服用方法] 水煎服。

[方剂歌诀] 蒿芩清胆碧玉需,陈夏茯苓枳竹茹,热重寒轻痰夹湿,胸痞呕恶总能除。

[注] 碧玉:即中医方剂"碧玉散",出自《伤寒直格》,由滑石、甘草、青黛组成,有清解暑热之功效,主治暑湿证兼有肝胆郁热者。

下篇 常见里证的处方用药

【里证概念】

里证是指疾病深在于里(脏腑、气血、骨髓)的一类证候。它与表证相对而言，多见于外感病的中、后期或内伤疾病。里证的成因大致有三种：一是表邪内传入里，侵犯脏腑；二是外邪直接侵犯脏腑；三是七情刺激、饮食不节、劳逸过度等因素，损伤脏腑，引起功能失调、气血逆乱而致病。具有起病缓、病位深、病情重、病程长的特点。由于里证的病因复杂，病位广泛，涉及诸多脏腑，因此，疾病过程中表现的证候繁多，但概括起来，里证有里寒、里热、里虚、里实等之分。

【里证治则】

里证的治疗根据"治病必求其本"及"实则泻之，虚则补之""治寒以热，治热以寒"的原则立法，针对不同的证候给予相应的治疗。里寒证治以温里散寒，里热证治以清泄里热，里虚证根据气、血、阴、阳之虚的不同分别治以益气、补血、益阴、补阳，里实证则根据气滞、血瘀、积食、燥屎等的不同分别治以行气、活血、消积、攻下等。

【治里证的中药】

里证的病变范围非常广泛，凡是治疗里证的中药均可归为治里证中药。包括清热药、泻下药、祛风湿药、化湿药、温里药、理气药、消食药、止血药、活血化瘀药、化痰止咳药、安神药、平肝息风药、开窍药、补虚药、收涩药等。

【治里证的方剂】

凡是治疗里证的方剂称为治里证方剂。包括温里剂、清热剂、补益剂、理气剂、理血剂、治风剂、祛湿剂、祛痰剂、消食剂、泻下剂、固涩剂、安神剂、开窍剂等。

一、里寒证处方用药

【里寒证概念】

里寒证是指寒邪直中脏腑经络、阴寒内盛或阳气虚衰所产生的证候。临床常见面色苍白、畏寒肢冷、腹痛喜热、便溏、舌淡苔白厚、脉沉迟等症状，兼见疼痛、痰饮、小便清长等。

【里寒证治则】

里寒证的治疗根据《素问·至真要大论》"寒者热之""治寒以热"及"寒淫于内，治以甘热"的原则立法，用温里药为主组成具有温里祛寒、温经止痛等作用的方剂来治疗。

【温里中药】

治疗里寒证所用的药物称为温里药，又称祛寒药，即以温里祛寒、温经止痛为主要作用的药物。温里药的主要作用为温里祛寒，某些温里药除具有温里祛寒作用外还有温肺化饮、暖肝散寒止痛、温肾助阳、回阳救逆等作用。温里药主要用于面色苍白、畏寒肢冷、腹痛喜热、便溏、舌淡苔白厚、脉沉迟等里寒证，部分温里药还可用于肺寒痰饮、寒疝腹痛、心肾阳虚、亡阳厥逆等证。

应用温里药应注意：①此类药物作用强烈，辛热性燥，容易伤阴助火，素体火旺或天气炎热时用量宜小。②凡阴虚火旺、津伤、失血及真热假寒者当禁用。

【温里方剂】

治疗里寒证的方剂称为温里方或温里剂，即具有温里助阳、散寒通脉等作用，用以治疗里寒证的方剂。温里方剂的主要作用为温里助阳，某些方剂兼有散寒通脉等作用。温里方剂主要用于但寒不热、喜暖倦卧、口淡不渴、小便清长、舌淡苔白、脉沉迟或细等。另如便血、吐血、衄血或崩漏等，血色暗淡，质清稀，也可选用。

温里方剂根据治疗部位的不同，一般分为温中散寒剂、回阳救逆剂和温经散寒剂。

应用温里方剂应注意：①辨清寒之真假。②寒为阴邪，易伤阳气，故温里剂常配补气药。③因时、因人、因地权衡用量的轻重。④素体阴虚及失血患者慎用。⑤阴邪太盛，服药入口即吐者，可反佐少量寒凉药。

（一）里寒证常用中药

1. 附　子

[主治病证]

①附子味辛、甘，性大热，有毒，归心、肾、脾经。有回阳救逆、上助心阳、中温脾阳、下补肾阳之作用，可用于亡阳证，为"回阳救逆第一品药"。

②附子有温补阳气之功效，可用于诸脏阳气虚衰之证。

[兼治病证]

附子气雄性悍，走而不守，可配合其他药物用于治疗寒痹证。

[常用配伍]

①附子用于治疗亡阳证时,常与干姜、甘草配伍。

②附子用于治疗久病气虚欲脱,或出血过多,气随血脱时,常与人参配伍。

③附子用于治疗肾阳不足、命门火衰所致阳痿宫冷、腰膝冷痛、夜尿频多时,常与肉桂、山茱萸、熟地黄等配伍。

④附子用于治疗肾阳虚、寒湿内盛证时,常与党参、白术、干姜等配伍。

⑤附子用于治疗寒痹证时,常与桂枝、白术、甘草配伍。

[注意事项]

①附子辛热燥烈,凡阴虚阳亢及孕妇忌用。

②半夏、瓜蒌、贝母、白蔹、白及反附子。

③本品有毒,宜先煎0.5~1小时,至口尝无麻辣感为度。内服须经炮制。若内服过量,或炮制、煎煮方法不当,会引起中毒。

④附子常用剂量为3~15g。

[药性歌括]

附子辛热,性走不守,四肢厥冷,回阳功有。

2. 干　姜

[主治病证]

①干姜味辛,性热,归脾、胃、肾、心、肺经。有温中散寒、健运脾阳之作用,可用于脾胃虚寒证。

②干姜有回阳通脉之功效,可用于亡阳证。

[兼治病证]

干姜辛热,能入肺经,可配合其他药物用于治疗寒饮喘咳证。

[常用配伍]

①干姜用于治疗胃寒呕吐证时,常与高良姜配伍。

②干姜用于治疗脾胃虚寒证时,常与党参、白术等配伍。

③干姜用于治疗心肾阳虚、阴寒内盛所致亡阳厥逆、脉微欲绝者,常与附子配伍。

④干姜用于治疗寒饮喘咳证时,常与细辛、五味子、麻黄等配伍。

[注意事项]

①阴虚内热、血热妄行者禁服。

②有高血压、心脏病、肝病、糖尿病、肾病等严重慢性病者应在医师指导下服用。

③孕妇慎用,哺乳期妇女、儿童应在医师指导下服用。

④干姜常用剂量为 3~10g。

[药性歌括]

干姜味辛,表解风寒,炮苦逐冷,虚寒尤堪。

3. 肉 桂

[主治病证]

①肉桂味辛、甘,性大热,归脾、肾、心、肝经。有补火助阳之作用,可用于肾阳衰微出现阳痿宫冷、腰膝酸软、夜尿频多等。

②肉桂有散寒止痛之功效,可用于寒邪内侵或脾胃虚寒证。

[兼治病证]

①肉桂善去痼冷沉寒,可配合其他药物用于治疗寒疝腹痛。

②肉桂辛散温通,能行气血、运经脉,可配合其他药物用于治疗腰困、胸痹、阴疽、闭经、痛经等症。

③肉桂大热入肝肾,可配合其他药物用于治疗元阳亏虚证。

[常用配伍]

①肉桂用于治疗肾阳不足、命门火衰证时,常与附子、熟地黄、山萸肉等配伍。

②肉桂用于治疗寒邪内侵或脾胃虚寒证导致的脘腹冷痛时,常与干姜、高良姜等配伍。

③肉桂用于治疗寒疝腹痛时,常与吴茱萸、小茴香等配伍。

④肉桂用于治疗风寒湿痹,尤多用于治疗寒痹腰痛,常与独活、桑寄生、杜仲等配伍。

⑤肉桂用于治疗寒邪入侵的胸痹心痛时,常与附子、干姜、川椒等配伍。

⑥肉桂用于治疗阳虚寒凝之阴疽时,常与鹿角胶、炮姜、麻黄等配伍。

⑦肉桂用于治疗冲任虚寒、闭经、痛经等症时,常与当归、川芎、小茴香等配伍。

⑧肉桂用于治疗元阳虚衰证时,常与山茱萸、五味子、人参、牡蛎等配伍。

[注意事项]

①肉桂是温热性药物,本身有口舌生疮、咳嗽咽痛、血虚内燥、产后血热现象及脾胃虚弱及孕妇不宜用肉桂。

②肉桂畏赤石脂。

③本品宜后下或焗服。

④肉桂常用剂量为 1~5g;研末冲服,每次 1~2g。

[药性歌括]

肉桂辛热,善通血脉,腹痛虚寒,温补可得。

[注] 痼:久病的意思,一般指经久难愈的疾病。

4. 吴茱萸

[主治病证]

①吴茱萸味辛、苦,性热,有小毒,归肝、脾、胃、肾经。有散寒止痛之作用,可用于寒滞肝脉诸痛证。

②吴茱萸辛散苦泄,性热祛寒,既散肝经之寒邪,又解肝气之郁滞,可用于治疗肝寒气滞诸痛。

[兼治病证]

①吴茱萸有温中散寒、降逆止呕的作用,可配合其他药物用于治疗胃寒呕吐证。

②取吴茱萸温脾益肾、助阳止泻的作用,可配合其他药物用于治疗脾肾阳虚,五更泄泻。

③吴茱萸为末醋调敷足心(涌泉穴)可治口疮,现代临床还用以治疗高血压。

[常用配伍]

①吴茱萸治疗寒疝腹痛时,常与小茴香、川楝子、木香等配伍。

②吴茱萸治疗中焦虚寒之脘腹冷痛、呕吐泛酸时,常与人参、生姜等配伍。

③吴茱萸治疗冲任虚寒、瘀血阻滞之痛经时,常与桂枝、当归、川芎等配伍。

④吴茱萸治疗厥阴头痛时,常与人参、生姜等配伍。

⑤吴茱萸治疗脾肾阳虚、五更泄泻时,常与补骨脂、肉豆蔻、五味子等配伍。

⑥吴茱萸用于治疗寒湿脚气肿痛或上冲入腹时,常与木瓜、苏叶、槟榔等配伍。

[注意事项]

①吴茱萸辛热燥烈,易耗气动火,故不宜多用、久服。

②吴茱萸常用剂量为2~5g;外用适量。

[药性歌括]

吴萸辛热,能调疝气,脐腹寒痛,酸水能治。

[注] ①冲任虚寒:中医证候名称,冲任即冲脉和任脉,指阳气不足,不能温煦冲任二脉,以致影响妇女月经或生育的病理变化,临床常见小腹冷痛、喜暖喜按、带下量多色白质稀、畏寒肢冷、舌质淡、苔薄白、脉沉细等。

②厥阴头痛:中医病证名称,颠顶疼痛常伴干呕、吐涎沫或四肢厥冷、舌淡苔白滑、脉细迟或弦细不数等。

5. 小茴香

[主治病证]

①小茴香味辛,性温,归肝、肾、脾、胃经。有散寒止痛之作用,可用于寒

疝腹痛。

②小茴香有温中散寒之功效,可用于中焦虚寒气滞证。

[兼治病证]

①小茴香入肝经,可配合其他药物用于治疗肝气郁滞、睾丸偏坠胀痛。

②取小茴香散寒止痛的作用,可配合其他药物用于治疗肝经受寒之少腹冷痛或冲任虚寒之痛经。

[常用配伍]

①小茴香用于治疗寒疝腹痛时,常与乌药、青皮、高良姜等配伍。

②小茴香用于治疗脾胃虚寒的脘腹胀痛、呕吐时,常与白术、陈皮、生姜等配伍。

③小茴香用于治疗胃寒气滞的脘腹胀痛时,常与高良姜、香附、乌药等配伍。

④小茴香用于治疗肝气郁滞、睾丸偏坠胀痛时,常与橘核、山楂等配伍。

⑤小茴香用于治疗肝经受寒之少腹冷痛或冲任虚寒之痛经时,常与当归、川芎、肉桂等配伍。

[注意事项]

①小茴香性燥热,阴虚火旺者慎用。

②小茴香常用剂量为3~6g;外用适量。

[药性歌括]

小茴性温,能除疝气,腹痛腰痛,调中暖胃。

6. 高 良 姜

[主治病证]

①高良姜味辛,性热,归脾、胃经。有散寒止痛之作用,可用于脘腹冷痛的实寒证。

②高良姜有温胃止呕之功效,可用于胃寒呕吐。

[兼治病证]

①高良姜归脾、胃经,可配合其他药物用于治疗胃寒肝郁证。

②高良姜味辛,可配合其他药物用于治疗卒心腹绞痛、两胁支满证。

[常用配伍]

①高良姜用于治疗胃寒冷痛时,常与炮姜配伍。

②高良姜用于治疗胃寒肝郁,脘腹胀痛,常与香附配伍,以疏肝解郁、散寒止痛。

③高良姜用于治疗心腹绞痛、两胁支满、烦闷不可忍时,常与厚朴、当归、桂心等配伍。

④高良姜用于治疗胃寒呕吐时常与半夏、生姜配伍；治疗虚寒呕吐时常与党参、茯苓、白术等配伍。

[注意事项]

①阴虚有热者禁服高良姜，高血压、痔疮患者不适宜吃高良姜。

②高良姜常用剂量为3~6g。

[药性歌括]

良姜性热，下气温中，转筋霍乱，酒食能攻。

7. 花 椒

[主治病证]

①花椒味辛，性热，归脾、胃、肾经。有温中散寒之作用，可用于中寒腹痛，寒湿吐泻。

②花椒辛散温燥，可用于脾胃虚寒，或夏伤湿冷、泄泻不止。

[兼治病证]

①花椒具有驱蛔杀虫的作用，可用于虫积腹痛。

②取花椒止痒的作用，可配合其他药物用于治疗湿疹瘙痒、妇人阴痒、肛周瘙痒等症。

[常用配伍]

①花椒用于治疗脾胃虚寒、脘腹冷痛时，常与干姜、人参等配伍。

②花椒用于治疗夏伤湿冷时常与肉豆蔻配伍。

③花椒用于治疗虫积腹痛、手足厥逆、烦闷吐蛔时，常与乌梅、干姜、黄柏等配伍。

④花椒用于治疗妇人阴痒时，常与吴茱萸、蛇床子、藜芦、陈茶等配伍，外用熏洗。

⑤花椒用于治疗湿疹瘙痒时常与苦参、蛇床子、地肤子等配伍，外洗。

[注意事项]

花椒常用剂量为3~6g；外用适量。

[药性歌括]

花椒味辛，内外皆用，温中止痛，止痒杀虫。

8. 丁 香

[主治病证]

①丁香味辛，性温，归脾、胃、肾经。有温中降逆之作用，可用于胃寒呕吐、呃逆。

②丁香有温中散寒止痛之功效，可用于胃寒脘腹冷痛证。

[兼治病证]

①丁香味辛，入肾经，具有温肾助阳之功效，可配合其他药物用于治疗阳痿、宫冷等。

②丁香辛温芳香，尤善降逆，可配合其他药物用于治疗妊娠恶阻。

[常用配伍]

①丁香用于治疗虚寒呃逆时，常与柿蒂、党参、生姜配伍。

②丁香用于治疗脾胃虚寒之吐泻、食少时，常与白术、砂仁配伍。

③丁香用于治疗胃寒脘腹冷痛时常与延胡索、五灵脂、橘红等配伍。

④丁香用于治疗阳痿、宫冷常与附子、肉桂、淫羊藿等配伍。

[注意事项]

①热病及阴虚内热者忌服，不宜过量、久服。

②丁香畏郁金。

③丁香的常用剂量为1~3g。

[药性歌括]

丁香辛热，能除寒呕，心腹诸痛，温胃可晓。

[注]　①妊娠恶阻：中医妇产科病名。妊娠早期出现恶心呕吐、头晕倦怠，甚至食入即吐者，称为妊娠恶阻。妊娠早期的轻度恶心择食、晨起恶心呕吐等为早孕反应，不作病论。

②（丁香）畏（郁金）：“畏”是惧怕的意思。中药配伍禁忌中有“十九畏”：硫黄畏朴硝，水银畏砒霜，狼毒畏密陀僧，巴豆畏牵牛，丁香畏郁金，川乌草乌畏犀角（现用水牛角代），牙硝畏三棱，官桂畏石脂，人参畏五灵脂。是指某些药物合用会产生剧烈的毒副作用或降低和破坏药效。歌诀：硫黄原是火中精，朴硝一见便相争，水银莫与砒霜见，狼毒最怕密陀僧，巴豆性烈最为上，偏与牵牛不顺情，丁香莫与郁金见，牙硝难合京三棱，川乌草乌不顺犀，人参最怕五灵脂，官桂善能调冷气，若逢石脂便相欺。大凡修合看顺逆，炮爁炙煿莫相依。（下同）

9. 荜 茇

[主治病证]

①荜茇味辛，性热，归胃、大肠经。有温中散寒之作用，可用于胃寒腹痛证。

②荜茇能降胃气，可用于呕吐、呃逆等症。

[兼治病证]

①荜茇入大肠经，可配合其他药物用于治疗泄泻。

②荜茇入胃经，有止痛之功效，可配合其他药物用于治疗阳明湿热出现

牙痛、头风、吞酸等症。

[常用配伍]

①荜茇用于治疗呕吐、呃逆时常单用或与干姜、厚朴、附子等配伍。

②荜茇用于治疗脾胃虚寒之腹痛泄泻，常与白术、干姜、肉豆蔻等配伍。

③以本品配胡椒研末，填塞龋齿孔中，可用于治疗龋齿疼痛。

[注意事项]

①实热郁火、阴虚火旺者均忌服。

②荜茇常用剂量为 1~3g；外用适量。

[药性歌括]

荜茇味辛，温中下气，痃癖阴疝，霍乱泻痢。

10. 荜 澄 茄

[主治病证]

①荜澄茄味辛，性温，归脾、胃、肾、膀胱经。有温中散寒、行气止痛之作用，可用于胃寒腹痛出现脘腹冷痛、得温痛减、呕吐、呃逆等。

②荜澄茄有行气散寒之功效，可用于寒疝腹痛。

[兼治病证]

荜澄茄入肾、膀胱经，可配合其他药物用于治疗下焦虚寒证。

[常用配伍]

①荜澄茄用于治疗胃寒脘腹冷痛、呕吐、呃逆，可单用或与高良姜、丁香、厚朴等配伍。

②荜澄茄用于治疗寒疝腹痛，常与吴茱萸、香附、木香等配伍。

③荜澄茄用于下焦虚寒之小便不利或寒湿郁滞之小便浑浊，常与萆薢、茯苓、乌药等配伍。

[注意事项]

①阴虚火旺者忌食。

②荜澄茄常用剂量为 1.5~3g。

[药性歌括]

荜澄茄辛，除胀化食，消痰止呕，能除邪气。

11. 胡 椒

[主治病证]

①胡椒味辛，性热，归胃、大肠经。有温中散寒之作用，可用于胃寒腹痛、泄泻、不欲饮食等症。

②胡椒有下气之功效，可用于呕吐、反胃等症。

[兼治病证]

取胡椒消痰的作用,可配合其他药物用于治疗痫证。

[常用配伍]

①胡椒用于治疗胃寒脘痛、呕吐,可单用研末入猪肚中炖服,或与高良姜、荜茇等配伍。

②胡椒用于治疗脾胃虚寒之泄泻,常与吴茱萸、白术等配伍,亦可单味研末敷贴脐部。

③胡椒用于治疗痰气郁滞、蒙蔽清窍之癫痫痰多,常与荜茇等分为末服,或如《肘后方》所载以胡椒置萝卜中阴干,研末服。

④作调味品,有开胃进食之功。

[注意事项]

胡椒的常用剂量为2~4g;外用适量。

[药性歌括]

胡椒味辛,心腹冷痛,下气温中,跌仆堪用。

(二)里寒证常用方剂

1. 理 中 丸

[主治病证] 理中丸具有温中散寒、补气健脾之功效,主治脾胃虚寒证,症见脘腹疼痛、喜温欲按、自利不渴、畏寒肢冷、呕吐、不欲饮食、舌淡苔白、脉沉细,或阳虚失血,或小儿慢惊,或病后喜唾涎沫,或霍乱吐泻以及胸痹等。

[处方依据] 应用本方以畏寒肢冷、舌淡苔白、脉沉迟或沉细等主症及脉象为主要依据。

[适用范围] 急慢性胃肠炎、胃及十二指肠溃疡、胃下垂、胃扩张、慢性结肠炎等,属于脾胃虚寒者,可用本方加减治疗。

[方剂组成] 人参9g,干姜9g,白术9g,甘草9g。

[服用方法] 水煎服。

[方剂歌诀] 理中丸主理中乡,甘草人参术干姜,呕利腹痛阴寒盛,或加附子总扶阳。

[注] ①(理中)丸:"丸"是中医方剂剂型的一种,指将研细的药粉和液体辅料(如水、酒、药汁等)或黏合剂(如蜂蜜、面糊等)混匀后制成的圆形颗粒,常见的丸剂有蜜丸、水丸等。书中所选方剂为"××丸"的在标明药物剂量及服用方法时大都改为汤剂水煎服,实际只保留了原来的方剂名称(个别例外,如安宫牛黄丸)。

②慢惊:即慢惊风。小儿惊风又称惊厥,民间亦称抽风,临床以抽搐或伴神昏为特征,多见于1~5岁的婴幼儿,临床根据病因病理不同将小儿惊风

分为急惊风和慢惊风。急惊风以外感时邪、内蕴痰热为主要发病因素；慢惊风多因大吐大泻、热病久病之后脾胃受伤、脾虚生风，或热病伤阴、阴虚动风所致。

③霍乱：是感受时行疫疠之邪而发病急骤，病变在顷刻之间挥霍撩乱的疾病。多见于夏秋雨湿较盛的季节。以发热、剧烈腹痛、频繁呕吐、水样泄泻等证候表现为重要特点。不完全指由霍乱弧菌所引起的烈性肠道传染病，急性胃肠炎、细菌性食物中毒等属脾胃虚寒者，可使用本方治疗。

常用中成药：[理中丸]　[附子理中丸]。

2. 小建中汤

[主治病证] 小建中汤具有温中补虚、和里缓急之功效，主治虚劳里急证，症见腹中时痛、喜温欲按、舌淡苔白、脉细弦，或虚劳而心中悸动、虚烦不宁、面色无华，或手足烦热、咽干口燥等。

[处方依据] 应用本方以腹痛喜温喜按、心悸、发热，而见面色无华、舌质淡、脉沉弱或细弦等主症及脉象为主要依据。

[适用范围] 胃及十二指肠溃疡、慢性肝炎、神经衰弱、再生障碍性贫血、功能性发热等，属于中虚阴阳不和者，可用本方加减治疗。

[方剂组成] 芍药18g，桂枝9g，炙甘草6g，生姜3片，大枣4枚，饴糖30g（烊化）。

[服用方法] 水煎服。

[方剂歌诀] 小建中汤芍药多，桂姜甘草大枣和，更加饴糖补中脏，虚劳腹冷服之瘥。

[注] 瘥：病愈的意思。

常用中成药：[小建中片]　[小建中合剂]　[小建中颗粒]。

3. 吴茱萸汤

[主治病证] 吴茱萸汤具有温中补虚、降逆止呕之功效，主治虚寒呕吐，症见食谷欲呕、畏寒喜热，或胃脘痛、吞酸嘈杂，或厥阴头痛、干呕吐涎沫，或少阴吐利、手足逆冷、烦躁欲死等。

[处方依据] 应用本方以口不渴、四肢欠温、呕吐或干呕吐涎沫、舌淡苔滑、脉细、迟或弦细等主症及脉象为主要依据。

[适用范围] 慢性胃炎、妊娠呕吐、神经性头痛、耳源性眩晕等，属于中焦虚寒者，可用本方加减治疗。

[方剂组成] 吴茱萸5g，人参9g，大枣4枚，生姜6片。

[服用方法] 水煎服。

[方剂歌诀] 吴茱萸汤人参枣,重用生姜温胃好,阳明寒呕少阴利,厥阴头痛皆能保。

[注] 阳明、厥阴、少阴:中医经络名称,分别为六经之一。太阳、阳明、少阳、太阴、厥阴、少阴统称为六经。

4. 四 逆 汤

[主治病证] 四逆汤具有回阳救逆之功效,主治少阴病,症见四肢厥逆、恶寒蜷卧、呕吐不渴、腹痛下利、神衰欲寐、舌苔白滑、脉微或太阳病误汗亡阳等。

[处方依据] 应用本方以四肢厥冷、神衰欲寐、舌淡苔白、脉微等主症及脉象为主要依据。

[适用范围] 心肌梗死、心力衰竭、急慢性胃肠炎吐泻过多,或某些急证大汗出而见休克等,属于亡阳虚脱者,可用本方加减治疗。

[方剂组成] 附子9g(先煎),干姜9g,炙甘草6g。

[服用方法] 水煎服。

[方剂歌诀] 四逆汤中附草姜,四肢厥冷急煎尝,腹痛吐泻脉微细,急投此方可回阳。

常用中成药:[四逆汤]。

5. 回阳救急汤

[主治病证] 回阳救急汤具有回阳救急、益气生脉之功效,主治寒邪直中三阴、真阳衰微证,症见恶寒蜷卧、四肢厥冷、吐泻腹痛、口不渴、神衰欲寐,或身寒战栗,或指甲口唇青紫,或吐涎沫、舌淡苔白、脉沉微、甚或无脉等。

[处方依据] 应用本方以四肢厥冷、神衰欲寐、脉微等主症及脉象为主要依据。

[适用范围] 急性胃肠炎吐泻过多、休克、心力衰竭等,属于亡阳欲脱者,可用本方加减治疗。

[方剂组成] 熟附子9g(先煎),干姜5g,肉桂3g(后下),人参6g(另炖兑服),白术9g,茯苓9g,陈皮6g,炙甘草5g,五味子3g,半夏9g,麝香0.1g(调服)。

[服用方法] 水煎服。

[注意事项] 中病以手足温和即止,不得多服。

[方剂歌诀] 回阳救急用六君,桂附干姜五味寻,加麝三厘或胆汁,三阴寒厥建奇勋。

[注] 方中附子反半夏,使用时请注意!

6. 当归四逆汤

[主治病证] 当归四逆汤具有温经散寒、养血通脉之功效，主治血虚寒凝证，症见手足厥寒、口不渴，或腰、股、腿、足疼痛、舌淡苔白、脉沉细或细而欲绝等。

[处方依据] 应用本方以手足厥寒、脉细欲绝、舌淡等主症及脉象为主要依据。

[适用范围] 血栓闭塞性脉管炎、无脉症、雷诺病、小儿下肢麻痹等，属于血虚寒凝者，可用本方加减治疗。

[方剂组成] 当归 12g，桂枝 9g，芍药 9g，细辛 3g，甘草 6g，通草 6g，大枣 8 枚。

[服用方法] 水煎服。

[方剂歌诀] 当归四逆桂芍枣，细辛甘草与通草，血虚肝寒手足冷，煎服此方乐陶陶。

7. 黄芪桂枝五物汤

[主治病证] 黄芪桂枝五物汤具有益气温经、和血通痹之功效，主治血痹证，症见肌肤麻木、身体不仁、微恶风寒、舌淡、脉无力或微涩而紧等。

[处方依据] 应用本方以四肢麻木、身体不仁、微恶风寒、舌淡、脉无力或微涩而紧等主症及脉象为主要依据。

[适用范围] 皮炎、末梢神经炎、中风后遗症等，属于气虚血滞、微感风邪者，可用本方加减治疗。

[方剂组成] 黄芪 9g，芍药 9g，桂枝 9g，生姜 6 片，大枣 4 枚。

[服用方法] 水煎服。

[方剂歌诀] 黄芪桂枝五物汤，芍药大枣与生姜，益气温经和营卫，血痹风痹功效良。

[注] 血痹：中医病证名称，是指发生于肢端的一种血管性疾病，多由四肢末端动脉发生阵发性痉挛，使皮肤因缺血而成苍白色或局部缺氧而发绀。中医认为血痹是邪入血分而成的痹证，由气血虚弱、当风睡卧，或因劳汗出、风邪乘虚侵入，使血气闭阻不通所致。

8. 阳 和 汤

[主治病证] 阳和汤具有温阳补血、散寒通滞之功效，主治阴疽，症见漫肿无头、皮色不变、酸痛无热、口中不渴、舌淡苔白、脉沉细或迟细等。

[处方依据] 应用本方以患部漫肿无头、皮色不变、酸痛无热、脉沉细或迟细等主症及脉象为主要依据。

[适用范围] 骨结核、腹膜结核、慢性骨髓炎、骨膜炎、慢性淋巴结炎、类风湿关节炎、血栓闭塞性脉管炎、肌肉深部脓疡等，属于血虚寒凝者，可用本方加减治疗。

[方剂组成] 熟地黄 30g，桂枝 3g，麻黄 2g，鹿角胶 9g（烊化），白芥子 6g，姜炭 2g，生甘草 3g。

[服用方法] 水煎服。

[方剂歌诀] 阳和汤法解寒凝，贴骨流注鹤膝风，熟地鹿胶姜炭桂，麻黄白芥甘草从。

常用中成药：[阳和解凝膏]。

二、里热证处方用药

【里热证概念】

里热证是指邪热炽盛于里，多因病邪内传或脏腑积热所产生的证候。临床常见身热汗多、渴欲引饮、心烦口苦、小便短赤刺痛、舌红苔黄、脉洪数或弦数等。

【里热证治则】

里热证的治疗根据《素问·至真要大论》"热者寒之"，《神农本草经》"疗热以寒药"的原则立法，用清热药为主组成具有清解里热作用的方剂来治疗。

【清热中药】

治疗里热证所用的药物为清热药，即以清解里热为主的药物。清热药的主要作用为清热、泻火、凉血、解毒，某些清热药除具有以上作用外还有滋阴、生津、利尿、安胎等作用。清热药主要用于温热病高热烦渴、湿热泻痢、温毒发斑、痈肿疮毒及阴虚发热等里热证，部分清热药还可用于淋证、便秘、胎动不安等症兼有里热证者。

清热药根据其药物性能和临床应用，一般分为清热泻火药、清热燥湿药、清热凉血药、清热解毒药、清虚热药五类。凡是性味多苦寒或甘寒，清热力较强，主要适用于高热、口渴、汗出、烦躁，甚或神昏谵语、舌红苔黄、脉洪数等热象比较突出的热证的药物，叫作清热泻火药。凡是性味多苦寒，清热燥湿力强，主要适用于身热不扬、胸脘痞闷、小便短赤、舌苔黄腻等热象兼有湿邪的药物，叫作清热燥湿药。凡是性味多苦寒或咸寒，有清热凉血作用，主要适用于热灼营阴、心神被扰、舌绛、身热夜甚、心烦不寐、脉细数等热入营血的药物，叫作清热凉血药。凡是性味多寒凉，清热之中更长于解毒，主要适用于痈肿疮毒、丹毒、温毒发斑、痄腮、咽喉肿痛等热毒证的药物，叫作清热解毒药。凡是性味多寒凉，主入阴分，主要适用于骨蒸潮热、午后发热、手足心热、虚烦不寐、盗汗遗精、舌红少苔、脉细数等肝肾阴虚、虚火内扰证的药物，叫作清虚热药。

应用清热药应注意：①应辨明热证的虚实。实热证有气分热、营血分热及气血两燔之别，应分别予以清热泻火、清营凉血、气血两清；虚热证又有邪热伤阴、阴虚发热及肝肾阴虚、阴虚内热之异，则须养阴透热或滋阴凉血除蒸。若里热兼有表证，治宜先解表后清里，或配解表药用，以达到表里双解；若里热兼积滞，宜配用通里泻下药。②本类药物性多寒凉，易伤脾胃，故脾胃气虚、食少便溏者慎用；苦寒药物易化燥伤阴，热证伤阴或阴虚患者慎用；清热药禁用于阴盛格阳或真寒假热之证。

【清热方剂】

治疗里热证的方剂统称为清热方或清热剂，即具有清热泻火、清热燥湿、清热解毒、清营凉血、清解暑热、清退虚热等作用，用以治疗里热证的方剂。清热方剂的主要作用为清热、泻火、凉血、解毒，某些方剂兼有平喘、止吐、止痛、敛汗等作用。清热方剂主要用于发热、口渴、苔黄、脉数等，另如神昏、呕吐、喘咳等兼有热证，也可选用。

清热方剂根据治疗热象程度的不同，一般分为清气分热剂、清营凉血剂、清热解毒剂、清脏腑热剂、清虚热剂五类。

应用清热方剂应注意：①首先辨清热证的虚实，实热证宜苦寒直折，清热泻火，若属虚热，则宜凉血除蒸，甘寒养阴。②其次再分热证真假，如热深厥深，真热假寒，才可使用清热剂。③为避免寒热格拒，可采用寒药温服法，若阴盛格阳，真寒假热，绝不可妄投清热剂。④热为阳邪，易耗伤阴液，应配合养阴生津之品，以顾护阴液。⑤清热剂药性多寒凉且易伤阳败胃，故不宜多服久用，以免损伤脾胃。⑥服用清热剂宜食清淡食物和清凉饮料，忌食辛辣油腻黏腻之品。

［注］①谵语：zhānyǔ，中医症状名称，指病人在疾病过程中出现神志不清、语无伦次、胡言乱语等。

（一）气分热证处方用药

【气分热证概念】

气分热证是指热在气分，一般以实热为多，主要由外感病邪内传脏腑，正盛邪实，阳热亢盛所产生的证候，临床常见发热不恶寒反恶热、口渴、汗出、心烦、尿赤、舌红苔黄等。

【气分热证治则】

气分热证的治疗根据《素问·至真要大论》"热者寒之""温者清之"的原则立法，用清热药为主组成具有清热、生津等作用的方剂来治疗。

【清气分热中药】

治疗气分热证所用的药物为清气分热药，即以清热、泻火、解毒为主要作用的药物。清气分热药的主要作用为清热泻火，某些清热药除具有清热泻火作用外还有除烦止呕、生津利尿等作用。清气分热药主要用于发热不恶寒、口渴、舌红苔黄、脉数等气分热证。热为火之渐，火为热之极。本类药物性味多苦寒或甘寒，清热力较强，用以治疗火热较盛的病证。此外，因各药归经的差异，还分别适用于肺热、胃热、心火、肝火等引起的脏腑火热证。

应用清气分热药应注意：①使用清热药时，应辨明热证所在部位。②实热证有气分热、营血分热及气血两燔之别，应分别予以清热泻火、清营凉血、气血两清。③本类药物性多寒凉，易伤脾胃，故脾胃气虚、食少便溏者慎用。④苦寒药物易化燥伤阴，热证伤阴或阴虚患者慎用。⑤清热药禁用于阴盛格阳或真寒假热之证。⑥使用清热泻火药时，若里热炽盛而正气已虚，则宜适配补虚药，以扶正祛邪。

【清气分热方剂】

治疗气分热证的方剂称为清气分热方或清气分热剂，即具有清热、泻火、解毒等作用，用以治疗气分火热证的方剂。清气分热方剂的主要作用为清热泻火，某些方剂兼有除烦止呕、生津利尿等作用。主要用于发热不恶寒、口渴、舌苔黄、脉数等气分热证。代表方如白虎汤、竹叶石膏汤。

应用清气分热方剂应注意：①辨别里热所在部位。若热在气而治血，则必将引邪深入；若热在血而治气，则无济于事。②辨别热证真假，勿为假象迷惑，若为真寒假热，不可误用寒凉。③辨别热证的虚实，要注意屡用清热泻火之剂而热仍不退者，当改用甘寒滋阴壮水之法，使阴复则其热自退。④权衡轻重，量证投药。热盛而药量太轻，无异于杯水车薪；热微而用量太重，势必热去寒生；对于平素阳气不足，脾胃虚弱，外感之邪虽已入里化热，亦应慎用，必要时配伍醒脾和胃之品，以免伤阳碍胃。⑤对于热邪炽盛，服清热剂入口即吐者，可于清热剂中少佐温热药，或采用凉药热服法，此即《素问·五常政大论》所说"治热以寒，温而行之"的反佐法。

I. 气分热证常用中药

<h1 align="center">1. 石　膏</h1>

[主治病证]

①石膏味辛、甘，性大寒，入肺、胃经。有清热泻火、除烦止渴之作用，可用于温热病出现壮热、烦渴、汗出、脉洪大等的气分实热证。

②生石膏有清泻肺热、止咳平喘之功效，可用于邪热郁肺出现气急喘促、咳嗽痰稠、发热口渴等症。

［兼治病证］

①生石膏有清泻胃火之功效，可配合其他药物用于治疗胃火上炎所致的头痛、齿痛、牙龈肿痛等。

②石膏煅用，有收敛生肌之作用，可配合其他药物用于治疗疮疡溃烂、久不收口、湿疹浸淫、水火烫伤等症。

［常用配伍］

①石膏用于治疗温热病气分实热证时，常与知母配伍，以增强清热泻火之力。

②石膏用于治疗气血两燔出现神昏谵语、发斑者，常与清热凉血之玄参等配伍以气血两清。

③石膏用于治疗暑热初起，伤气耗阴或热病后期，余热未尽，气津两亏，症见身热、心烦、口渴者，常与人参、麦冬等配伍。

④石膏用于治疗肺热喘咳、发热口渴者，常与麻黄、杏仁等配伍。

⑤石膏用于治疗胃火上攻之牙龈肿痛，常与黄连、升麻等配伍。

⑥石膏用于治疗胃火头痛，常与川芎配伍。

⑦石膏用于治疗胃热上蒸、耗伤津液之消渴证，常与知母、生地黄、麦冬等配伍。

［注意事项］

①石膏内服用生品，入汤剂宜打碎先煎，外用须火煅研末。

②石膏为矿物药而大寒伤胃，故脾胃虚寒及阴虚内热者忌服。

③石膏常用剂量为 15~60g。

［药性歌括］

石膏辛寒，善止烦渴，其脉洪大，其身大热。

2. 知 母

［主治病证］

①知母味苦、甘，性寒，归肺、胃、肾经。有清热泻火之作用，可用于温热病邪热亢盛出现壮热、烦渴、脉洪大等肺胃实热证。

②知母有滋阴润燥之功效，可用于阴虚火旺、骨蒸潮热、盗汗、心烦等。

［兼治病证］

①知母有清泻肺火、滋阴润肺之功效，可配合其他药物用于治疗肺热咳嗽。

②知母可通过滋阴润肠而发挥润肠通便的作用，可配合其他药物用于治疗阴虚肠燥便秘证。

［常用配伍］

①知母用于治疗外感热病、高热烦渴者，常与石膏配伍。

②知母用于治疗肺热燥咳,常与贝母配伍。

③知母用于治疗阴虚火旺所致骨蒸潮热、盗汗、心烦者,常与黄柏、生地黄等配伍。

④知母用于治疗阴虚内热之消渴证,常与天花粉、葛根等配伍。

[注意事项]

①知母清热泻火宜生用,滋阴降火宜盐水炙用。

②知母性寒质润,有滑肠作用,故脾虚便溏者不宜用。

③知母常用剂量为6~12g。

[药性歌括]

知母苦寒,止汗除烦,泻火滋阴,燥热可安。

3. 芦　根

[主治病证]

①芦根味甘,性寒,归肺、胃经。有清热泻火之作用,可用于热病伤津、烦热口渴、舌燥少津等。

②芦根有除烦止呕之功效,可用于胃热呕逆证。

[兼治病证]

①芦根有清热利尿之功效,可配合其他药物用于治疗热淋涩痛、小便短赤等。

②芦根有清透肺热、祛痰排脓之功效,可配合其他药物用于治疗肺热咳嗽、肺痈吐脓等。

[常用配伍]

①芦根用于治疗热病伤津、烦热口渴者,常与麦门冬、天花粉等配伍;或以其鲜汁配麦冬汁、梨汁、荸荠汁、藕汁服。

②芦根用于治疗胃热呕逆,可用鲜品配青竹茹、生姜等煎服。

③芦根用于治疗风热咳嗽,常与桑叶、菊花、杏仁等配伍。

④芦根用于治疗肺痈吐脓,常与薏苡仁、冬瓜仁等配伍。

[注意事项]

①鲜芦根清热生津、利尿之效佳,干芦根则次之。

②脾胃虚寒者忌服。

③芦根常用剂量为干品15~30g,鲜品30~60g。

[药性歌括]

芦根清热,生津止渴,利尿排脓,止呕缓咳。

4.天花粉

[主治病证]

①天花粉味甘、微苦,性微寒,归肺、胃经。有清热生津之作用,可用于热病津伤出现口燥烦渴和阴虚内热、消渴多饮等。

②天花粉有清肺润燥之功效,可用于燥热伤肺出现干咳少痰、痰中带血等肺热燥咳证。

[兼治病证]

天花粉有清热解毒、消肿排脓之功效,可配合其他药物用于治疮疡初起,热毒炽盛,未成脓者可使消散,脓已成者可溃疮排脓。

[常用配伍]

①天花粉用于治疗热病烦渴,常与生地黄、五味子等配伍。

②天花粉用于治疗燥伤肺胃,咽干口渴,常与沙参、麦门冬、玉竹等配伍。

③天花粉用治燥热伤肺出现干咳少痰、痰中带血等肺热燥咳证,常与天门冬、麦门冬、生地黄等配伍。

④天花粉用于治疗燥热伤肺、气阴两伤之咳喘、咯血,常与人参配伍。

[注意事项]

①天花粉性寒而润,脾胃虚寒、大便滑泄者忌服,孕妇忌服。

②天花粉反乌头。

③天花粉常用剂量为10~15g。

[药性歌括]

天花粉寒,清热化痰,生津止渴,疗痈引产。

5.淡竹叶(竹叶)

[主治病证]

竹叶味甘、辛、淡,性寒,归心、胃、小肠经。有清热除烦生津之作用,可用于热病伤津、烦热口渴之症。

[兼治病证]

竹叶上能清心火,下能利小便,上可配合其他药物用于治疗心火上炎之口舌生疮,下可配合其他药物用于治疗心移热于小肠之小便短赤涩痛等症。

[常用配伍]

①竹叶用于治热病伤津、烦热口渴时,常与石膏、知母、玄参等配伍。

②竹叶用于治疗热病后期余热未清、气津两伤时,常与人参、麦门冬等配伍。

③竹叶用于治疗外感风热、烦热口渴等症时,常与金银花、连翘、薄荷等配伍。

[注意事项]

①阴虚火旺、骨蒸潮热者忌用。

②竹叶常用剂量为6~15g，鲜品15~30g。

[药性歌括]

竹叶甘寒，清热除烦，热淋溲赤，烦热口疮。

Ⅱ. 气分热证常用方剂

1. 白 虎 汤

[主治病证] 白虎汤具有清热生津之功效，主治气分热证，症见壮热面赤、烦渴引饮、汗出恶热、脉洪大有力等。

[处方依据] 应用本方以身大热、汗大出、口大渴、脉洪大等主症及脉象为主要依据。

[适用范围] 感染性疾病，如大叶性肺炎、流行性乙型脑炎、流行性出血热、牙龈炎，及小儿夏季热、糖尿病等，属于气分热盛证者，可用本方加减治疗。

[方剂组成] 石膏30g(先煎)，知母9g，甘草3g，粳米9g。

[服用方法] 水煎服。

[方剂歌诀] 白虎膏知粳米甘，清热生津止渴烦，气分热盛四大证，益气生津人参添。

[注] 白虎：中国古代神话中的天之四灵之一，源于远古星宿崇拜，象征四象中的少阴，四季中的秋季。秋天气候凉爽，白虎汤以"白虎"命名，只是借喻本方的解热作用强大而迅速。

2. 竹 叶 石 膏 汤

[主治病证] 竹叶石膏汤具有清热生津、益气和胃之功效，主治伤寒、温病、暑病余热未清、气津两伤证，症见身热多汗、心胸烦闷、气逆欲呕、口干喜饮、气短神疲，或虚烦不寐、舌红、苔少、脉虚数等。

[处方依据] 应用本方以身热多汗、气逆欲呕、烦渴喜饮、舌红少津、脉虚数等主症及脉象为主要依据。

[适用范围] 夏季热、流行性脑脊髓膜炎后期、中暑等，属于余热未清、气津两伤证者，可用本方加减治疗。

[方剂组成] 竹叶15g，石膏30g(先煎)，半夏9g，麦门冬15g，人参5g，甘草3g，粳米15g。

[服用方法] 水煎服。

[方剂歌诀] 竹叶石膏参麦冬，半夏粳米甘草从，清补气津又和胃，余热耗伤气津用。

3. 麻杏石甘汤

[主治病证] 麻杏石甘汤具有辛凉疏表、清肺平喘之功效,主治外感邪热壅肺证,症见身热不解、咳逆气急、甚则鼻煽、口渴、有汗或无汗、舌苔薄白、脉浮而数等。

[处方依据] 应用本方以发热、喘咳、苔薄黄、脉数等主症及脉象为主要依据。

[适用范围] 感冒、上呼吸道感染、急性支气管炎、肺炎、支气管哮喘、麻疹合并肺炎等,属于表证未尽、邪热壅肺之气分热证者,可用本方加减治疗。

[方剂组成] 麻黄 6g,杏仁 10g,生石膏 30g(先煎),甘草 3g。

[服用方法] 水煎服。

[方剂歌诀] 仲景麻杏石甘汤,辛凉宣肺清热良,邪热壅肺咳喘急,有汗无汗均可尝。

[注] ①仲景:指张仲景,东汉医家,姓张、名机、字仲景,著有被后世奉为中医经典著作之一的《伤寒杂病论》。

②邪热壅肺:中医证候名称,是指邪热内壅于肺所表现的证候,临床症状见咳喘气粗、痰稠黄及壮热口渴、烦躁不安、大便干结、小便短赤、舌红苔黄、脉滑数等。

常用中成药:[麻杏止咳糖浆][麻杏止咳片][麻杏甘石软胶囊][小儿麻甘颗粒]。

4. 千金苇茎汤

[主治病证] 千金苇茎汤具有清肺化痰、逐瘀排脓之功效,主治肺痈热毒壅滞、痰瘀互结证,症见身有微热、咳嗽痰多、甚则咳吐腥臭脓痰、胸中隐隐作痛、舌红、苔黄腻、脉滑数等。

[处方依据] 应用本方以胸痛、咳嗽、吐腥臭痰或吐脓痰、舌红、苔黄腻、脉数等主症及脉象为主要依据。

[适用范围] 肺脓肿、大叶性肺炎、支气管炎、百日咳等,属于肺热痰瘀互结证者,可用本方加减治疗。

[方剂组成] 苇茎 30g,薏苡仁 30g,冬瓜仁 24g,桃仁 9g。

[服用方法] 水煎服。

[方剂歌诀] 苇茎冬瓜苡桃仁,清肺化痰逐瘀能,热毒痰瘀致肺痈,脓成未成均胜任。

5. 宣白承气汤

[主治病证] 宣白承气汤具有清肺定喘、泻热通便的功效,主治阳明温病、

下之不通证,症见喘促不宁、痰涎壅滞、大便秘结、舌红、苔黄、脉数大等。

[处方依据] 应用本方以喘促痰壅、发热、大便秘结、舌红、脉数大等主症及脉象为主要依据。

[适用范围] 肺炎、支气管炎、支气管哮喘、肺热便秘等,属于肺气不降证者,可用本方加减治疗。

[方剂组成] 石膏30g(先煎),生大黄10g(后下),杏仁6g,瓜蒌皮8g。

[服用方法] 水煎服。

[方剂歌诀] 宣白承气用膏黄,杏仁蒌皮喘促商,右寸脉大痰壅滞,上开肺痹下宽肠。

[注] 宣白:即"宣肺",五脏中的"肺"在五行属"金",五色中的"白"在五行也属"金",所以称"宣肺"为"宣白"。

(二)营血热证处方用药

【营血热证概念】

营血热证是指温热病热入营血分,营热或血热亢盛所产生的证候。其中营分热证以温邪犯于营分、热灼营阴、心神被扰为病理特点,临床常见身热夜甚、口干、反不甚渴饮、心烦不寐、时有谵语、斑疹隐隐、舌质红绛、脉细数等症状。血分热证以血热亢盛、动血耗血、瘀热内阻为病理特点,临床常见身热灼手、躁扰不安,甚或神昏谵妄、吐血、衄血、便血、尿血、斑疹密布、舌质深绛等症状。

【营血热证治则】

营分热证的治疗根据叶天士《外感温热论》"大凡看法,卫之后方言气,营之后方言血,在卫汗之可也,到气才可清气,入营犹可透热转气"的原则立法,用清解营分邪热药为主,适当配入具有清宣透达作用的药物,组成具有清营、泄热等作用的方剂来治疗,称为透热转气法。

血分热证的治疗根据叶天士《外感温热论》"入血就恐耗血动血,直须凉血散血"的原则立法,用凉解血分邪热、凉血散血药为主组成具有清散血分瘀热等作用的方剂来治疗。

【清热凉血中药】

治疗营血热证所用的药物称为清热凉血药,即以清营泄热、凉血解毒、滋养阴液、通络散血为主要作用的药物。清热凉血药的主要作用为清营泄热、凉血散瘀,某些清热凉血药除具有上述作用外还有滋阴、解毒、活血、止痛、透疹、定惊等作用。清热凉血药主要用于身热夜甚、心烦不寐、舌红绛、脉细数,甚则神昏谵语、斑疹隐隐等营分实热证;或躁扰不安、神昏谵狂、斑疹密布、吐血、衄血、尿血、便血、舌质深绛等血分实热证,部分清热凉血药还可用于热病津伤、阴虚内热、血滞经闭、跌打伤痛、疮疡、湿疹、烫伤等症。

　　清热凉血药根据其药物性能和临床应用，一般分为清营泻热药和凉血散瘀药两类。凡是性味多为苦寒或咸寒，具有清热凉血、滋阴等作用，主要适用于身热夜甚、口干而不甚渴饮、心烦不寐、时有谵语、斑疹隐隐、舌质红等邪热入营分而未有明显动血者的药物，叫作清营泻热药。凡是性味多属苦寒，具有清热凉血、活血祛瘀等作用，主要适用于身灼热、躁扰不安、甚或狂乱谵妄、斑疹密布、尿血、便血或吐血、衄血、舌质深绛或紫绛为主要特征的血热炽盛、热瘀交结、迫血妄行等的药物，叫作凉血散瘀药。

　　应用清热凉血药应注意：①热在气分而未入营血分者，一般不要早用本类药物。②营血分病变兼夹有湿邪者，应慎用本法，因本法所用方药易有凉遏滋腻之弊，必要时应酌情配伍祛湿之品。③热入营血分，而气分邪热仍盛者，必须兼清气分之热，即用气营（血）两清之法，不可顾此失彼。④温病发展到营血分阶段，病势危重，病情复杂，如出现神昏、惊厥者，还应分别配合开窍、息风之品。⑤若里热兼有表证，治宜先解表后清里，或配解表药用，以达到表里双解；若里热兼积滞，宜配通里泻下药。⑥邪热入营血分后，由于营阴和阴血都已耗损，宜配合甘寒滋养津液之品。⑦对脾胃气虚、食少便溏、热证伤阴、阴虚患者应谨慎使用；对阴盛格阳、真寒假热之证应禁忌使用。

　　【清热凉血方剂】

　　治疗热入营血证的方剂称为清热凉血方或清热凉血剂，即具有清热、凉血、养阴、活血、散瘀等作用，用以治疗热入营血证的方剂。清热凉血方剂的主要作用为清营解毒、凉血散瘀，某些方剂兼有养阴、开窍等作用。主要用于邪热传营引起的身热夜甚、心烦不寐、时有谵语、斑疹隐隐、舌质红等，或热入血分引起的出血、发斑、昏狂、谵语、舌质深绛或紫绛等。

　　清热凉血方剂根据治疗邪热在营、在血的不同，一般分为清营泻热剂和凉血散瘀剂。如果患者兼见神昏、惊厥、出血等表现的还须配合开窍、息风、止血等药物。

　　应用清热凉血方剂应注意：①要辨别里热所在部位。若热在气而治血，则必将引邪深入；若热在血而治气，则无济于事。此即叶天士所谓"前后不循缓急之法，虑其动手便错"之理。②辨别热证真假，勿为假象迷惑，若为真寒假热，不可误用寒凉。③辨别热证的虚实，要注意屡用清热泻火之剂而热仍不退者，即如王冰所说"寒之不寒，是无水也"，此时当改用甘寒滋阴壮水之法，使阴复则其热自退。④权衡轻重，量证投药。热盛而药量太轻，无异于杯水车薪；热微而用量太重，势必热去寒生。⑤对于平素阳气不足，脾胃虚弱，外感之邪虽已入里化热，亦应慎用，必要时配伍醒脾和胃之品，以免伤阳碍胃。⑥对于热邪炽盛,服清热剂入口即吐者,可于清热剂中少佐温热药,或采用凉药热服法,此即《素问·五常政大论》所说"治热以寒,温而行之"的反佐法。

Ⅰ. 营血热证常用中药

1. 生 地 黄

[主治病证]

①生地黄味甘、苦,性寒,归心、肝、肾经。有清热凉血之作用,可用于热入营血出现舌绛烦渴、斑疹、吐血、衄血、尿血等营血实热证。

②生地黄有养阴生津之功效,可用于阴虚内热、骨蒸劳热、津伤口渴、内热消渴、肠燥便秘等阴津不足之证。

[兼治病证]

取生地黄性寒凉血之效,可配合其他药物用于治疗血热崩漏或产后下血不止、心神烦乱等妇科病证。

[常用配伍]

①生地黄用于治疗热入营血所致的壮热烦渴、神昏舌绛等症时,常与玄参、连翘、丹参等配伍,以增强清营凉血之力。

②生地黄用于治疗血热吐衄等症时常与大黄配伍。

③生地黄用于治疗血热便血、尿血等症时,常与地榆配伍。

④生地黄用于治疗阴虚内热之骨蒸潮热时,常与知母、地骨皮等配伍。

⑤生地黄用于治疗温病后期,余热未尽,阴津已伤,邪伏阴分所致的夜热早凉、舌红脉数时,常与青蒿、鳖甲、知母等配伍。

⑥生地黄用于治疗热病伤阴所致的烦渴多饮,常与麦冬、沙参、玉竹等配伍。

⑦生地黄用于治疗温病津伤、肠燥便秘等症时,常与玄参、麦冬等配伍。

[注意事项]

①脾虚湿滞、腹满便溏者不宜使用。

②生地黄常用剂量为10~15g。

[药性歌括]

生地微寒,能消湿热,骨蒸烦劳,兼消瘀血。

[注] 衄:nù,鼻出血,也泛指五官及皮肤出血。

2. 玄参(元参)

[主治病证]

①玄参味甘、苦、咸,性微寒,归肺、胃、肾经。有清热凉血之作用,可用

于温邪入营,内陷心包,温毒发斑出现身热夜甚、心烦口渴、神昏谵语、发斑发疹、舌绛脉数等营血热证。

②玄参有泻火解毒之功效,可用于目赤咽痛、瘰疬、白喉、痈疽疮毒。

③玄参甘寒质润,有清热生津、滋阴润燥之功效,可用于热病伤阴、津伤便秘、骨蒸劳嗽等阴虚证。

[兼治病证]

①玄参咸寒,咸能软坚散结,寒能清热,可配合其他药物用于治疗痰火郁结之瘰疬。

②取玄参清热之效,可配合其他药物用于治疗痈肿疮毒。

[常用配伍]

①玄参用于治疗温病热入营分证时,常与生地、丹参、连翘等配伍,以增强清热凉血之力。

②玄参用于治疗温病邪陷心包所致的发热、神昏谵语等症时,常与麦冬、竹叶、连翘等配伍。

③玄参用于治疗温热邪入阳明气分、气血两燔所致的发斑发疹、壮热口渴时常与石膏、知母等配伍。

④玄参用于治疗热病伤阴所致的津伤便秘、大便干结、燥如羊屎时,常与生地黄、麦冬配伍。

⑤玄参用于治疗肺肾阴虚之劳嗽时,常与百合、生地黄等配伍。

⑥玄参用于治疗肝经热盛所致的目赤肿痛,常与具有清热解毒作用的药物配伍。

⑦玄参用于治疗瘟毒热盛所致咽喉肿痛、白喉,常与牛蒡子、黄芩、黄连等配伍。

⑧玄参用于治疗脱疽等症时,常与金银花、当归、甘草等配伍。

⑨玄参治痰火郁结之瘰疬时常与浙贝母、牡蛎配伍。

[注意事项]

①脾胃虚寒、食少便溏者不宜服用。

②玄参反藜芦。

③玄参常用剂量为9~15g。

[药性歌括]

玄参凉血,生津解毒,营热阴伤,喉痛要药。

[注] ①邪陷心包:中医病证名称,多见于温热性质的温病,因温邪侵入心包、闭阻心窍,以致机窍失灵而出现的证候。

②气分、营分:见"卫分"注解。

3. 牡 丹 皮

[主治病证]

①牡丹皮味苦、辛,性微寒,归心、肝、肾经。有清热凉血之作用,可用于温病热入营血,迫血妄行所致发斑、吐血、衄血的营分、血分实热证。

②牡丹皮有活血祛瘀之功效,可用于经闭、痛经、跌打伤痛等血滞证。

[兼治病证]

①牡丹皮清热凉血,善于散瘀消痈,可配合其他药物用于治疗瘀热互结之肠痈初起、痈肿疮毒。

②牡丹皮味苦辛寒,入血分而善于清透阴分伏热,为治无汗骨蒸之要药,可配合其他药物用于治疗温病伤阴、阴虚发热、夜热早凉等症。

[常用配伍]

①牡丹皮用于治疗温病热入营血,迫血妄行所致的发斑、吐血、衄血,常与具有清热凉血作用的药物配伍,如水牛角、生地黄等。

②牡丹皮用于治疗温毒发斑等症时,常与栀子、大黄、黄芩等配伍。

③牡丹皮用于治疗血热吐衄等症时,常与大黄、大蓟、茜草根等配伍。

④牡丹皮用于治疗阴虚血热之吐衄时,常与生地黄、栀子等配伍。

⑤牡丹皮用于治疗血滞经闭、痛经等症时,常与桃仁、川芎、桂枝等配伍。

⑥牡丹皮用于治疗跌打伤痛等症时,常与红花、乳香、没药等配伍。

[注意事项]

①清热凉血宜生用,活血祛瘀宜酒炙用。

②血虚有寒、月经过多及孕妇不宜用。

③牡丹皮常用剂量为 6~12g。

[药性歌括]

丹皮辛苦,凉血化疹,经闭瘀肿,血活疮散。

4. 赤 芍

[主治病证]

①赤芍味苦,性微寒,归肝经。有清热凉血之作用,善清肝火,泄血分郁热,可用于温毒发斑、血热吐衄等血分实热证。

②赤芍有散瘀止痛之功效,可用于胁痛、经闭、痛经、癥瘕腹痛等血瘀证。

[兼治病证]

①赤芍苦寒入肝经而清肝火,可配合其他药物用于治疗目赤肿痛、羞明多眵等肝经风热证。

②赤芍清热凉血、散瘀消肿,可配合其他药物用于治疗热毒壅盛、痈肿疮疡。

[常用配伍]

①赤芍用于治疗温毒发斑、血热吐衄等症时,常与水牛角、牡丹皮、生地黄等配伍。

②赤芍用于治疗肝郁血滞之胁痛时,常与柴胡、牡丹皮等配伍。

③赤芍用于治疗血滞经闭、痛经、癥瘕腹痛等症时,常与当归、川芎、延胡索等配伍。

④赤芍用于治疗跌打损伤等症时,常与活血化瘀药配伍。

[注意事项]

①血寒经闭不宜用。

②赤芍反藜芦。

③赤芍常用剂量为6~12g。

[药性歌括]

赤芍苦寒,清热凉血,散瘀止痛,经闭伤肿。

[注] 癥瘕:zhēngjiǎ,中医疾病名称,指腹中结块的疾病。坚硬不移、痛有定处为"癥";聚散无常、痛无定处为"瘕"。

5. 紫　草

[主治病证]

紫草味甘、咸,性寒,归心、肝经。有凉血活血、解毒透疹之作用,可用于温病血热毒盛出现斑疹紫黑、麻疹不透等血分实热证。

[兼治病证]

取紫草清热解毒、清热凉血、活血消肿的作用,可配合其他药物用于治疗疮疡久溃不敛、水火烫伤。

[常用配伍]

①紫草用于治疗温毒发斑、血热毒盛所致的斑疹紫黑证时,常与赤芍、蝉蜕、甘草等配伍。

②紫草用于治疗麻疹不透,疹色紫暗,兼咽喉肿痛时,常与牛蒡子、山豆根、连翘等配伍。

③紫草可用于治疗麻疹气虚所致的疹出不畅证,常与黄芪、升麻、荆芥等配伍。

④紫草可用于治疗湿疹时,常与黄连、黄柏、漏芦等配伍。

[注意事项]

①本品性寒而滑利,脾虚便溏者忌服。

②紫草外用适量,蒸膏或用植物油浸泡。

③紫草常用剂量为5~10g。

[药性歌括]

紫草凉血,疗疮解毒,透疹烫伤,便溏忌服。

6. 水 牛 角

[主治病证]

①水牛角味苦,性寒,归心、肝经。有清热凉血、定惊之作用,可用于温病热入血分出现高热、神昏、谵语、惊风、抽搐等。

②水牛角清热凉血之功效,可用于血热妄行斑疹、吐衄。

[兼治病证]

取水牛角清热解毒的作用,可配合其他药物用于治疗痈肿疮疡、咽喉肿痛等实热证。

[常用配伍]

①水牛角用于治疗温热病热入血分所致的高热神昏谵语、惊风抽搐证,常与石膏、玄参、羚羊角等配伍。

②水牛角用于治疗热病神昏,或中风偏瘫、神志不清时,常与牛黄、珍珠母、黄芩等配伍。

③水牛角用于治疗血热妄行斑疹、吐衄时常与生地黄、牡丹皮、赤芍等配伍。

[注意事项]

①孕妇慎服。

②水牛角畏川乌、草乌。

③锉碎先煎,亦可锉成粉末冲服。

④水牛角常用剂量为15~30g。

[药性歌括]

水牛角寒,凉血消斑,安神定惊,抽搐惊厥。

Ⅱ.营血热证常用方剂

1. 清 营 汤

[主治病证] 清营汤具有清营解毒、透热养阴之功效,主治热入营分证,症见身热夜甚、神烦少寐、时有谵语、目常喜开或喜闭、口渴或不渴、斑疹隐隐、舌绛而干、脉数等。

[处方依据] 应用本方以身热夜甚、神烦少寐、斑疹隐隐、舌绛而干、脉数等主症及脉象为主要依据。

[适用范围] 乙型脑炎、流行性脑脊髓膜炎、败血症、肠伤寒,或其他热性病,属于热入营分者,可用本方加减治疗。

[方剂组成] 水牛角粉30g(冲服),生地黄15g,玄参9g,竹叶心3g,麦冬

9g,丹参6g,黄连5g,金银花9g,连翘6g。

　　[服用方法]水煎服。

　　[注意事项]原方中之犀角现用水牛角代替。

　　[方剂歌诀]清营汤用鞠通方,热入营血气阴伤,角地银翘元连竹,丹麦清热佐之良。

　　[注]犀角:即犀牛角,现已禁用犀角,可用水牛角代替。

2. 犀角地黄汤

　　[主治病证]犀角地黄汤具有清热解毒、凉血散瘀之功效,主治热入血分证,症见身热谵语、斑色紫黑、舌绛起刺、脉细数,或喜忘如狂、漱水不欲咽、大便色黑易解,或热伤血络出现吐血、衄血、便血、尿血等,舌红绛、脉数。

　　[处方依据]应用本方以各种失血、斑色紫黑、神昏谵语、身热、舌绛、脉数等主症及脉象为主要依据。

　　[适用范围]重症肝炎、肝性脑病、弥散性血管内凝血、尿毒症、过敏性紫癜、急性白血病、败血症等,属于血分热甚者,可用本方加减治疗。

　　[方剂组成]水牛角粉30g(冲服),生地黄24g,芍药12g,牡丹皮9g。

　　[服用方法]水煎服。

　　[注意事项]原方中之犀角现用水牛角代替。

　　[方剂歌诀]犀角地黄芍药丹,血热妄行吐衄斑,蓄血发狂舌质绛,凉血散瘀病可痊。

(三)脏腑热证处方用药

【脏腑热证概念】

　　脏腑热证是里热证的一种,是指邪热偏盛于某一脏腑所产生的火热证候,临床表现有心经火热、肝胆实火、肝火犯胃、肺中有热、热在大肠之不同。心经火热临床常见心胸烦热、口渴、口舌生疮或小便短涩、舌红脉数等;肝胆实火临床常见口苦尿赤、舌红苔黄、脉弦数有力等;肝火犯胃临床常见呕吐吞酸、胁痛口苦、舌红苔黄、脉弦数等;肺中有热临床常见胸痛、咳嗽、咳喘气急、吐腥臭痰或脓血痰、舌红苔黄腻、脉数等;热在大肠临床常见身热下利、腹痛里急、苔黄腻、脉数等。

【脏腑热证治则】

　　脏腑热证的治疗根据《素问·至真要大论》"热者寒之""温者清之"的原则立法,适用于邪热偏盛于某一脏腑所产生的火热证,用清热药为主组成具有清心、肝、肺、胃、肠之火等作用的方剂来治疗。

【清脏腑热中药】

治疗脏腑热证所用的药物为清热药，即以清热、泻火、解毒为主要作用的药物。清脏腑热药的主要作用为清热解毒、泻火燥湿，某些清热药除具有清热泻火作用外还有利尿通淋、止咳平喘等作用。清脏腑热药主要用于心胸烦热、口渴、口苦、口舌生疮、呕吐吞酸、咳嗽、气喘、身热下利、小便短涩、舌红苔黄、脉数等脏腑热证，部分清脏腑药还可用于水肿、淋证、咳喘等症而兼有脏腑热证者。

清脏腑热药根据所治脏腑火热证候之不同，分别使用相应的清热药物，如心经热盛，用黄连、栀子、木通、莲子心等以泻火清心；肝胆实火，用龙胆草、夏枯草、青黛等以泻火清肝；肺中有热，用黄芩、桑白皮、石膏、知母等以清肺泻热；热在脾胃，用石膏、黄连等以清胃泻热；热在大肠，用白头翁、黄连、黄柏等以清肠解毒。

应用清脏腑热药应注意：①使用清热药时，应辨明热证的虚实。②实热证有气分热、营血分热及气血两燔之别，应分别予以清热泻火、清营凉血、气血两清。③虚热证又有邪热伤阴、阴虚发热及肝肾阴虚内热之异，则须清热养阴透热或滋阴凉血除蒸。④若里热兼有表证，治宜先解表后清里，或配解表药，以达到表里双解。⑤若里热兼积滞，宜配通里泻下药。⑥本类药物性多寒凉，易伤脾胃，故脾胃气虚、食少便溏者慎用；苦寒药物易化燥伤阴，热证伤阴或阴虚患者慎用；清热药禁用阴盛格阳或真寒假热之证。

【清脏腑热方剂】

治疗脏腑热证的方剂称为清脏腑热方或清脏腑热剂，即具有清热、泻火、解毒等作用，用以治疗脏腑火热证的方剂。清脏腑热方剂的主要作用为泻火清心、清肺泻热、清胃泻热、清肠解毒，某些方剂兼有降逆止呕、止咳平喘等作用。主要用于邪热偏盛于某一脏腑所引起的心胸烦热、口渴、口苦、口舌生疮、呕吐吞酸、咳嗽、气喘、身热下利、小便短涩、舌红苔黄、脉数等。

清脏腑热方剂根据邪热偏盛于某一脏腑的不同，一般分为泻火清心剂、清肺泻热剂、清胃泻热剂、清肠解毒剂。此外，尚须针对病证的兼夹配伍适当药物，如热盛伤阴，配生地黄、阿胶、麦冬、石斛等以养阴生津；壮火食气者，当配人参、黄芪、山药等以补气扶正；兼夹湿热，配泽泻、车前子、木通等以清利湿热；如兼气滞血瘀，配当归、木香、槟榔等以行气和血；如火热内郁，根据"火郁发之"之理，配藿香、羌活、防风等以发散郁火；如恐寒凉伤阳，可配少许吴茱萸、肉桂等以佐制。代表方如导赤散、龙胆泻肝汤、泻白散、清胃散、芍药汤、白头翁汤等。

应用清脏腑热方剂应注意：①辨别里热所在部位。若热在气而治血，则必将引邪深入;若热在血而治气,则无济于事。②辨别热证真假,勿为假象迷惑,若为真寒假热,不可误用寒凉。③辨别热证的虚实,要注意屡用清热泻火之剂而热仍不退者,当改用甘寒滋阴壮水之法,使阴复则其热自退。④权衡轻重,量证投药。热盛而药量太轻,无异于杯水车薪;热微而用量太重,势必热去寒生;对于平素阳气不足,脾胃虚弱,外感之邪虽已入里化热,亦应慎用,必要时配伍醒脾和胃之品,以免伤阳碍胃。⑤对于热邪炽盛,服清热剂入口即吐者,可于清热剂中少佐温热药,或采用凉药热服法,此即《素问·五常政大论》所说"治热以寒,温而行之"的反佐法。

I. 脏腑热证常用中药

1. 黄连

[主治病证]

①黄连味苦,性寒,归心、肝、胆、胃、大肠经。有清热燥湿之作用,可用于胸中烦热痞满、黄疸、呕吐、泻痢、痔疮等湿热内蕴证。

②黄连有泻火解毒之功效,可用于热病高热、口渴烦躁、甚至神昏谵语,心火亢盛出现失眠、心烦,血热妄行之吐血、衄血,以及热毒疮疡等症。

[兼治病证]

①黄连入脾、胃经,可配合其他药物用于治疗胃火炽盛的中消证。

②外用以黄连汁点眼,可治火盛目赤;涂口,可治口舌生疮。

[常用配伍]

①黄连用于治疗湿热中阻,气机不畅出现脘腹痞满、恶心、呕吐时,常与黄芩、干姜、半夏等配伍。

②黄连用于治疗泻痢身热者,常与葛根、黄芩、甘草等配伍。

③黄连用于治疗下利脓血,常与当归、白芍、木香等配伍。

④黄连用于治疗泻痢腹痛,里急后重,常与木香配伍。

⑤黄连用于治疗三焦热盛,高热烦躁,常与黄芩、黄柏、栀子配伍。

⑥黄连用于治疗热邪炽盛,阴液已伤,水亏火炎,心烦不眠时,常与黄芩、白芍、阿胶等配伍。

⑦黄连用于治疗心火亢盛,迫血妄行之吐血、衄血,常与黄芩、大黄配伍。

[注意事项]

①黄连炒用能降低寒性,姜汁炙用清胃止呕,酒炙清上焦火,猪胆汁炒泻肝胆实火。

②黄连苦燥伤津,阴虚津伤者慎用。

③黄连大苦大寒,过服或久服易伤脾胃,脾胃虚寒者忌用。

④黄连的常用剂量为2~5g。

[药性歌括]

黄连清心,治痞除烦,泻火解毒,止痢安胎。

[注] 中消:中医病证名称,属于消渴病的一种,主要临床表现为多食易饥、形体消瘦等。

2. 栀 子

[主治病证]

①栀子味苦,性寒,归心、肝、肺、胃、三焦经。有清热泻火除烦之作用,可用于邪热客心、心烦郁闷、躁扰不宁的温热病。

②栀子有清热利湿之功效,可用于肝胆湿热郁结之黄疸、发热、小便短赤等。

③栀子有凉血解毒之功效,可用于血热妄行之吐血、衄血、尿血等症。

[兼治病证]

栀子有消肿止痛之功效,可配合其他药物用于治疗热毒疮疡的红肿热痛等。

[常用配伍]

①栀子用于治疗温热病,邪热客心,心烦郁闷,躁扰不宁等,常与淡豆豉配伍,以宣泄邪热,解郁除烦。

②栀子用于治疗火毒炽盛出现高热烦躁、神昏谵语者,常与黄芩、黄连、黄柏配伍。

③栀子用于治疗肝胆湿热郁结之黄疸、发热、小便短赤等,常与茵陈、大黄配伍。

[注意事项]

①栀子皮偏于达表而去肌肤之热,栀子仁偏于走里而清内热。

②栀子生用走气分而泻火,炒黑则入血分而止血。

③栀子苦寒伤胃,脾虚便溏者不宜用。

④栀子常用剂量为6~10g。

[药性歌括]

栀子苦寒,泻火除烦,吐衄黄疸,痈肿扭伤。

3. 莲 子 心

[主治病证]

①莲子心味苦,性寒,归心经。有清心安神之功效,可用于温热病出现高热、神昏谵语及心火亢盛、烦躁不安等。

②莲子心有交通心肾之功效,可用于心肾不交之失眠证。

[兼治病证]

莲子心有涩精止血之功效,可配合其他药物用于治疗遗精、血热吐血等症。

[常用配伍]

莲子心用于治疗温热病出现高热、神昏谵语及心火亢盛、烦躁不安时,常与玄参、麦冬等配伍。

[注意事项]

莲子心常用剂量为2~5g。

[药性歌括]

莲心苦寒,清心安神,交通心肾,涩精止血。

4. 龙 胆 草

[主治病证]

①龙胆草味苦,性寒,归肝、胆、膀胱经。有清热燥湿之作用,可用于湿热下注出现阴肿、阴痒、女子带下黄稠、男子阴囊肿痛、湿疹瘙痒等下焦湿热证。

②龙胆草有清泻肝胆实火之功效,可用于肝火头痛、目赤耳聋、胁痛口苦等。

[兼治病证]

龙胆草可通过清热泻火而发挥定惊的作用,可配合其他药物用于治疗热极生风所致的高热惊厥、手足抽搐等症。

[常用配伍]

①龙胆草用于治疗下焦湿热,湿热黄疸,常与茵陈、栀子配伍。

②龙胆草用于治疗肝火盛出现头痛、目赤耳聋、胁痛口苦,常与柴胡、黄芩、木通等配伍。

③龙胆草用于治疗肝经热盛、热极生风所致的高热惊厥、手足抽搐等症,常与牛黄、钩藤、黄连等配伍,能奏清肝息风的作用。

[注意事项]

①龙胆草脾胃虚寒者不宜用,阴虚津伤者慎用。

②龙胆草常用剂量为3~6g。

[药性歌括]

龙胆泻火,目赤尿浊,大苦大寒,量少勿多。

5. 夏 枯 草

[主治病证]

夏枯草味甘、辛、苦,性寒,归肝、胆经。有清肝火之作用,可用于肝火上炎出现目赤肿痛、头痛、眩晕等。

[兼治病证]

夏枯草有散郁结之功效,可配合其他药物用于治疗瘰疬、瘿瘤。

［常用配伍］

①夏枯草用于治疗肝火上炎时常与菊花、决明子等配伍。

②夏枯草用于治疗肝阴不足出现目珠疼痛、入夜尤甚者,常与香附、甘草配伍。

③夏枯草用于治疗瘰疬、瘿瘤时常与海蛤壳、昆布、海藻等配伍。

［注意事项］

①脾胃虚弱者慎用。

②夏枯草常用剂量为9~15g。

［药性歌括］

夏枯草寒,降压泄肝,头目可清,瘿瘰可痊。

［注］①瘰疬:luǒlì,中医外科病名,又称老鼠疮,是在颈部皮肉间可扪及大小不等的核块,互相串连,其中小者称瘰,大者称疬,统称瘰疬。相当于西医的淋巴结核。

②瘿瘤:中医外科病名,即甲状腺肿瘤。

6. 黄 芩

［主治病证］

①黄芩味苦,性寒,归肺、胃、胆、大肠经。有清热燥湿之作用,可用于湿温发热、胸闷、口渴不欲饮,以及湿热泻痢、黄疸等症。

②黄芩有泻火解毒之功效,可用于热病高热烦渴、肺热咳嗽、痈肿疮毒、咽喉肿痛等症。

［兼治病证］

①黄芩有凉血止血之功效,可配合其他药物用于治疗热盛迫血外溢的吐血、衄血、便血、崩漏等。

②黄芩有清热安胎作用,可配合其他药物用于治疗怀胎蕴热、胎动不安之证。

［常用配伍］

①黄芩用于治疗湿温暑湿、湿热郁阻出现的胸脘痞闷、恶心、呕吐、身热不扬、舌苔黄腻,常与滑石、白蔻仁、通草等配伍。

②黄芩用于治疗湿热中阻出现痞满呕吐,常与黄连、干姜、半夏等配伍,以辛开苦降。

③黄芩用于治疗大肠湿热,泄泻痢疾,常与黄连、葛根等配伍。

④黄芩用于治疗肺热咳嗽,热病烦渴,常与知母、桑白皮、麦冬等配伍。

⑤黄芩用于治疗外感热病、中上焦郁热所致的壮热烦渴、面赤唇燥、溲赤便秘、苔黄脉数,常与薄荷、栀子、大黄等配伍。

⑥黄芩用于治疗怀胎蕴热、胎动不安之症,常与白术、当归等配伍。

[注意事项]

①黄芩有枯芩与条芩之分,枯芩即生长年久的宿根,善清肺火;条芩为生长年少的子根,善清大肠之火,泻下焦湿热。

②黄芩清热多生用,安胎多炒用,止血多炒炭用,清上焦热多酒炒用。

③黄芩苦寒伤胃,脾胃虚寒者不宜使用。

④黄芩常用剂量为3~10g。

[药性歌括]

黄芩泻火,功同黄连,止血安胎,其功独擅。

[注]①湿温:中医内科病证名称,属温热病的一种,是由湿热病邪引起的外感热病,多见于夏秋雨湿较盛的季节,临床主要表现有身热不扬、身重酸痛、胸部痞闷、面色淡黄、苔腻、脉濡等。多见于西医肠伤寒、副伤寒一类疾病。

②崩漏:中医妇科病名,是月经的周期、经期、经量发生严重失常的一种病证,其发病急骤、暴下如注、大量出血者为"崩",病势较缓、出血量少、淋漓不绝者为"漏"。相当于西医的无排卵性功能失调性子宫出血。

7. 黄　柏

[主治病证]

①黄柏味苦,性寒,归肾、膀胱、大肠经。有清热燥湿之作用,可用于湿热带下、热淋脚气、湿热泻痢、湿热黄疸等湿热内蕴之证。

②黄柏有泻火解毒之功效,可用于热毒疮疡、湿疹湿疮等症。

[兼治病证]

黄柏有清相火、退虚热之功效,可配合其他药物用于治疗阴虚发热、潮热骨蒸、梦遗滑精等症。

[常用配伍]

①黄柏用于治疗湿热下注所致带下黄浊秽臭,常与山药、芡实、车前子等配伍。

②黄柏用于治疗湿热下注所致脚气、足膝肿痛、下肢萎软无力,常与苍术、牛膝等配伍。

③黄柏用于治疗湿热泻痢,常与白头翁、黄连、秦皮等配伍。

④黄柏用于治疗湿热黄疸尿赤,常与栀子配伍。

⑤黄柏用于治疗阴虚发热,梦遗滑精,常与知母相须为用,并与熟地黄、山萸肉、龟板等滋阴降火药配伍。

[注意事项]

①黄柏清热燥湿解毒多生用,泻火除蒸退热多盐水炙用,止血多炒炭用。

②黄柏苦寒,容易损伤胃气,故脾胃虚寒者忌用。

③黄柏常用剂量为3~12g。

[药性歌括]

黄柏燥湿,足肿尿赤,淋带疮毒,非此莫属。

[注]湿热下注:中医证候名称,指湿热流注于下焦,主要表现为小便淋涩赤痛,少腹拘急,会阴部胀痛,尿道口滴白浊,舌苔黄腻,脉滑数等。临床多见于湿热痢疾、湿热泄泻、淋浊、癃闭、阴痒、白带量多色黄、下肢关节肿痛、脚气感染等。

8. 白 头 翁

[主治病证]

白头翁味苦,性寒,归胃、大肠经。有清热解毒、凉血止痢之作用,可用于湿热或热毒引起的痢疾。

[兼治病证]

白头翁苦降,可配合其他药物用于治疗阴痒和疟疾。

[常用配伍]

白头翁用于治疗热毒痢、痢下赤白,或有高热时,常与黄连、黄柏、秦皮等配伍。

[注意事项]

①虚寒泻痢忌服。

②白头翁常用剂量为9~15g。

[药性歌括]

白头翁苦,清热解毒,凉血止痢,泻痢能服。

Ⅱ. 脏腑热证常用方剂

1. 导 赤 散

[主治病证] 导赤散具有清心、利水、养阴之功效,主治心经火热证,症见心胸烦热、口渴面赤、欲冷饮、口舌生疮,或心移热于小肠,症见小便赤涩刺痛、舌红、脉数等。

[处方依据] 应用本方以心胸烦热、口渴、口舌生疮或小便赤涩、舌红脉数等主症及脉象为主要依据。

[适用范围] 口腔炎、鹅口疮、小儿夜啼、急性泌尿系感染等,属于心经有热、下焦湿热者,可用本方加减治疗。

[方剂组成] 生地黄6g,木通6g,竹叶6g,生甘草梢6g。

[服用方法] 水煎服。

[方剂歌诀] 导赤生地与木通,草梢竹叶四般攻,口糜淋痛小肠火,引热同归小便中。

[注] 心移热于小肠:中医证候名称,指心火影响于小肠的病变。心与小肠相表里,心火旺盛,会出现心烦、口舌生疮等状,如进而影响小肠分别清浊的功能,则见小便短赤或刺痛、尿血等状。

常用中成药:[导赤丸][小儿导赤片]。

2. 龙胆泻肝汤

[主治病证] 龙胆泻肝汤具有清肝胆实火、泻下焦湿热之功效,主治肝胆实火上炎、肝胆湿热下注,症见头痛目赤、胁痛、口苦、耳聋、耳肿,或阴肿、阴痒、阴汗、小便淋浊,或妇女带下黄臭,舌红苔黄或黄腻,脉弦数有力等。

[处方依据] 应用本方以口苦尿赤、舌红苔黄、脉弦数有力等主症及脉象为主要依据。

[适用范围] 顽固性偏头痛、头部湿疹、高血压、急性结膜炎、虹膜睫状体炎、外耳道疖肿、鼻炎、急性黄疸型肝炎、急性胆囊炎,以及泌尿生殖系炎症、急性肾盂肾炎、急性膀胱炎、尿道炎、外阴炎、睾丸炎、腹股沟淋巴结炎、急性盆腔炎、带状疱疹等,属于肝经实火湿热者,可用本方加减治疗。

[方剂组成] 龙胆草6g,黄芩9g,炒栀子9g,泽泻9g,木通6g,当归3g,生地黄6g,柴胡6g,生甘草6g,车前子6g(包煎)。

[服用方法] 水煎服。

[方剂歌诀] 龙胆泻肝栀芩柴,生地车前泽泻偕,木通甘草当归合,肝经湿热力能排。

常用中成药:[龙胆泻肝丸][龙胆泻肝片][龙胆泻肝口服液][龙胆泻肝胶囊][龙胆泻肝颗粒]。

3. 左 金 丸

[主治病证] 左金丸具有清泻肝火、降逆止呕之功效,主治肝火犯胃证,症见胁肋疼痛、嘈杂吞酸、呕吐、口苦、舌红苔黄、脉弦数等。

[处方依据] 应用本方以呕吐吞酸、胁痛口苦、舌红苔黄、脉弦数等主症及脉象为主要依据。

[适用范围] 慢性胃炎、食管炎、胃溃疡等,属于肝火犯胃证者,可用本方加减治疗。

[方剂组成] 黄连6g,吴茱萸1g。

[服用方法] 水煎服。

[方剂歌诀] 左金连萸六一丸,肝火犯胃吐吞酸,再加芍药名戊己,热泻

热痢服之安。

　　[注]①肝火犯胃：中医证候名称，多由情志不遂，肝气郁结，气郁化火，横逆犯胃而发病，临床以胸胁胃脘胀满疼痛及呕吐、呃逆、胁痛等常见，可见于西医的慢性胃炎、胃及十二指肠溃疡、胃神经官能症、慢性肝炎等疾病。

　　②戊己：戊己丸，由黄连、吴茱萸、芍药组成。

　　常用中成药：[左金丸][加味左金丸]。

4. 泻白散（泻肺散）

　　[主治病证]泻白散具有清泻肺热、平喘止咳之功效，主治肺热喘咳证，症见气喘咳嗽、皮肤蒸热、日晡尤甚、舌红苔黄、脉细数等。

　　[处方依据]应用本方以咳喘气急、皮肤蒸热、舌红苔黄、脉细数等主症及脉象为主要依据。

　　[适用范围]小儿麻疹初期、肺炎或支气管炎等，属于肺热者，可用本方加减治疗。

　　[方剂组成]地骨皮9g，炒桑白皮9g，炙甘草3g，粳米9g。

　　[服用方法]水煎服。

　　[方剂歌诀]泻白桑皮地骨皮，甘草粳米四般宜，参茯知芩皆可入，肺热喘嗽此方施。

　　常用中成药：[泻白糖浆]。

5. 苇茎汤

　　[主治病证]苇茎汤具有清肺化痰、逐瘀排脓之功效，主治肺痈，症见身有微热、咳嗽痰多，甚则吐腥臭脓血、胸中隐隐作痛、舌红苔黄腻、脉滑数等。

　　[处方依据]应用本方以胸痛、咳嗽、吐腥臭痰或吐脓血、舌红苔黄腻、脉数等主症及脉象为主要依据。

　　[适用范围]肺脓肿、大叶性肺炎、支气管炎、百日咳等，属于肺热痰瘀互结者，可用本方加减治疗。

　　[方剂组成]苇茎30g，薏苡仁30g，冬瓜（捣碎）子24g，桃仁9g。

　　[服用方法]水煎服。

　　[方剂歌诀]苇茎汤方出千金，桃仁薏苡冬瓜仁，肺痈痰热兼瘀血，化浊排脓病自宁。

　　[注]肺痈：中医内科病名，是指由于热毒瘀结于肺，以致肺叶生疮、肉败血腐而形成脓疡，临床以发热、咳嗽、胸痛、咳吐腥臭浊痰，甚则咳吐脓血痰为主要表现。

6. 清 胃 散

[主治病证] 清胃散具有清胃凉血之功效，主治胃火牙痛，症见牙痛牵引头疼、面颊发热、其齿喜冷恶热，或牙宣出血，或牙龈红肿溃烂，或唇舌颊腮肿痛、口气热臭、口干舌燥、舌红苔黄、脉滑数等。

[处方依据] 应用本方以牙痛牵引头痛、口气热臭、舌红苔黄、脉滑数等主症及脉象为主要依据。

[适用范围] 口腔炎、牙周炎、三叉神经痛等，属于胃火上攻者，可用本方加减治疗。

[方剂组成] 生地黄 6g，当归身 6g，牡丹皮 9g，黄连 6g，升麻 9g。

[服用方法] 水煎冷服。

[方剂歌诀] 清胃散用升麻连，当归生地牡丹全，或加石膏清胃热，口疮吐衄与牙宣。

[注] 牙宣：中医病证名称，临床以龈肉萎缩、牙根宣露、牙齿松动、经常渗血或溢脓为主要表现。

常用中成药：[清胃黄连丸]。

7. 玉 女 煎

[主治病证] 玉女煎具有清胃热、滋肾阴之功效，主治胃热阴虚证，症见头痛、牙痛、齿松牙衄、烦热干渴、舌红苔黄而干、脉细数。亦治消渴、消谷善饥等。

[处方依据] 应用本方以牙痛齿松、烦热干渴、舌红苔黄而干、脉细数等主症及脉象为主要依据。

[适用范围] 牙龈炎、糖尿病、急性口腔炎、舌炎等，属于阴亏而胃火盛者，可用本方加减治疗。

[方剂组成] 石膏 15g（先煎），熟地黄 9g，麦冬 6g，知母 5g，牛膝 5g。

[服用方法] 水煎服。

[方剂歌诀] 玉女煎用熟地黄，膏知牛膝麦冬襄，胃火阴虚相因病，牙痛齿枯宜煎尝。

8. 芍 药 汤

[主治病证] 芍药汤具有清热燥湿、调气和血之功效，主治湿热痢疾，症见腹痛、便脓血、赤白相兼、里急后重、肛门灼热、小便短赤、舌苔黄腻、脉弦数等。

[处方依据] 应用本方以痢下赤白、腹痛里急、苔腻微黄、脉弦数等主症及脉象为主要依据。

[适用范围] 细菌性痢疾、阿米巴痢疾、过敏性结肠炎、急性肠炎见有泻下不畅、腹痛里急等，属于湿热证者，可用本方加减治疗。

[方剂组成] 芍药15g，当归9g，黄连5g，槟榔5g，木香5g（后下），大黄6g（后下），黄芩9g，肉桂3g（后下），甘草5g。

[服用方法] 水煎服。

[方剂歌诀] 芍药汤中用大黄，芩连归桂槟草香，清热燥湿调气血，里急腹痛自安康。

9. 白头翁汤

[主治病证] 白头翁汤具有清热解毒、凉血止痢之功效，主治热毒痢疾，症见腹痛、里急后重、肛门灼热、下痢脓血、赤多白少、渴欲饮水、舌红苔黄、脉弦数等。

[处方依据] 应用本方以下痢赤多白少、腹痛、里急后重、舌红苔黄、脉弦数等主症及脉象为主要依据。

[适用范围] 阿米巴痢疾、细菌性痢疾等，属于热毒偏盛者，可用本方加减治疗。

[方剂组成] 白头翁15g，黄柏12g，黄连6g，秦皮12g。

[服用方法] 水煎服。

[方剂歌诀] 白头翁汤治热痢，黄连黄柏与秦皮，味苦性寒能凉血，解毒坚阴功效奇。

常用中成药：[复方白头翁片] [白头翁止痢片] [复方白头翁胶囊]。

（四）热毒证处方用药

【热毒证概念】

热毒证是指以发热为主症，具有流行性和传染性的一类疾病，属温病中瘟疫范畴，主经皮肤或口鼻侵入人体所产生的证候，临床常见发热、局部红肿热痛、舌苔黄或厚腻、脉滑数等症状，兼见痈肿疮毒、温毒发斑、咽喉肿痛、热毒下痢、虫蛇咬伤、癌肿、水火烫伤以及其他急性热病等。

【热毒证治则】

热毒证根据《素问·至真要大论》"治热以寒""温者清之"的治疗原则立法，用清热解毒药物为主组成具有解毒、清热、消痈、疗疮等作用的方剂来治疗。

【清热解毒药】

治疗热毒证的药物称为清热解毒药，即以清热解毒为主要作用的药物。清热解毒药物的主要作用为清热邪、化毒邪，某些清热解毒药除具有清热解毒作用外还具有消肿散结、凉血消斑、排脓祛瘀等作用。清热解毒药主要用于痈肿疮毒、丹毒、温毒发斑、痄腮、咽喉肿痛、热毒下痢等凡由温、热、火、暑邪致病而形成的里热证，某些清热解毒药还可用于疏散风热、燥湿、杀虫、清肝等兼有热毒证者。

应用清热解毒药时应注意：①清热解毒类药物性质寒凉，清热之中更长于解毒，具有清解火热毒邪的作用。②热毒证药物在临床用药时，应根据各种证候的不同表现及兼证，结合具体药物的特点，有针对性地选择应用。③应根据病情的需要给以相应的配伍。如热毒在血分者，可配伍清热凉血药；火热炽盛者，可配伍清热泻火药；夹有湿邪者，可配伍利湿、燥湿、化湿药；疮痈肿毒、咽喉肿痛者，可配伍活血消肿药或软坚散结药；热毒血痢、里急后重者，可配伍活血行气药。

【清热解毒方剂】

治疗热毒证的方剂称为清热解毒方或清热解毒剂，即具有清热、解毒等作用，用以治疗热毒证。治疗热毒类方剂的主要作用为清热、解毒，某些方剂兼有透疹、发斑、利咽等作用，主要用于火毒壅盛引起的烦热错语、口舌生疮、便秘溲赤等，另如发斑及痈疽疔毒等症者，也可选用。

应用清热解毒方剂应注意：①清热解毒剂多用于治疗火毒壅盛之证，症见烦热错语、口舌生疮、便秘溲赤及发斑、痈疽疔毒等。常以黄芩、黄连、黄柏、栀子、连翘等清热泻火解毒药为主组成。②使用此类方剂应注意合理配伍，如热聚胸膈，可配伍大黄、芒硝等泻下以导热下行；风热疫毒发于头面，可配用牛蒡子、薄荷、僵蚕等辛凉之品以疏散热邪；热盛肉腐之脱疽，可配当归等以活血止痛。③若邪热在表，当先解表；里热成实，则宜攻下；表邪未解，热已入里又当表里双解。④要注意护胃、保津。寒凉苦燥之品易于伤阳败胃劫津，不宜久服，必要时可酌配醒脾和胃、护阴生津之品。⑤邪热炽盛，服寒凉药入口即吐者，可少佐辛温之品，或寒药热服。⑥注意患者体质。素体阳虚者，清热不可太过；素体阴虚者，则当清中护阴。

Ⅰ. 热毒证常用中药

1. 金 银 花

[主治病证]

金银花味甘、性寒，归肺、心、胃经。有清热解毒、散痈消肿之作用，可用于治疗一切内痈、外痈等热毒证。

[兼治病证]

①金银花有疏散风热之功效，可配合其他药物用于治疗外感风热，温病初起。

②取金银花清热解毒的作用，可配合其他药物用于治疗热毒血痢。

[常用配伍]

①金银花用于治疗痈疮初起、红肿热痛时，常与皂角刺、穿山甲、白芷等配伍。

②金银花用于治疗疔疮肿毒，坚硬根深者，常与紫花地丁、蒲公英、野菊花等配伍。

③金银花用于治疗肺痈咯吐脓血者，常与鱼腥草、芦根、桃仁等配伍，以清肺排脓；治疗外感风热或温病初起，身热头痛，咽痛口渴，常与连翘、薄荷、牛蒡子等配伍。

④金银花用于治疗热入营血，舌绛神昏，心烦少寐时，常与水牛角、生地黄、黄连等配伍。

⑤金银花用于治疗暑温时，常与香薷、厚朴、连翘等配伍。

[注意事项]

①疏散风热、清泄里热以生品为佳，炒炭宜用于热毒血痢。

②脾胃虚寒及气虚疮疡脓清者忌用。

③金银花常用剂量为6~15g。

[药性歌括]

金银花甘，疗痈无对，未成则散，已成则溃。

2. 连 翘

[主治病证]

连翘味苦，性寒，归心经。有清热解毒、消肿散结、疏散风热之作用，既能清心火、解疮毒，又能消散痈肿结聚，故有"疮家圣药"之称，可用于痈肿疮毒、瘰疬痰核。

[兼治病证]

①连翘苦寒清热，可配合其他药物用于治疗风热外感、温病初起。

②连翘苦寒通降，兼清心利尿，可配合其他药物用于治疗小便热淋涩痛。

[常用配伍]

①连翘用于治疗痈肿疮毒，常与金银花、蒲公英、野菊花等配伍；若疮痈红肿未溃，常与穿山甲、皂角刺配伍。

②连翘用于治疗痰火郁结，瘰疬痰核，常与夏枯草、浙贝母、玄参、牡蛎等配伍，增强清肝散结、化痰消肿之效。

③连翘用于治疗风热外感或温病初起，常与金银花、薄荷、牛蒡子等配伍。

④连翘用于治疗温热病出现热入心包、高热神昏，常与麦冬、黄连等

配伍。

⑤连翘用于治疗热入营血之舌绛神昏、烦热斑疹,常与水牛角、生地黄、金银花等配伍。

[注意事项]

①连翘临床有青翘、老翘及连翘心之分。青翘清热解毒之力较强;老翘长于透热达表而疏散风热;连翘心长于清心泻火,常用于治疗邪入心包的高热烦躁、神昏谵语等。

②脾胃虚寒及痈肿疮毒、瘰疬痰核属气虚脓清者不宜用。

③连翘常用剂量为6~15g。

[药性歌括]

连翘苦寒,能消痈毒,气聚血凝,温热堪逐。

3. 穿心莲

[主治病证]

穿心莲味苦,性寒,归心、大肠、肺、膀胱经。有清热解毒、凉血之作用,可用于外感风热、温病初起。

[兼治病证]

①取穿心莲清降肺火的作用,可配合其他药物用于治疗肺热咳喘、肺痈吐脓、咽喉肿痛等。

②取穿心莲苦燥性寒,有清热解毒、燥湿、止痢之功效,可配合其他药物用于治疗湿热诸症。

③穿心莲既能清热解毒,又能凉血消痈,可配合其他药物用于治疗火热毒邪诸症。

[常用配伍]

①穿心莲用于治疗外感风热或温病初起,可单用,亦常与金银花、连翘、薄荷等配伍。

②穿心莲用于治疗肺热咳嗽气喘,常与黄芩、桑白皮、地骨皮等配伍;治疗肺痈咳吐脓痰,常与鱼腥草、桔梗、冬瓜仁等配伍;治疗咽喉肿痛,常与玄参、牛蒡子、板蓝根等配伍。

③穿心莲用于治疗膀胱湿热、小便淋沥涩痛时,常与苦参、木香等配伍;湿疹瘙痒,可以本品为末,甘油调涂患处;亦可用于湿热黄疸、湿热带下等症。

[注意事项]

①脾胃虚寒者不宜用。

②煎剂易致呕吐,故多作丸、散、片剂。

③穿心莲常用剂量为6~9g;外用适量。

[药性歌括]

穿心莲寒,热毒能痊,消肿止痛,炎症能安。

4. 大青叶

[主治病证]

①大青叶味苦,性寒,归心、胃经。有清热解毒、凉血消斑之作用,可用于心胃二经实火热毒。

②大青叶入血分而能凉血消斑、气血两清,可用于治疗温热病心胃毒盛、热入营血、气血两燔证出现高热神昏、发斑发疹等。

[兼治病证]

本品苦寒,既能清心胃实火,又善解瘟疫时毒,有解毒利咽、凉血消肿之功效,可配合其他药物用于治疗喉痹口疮、痄腮丹毒等。

[常用配伍]

①大青叶用于治疗温热病心胃毒盛、热入营血、气血两燔出现高热神昏、发斑发疹,常与水牛角、玄参、栀子等配伍。

②大青叶用于治疗风热表证或温病初起出现发热头痛、口渴、咽痛等,常与连翘、牛蒡子、赤芍等配伍。

③大青叶用于治疗心胃火盛出现咽喉肿痛、口舌生疮时,常与生地黄、大黄、升麻等配伍。

[注意事项]

①脾胃虚寒者忌用。

②大青叶常用剂量为9~15g;外用适量。

[药性歌括]

大青气寒,清热解毒,喉痹口疮,温斑宜服。

[注] 气血两燔:中医证候名称,指温热病气分的热邪未解,而营血分热邪已盛,症见壮热、口渴、烦躁谵妄、斑疹透露,甚或吐血、衄血,舌绛苔黄,脉数等。

5. 板 蓝 根

[主治病证]

板蓝根味苦,性寒,归心、胃经。有清热解毒、凉血利咽之作用,善于清解实热火毒,有类似于大青叶的清热解毒之功,而更以解毒利咽散结见长,可用于治疗外感风热或温病初起,发热头痛咽痛。

[兼治病证]

取板蓝根苦寒、清热解毒、凉血消肿的作用,可配合其他药物用于治疗多种瘟疫热毒之证。

[常用配伍]

①板蓝根用于治疗外感风热或温病初起出现发热、头痛、咽痛,可单味使用,或与金银花、荆芥等疏散风热药配伍;若风热上攻,咽喉肿痛,常与玄参、马勃、牛蒡子配伍。

②板蓝根用于治疗丹毒、痄腮、大头瘟疫时,常与玄参、连翘、牛蒡子等配伍。

[注意事项]

①体虚而无实火热毒者忌服,脾胃虚寒者慎用。

②板蓝根常用剂量为9~15g。

[药性歌括]

板蓝根寒,清热解毒,凉血利咽,大头瘟毒。

[注]　①丹毒:中医外科病名,是以患部突然皮肤鲜红成片、色如涂丹、灼热肿胀、迅速蔓延为主要表现的急性感染性疾病。可见于西医的急性网状淋巴管炎。

②痄腮:中医外科病名,是指因感受风温邪毒,壅阻少阳经脉引起的时行疾病。以发热、耳下腮部漫肿疼痛为临床主要特征。相当于西医的流行性腮腺炎。

③大头瘟:中医外科病名,又称大头病、大头风、虾蟆瘟、大头天行等,是因感受天行邪毒侵犯三阳经络而引起的以头面焮红肿痛、发热为主要特征的温疫。该病具有较强的传染性,属于瘟疫范围,所以称为大头瘟疫。

6. 青 黛

[主治病证]

①青黛味咸,性寒,归肝、肺经。有清热解毒、凉血消斑之作用,可用于温毒发斑、血热吐衄。

②青黛有清热解毒、凉血消肿之功效,可用于咽痛、口疮、火毒疮疡。

[兼治病证]

①青黛单用可用于治疗热毒炽盛,咽喉肿痛,喉痹。

②青黛咸寒,主清肝火,又泻肺热,且能凉血止血,可配合其他药物用于治疗肝火犯肺出现咳嗽胸痛、痰中带血。

③青黛咸寒,善清肝火,祛暑热,有息风止痉之功,可配合其他药物用于治疗暑热惊痫。

[常用配伍]

①青黛用于治疗温毒发斑,常与生地黄、生石膏、栀子等配伍;治疗血热妄行的吐血、衄血,常与生地黄、牡丹皮、白茅根等配伍。

②青黛用于治疗肝火犯肺出现咳嗽胸痛、痰中带血,常与海蛤粉配伍。

③青黛用于治疗暑热惊痫,常与甘草、滑石等配伍。

[注意事项]

①大青叶为菘蓝叶,板蓝根为菘蓝或马蓝的根,青黛为马蓝、蓼蓝或菘蓝的茎叶经加工制得的粉末。三者大体同出一源,皆有清热解毒、凉血消斑之作用。相比较而言,大青叶凉血消斑力强,板蓝根解毒利咽效佳,青黛清肝定惊功著。

②胃寒者慎用。

③青黛难溶于水,一般作散剂冲服,或入丸剂服用,外用适量。

④青黛内服常用剂量为1~3g。

[药性歌括]

青黛咸寒,能平肝木,惊痫疳痢,兼除热毒。

[注]　喉痹:中医喉科病名,痹是闭塞不通的意思,一般多指以咽部红肿痛或微红咽痒不适为主症的咽部急性实证或慢性虚证,类似西医的咽炎。但有时中医也将喉痹作为包括喉痈、乳蛾、白喉等在内的多种疾病的总称。

7. 蒲公英

[主治病证]

①蒲公英味苦、甘,性寒,归肝、胃经。有清热解毒之作用,可用于内外热毒疮痈诸症。

②蒲公英兼能疏郁通乳,为治疗乳痈之要药,可用于治疗乳痈肿痛。

[兼治病证]

①蒲公英苦甘而寒,能清利湿热、利尿通淋,可配合其他药物用于治疗湿热引起的淋证、黄疸。

②蒲公英还有清肝明目的作用,可配合其他药物用于治疗肝火上炎引起的目赤肿痛。

[常用配伍]

①蒲公英用于治疗疔毒肿痛,常与野菊花、紫花地丁、金银花等配伍。

②蒲公英用于治疗乳痈肿痛时可单用本品浓煎内服,或以鲜品捣汁内服,渣敷患处,或与全瓜蒌、金银花、牛蒡子等配伍;治疗肠痈腹痛,常与大黄、牡丹皮、桃仁等配伍;治疗肺痈吐脓,常与鱼腥草、冬瓜仁、芦根等配伍。

③蒲公英用于治疗咽喉肿痛时,常与板蓝根、玄参等配伍,鲜品外敷还可用于治疗毒蛇咬伤。

④蒲公英用于治疗热淋涩痛,常与白茅根、金钱草、车前子等配伍,以加强利尿通淋的效果;治疗湿热黄疸,常与茵陈、栀子、大黄等配伍。

[注意事项]

①用量过大可致缓泻。

②蒲公英常用剂量为10~15g。

[药性歌括]

蒲公清苦，溃坚消肿，结核能除，食毒可用。

[注] 淋证：中医内科病名，以小便频急、淋沥不尽、尿道涩痛、小腹拘急等症为特征，类似西医的某些泌尿系统疾病如肾盂肾炎、膀胱炎、泌尿系结石等而见有尿路刺激症状者。

8. 土 茯 苓

[主治病证]

①土茯苓味甘、淡，性平，归肝、胃经。有解毒、除湿之作用，可用于毒邪兼湿邪阻滞证者。

②土茯苓甘淡，解毒利湿，通利关节，又兼解汞毒，故对梅毒或因梅毒服汞剂中毒而致肢体拘挛、筋骨疼痛者疗效尤佳，为治梅毒的要药。

[兼治病证]

①土茯苓甘淡渗利，解毒利湿，可配合其他药物用于治疗湿热引起的热淋、带下、湿疹湿疮等症。

②土茯苓清热解毒，兼可消肿散结，可配合其他药物用于治疗痈疮红肿溃烂者。

[常用配伍]

①土茯苓用于治疗热毒证，常与金银花、白鲜皮、威灵仙、甘草等配伍。

②土茯苓用于治疗湿热引起的热淋、带下、湿疹等症，常与木通、萹蓄、蒲公英、车前子等配伍；治疗湿热阴痒带下，可单用本品水煎服；治疗湿热皮肤瘙痒，常与生地黄、赤芍、地肤子、白鲜皮、茵陈等配伍。

③土茯苓用于消肿散结，可以本品研为细末，好醋调敷，治疗痈疮红肿溃烂；《积德堂经验方》将本品切片或为末，水煎服或入粥内食之，治疗瘰疬溃烂；亦常与苍术、黄柏、苦参等配伍。

[注意事项]

①肝肾阴虚者慎服，服药时忌茶。

②土茯苓常用剂量为15~30g。

[药性歌括]

土茯苓平，梅毒宜服，既能利湿，又可解毒。

9. 鱼 腥 草

[主治病证]

鱼腥草味辛，性微寒，归肺经。有清热解毒、消痈排脓之作用，可用于热毒疮痈、肺痈吐脓、肺热咳嗽等症。

[兼治病证]

①鱼腥草辛寒,既能清热解毒,又能消痈排脓,可配合其他药物用于治疗外痈疮毒。

②鱼腥草有清热除湿、利水通淋之功效,善清膀胱湿热,可配合其他药物用于治疗小便淋沥涩痛。

[常用配伍]

①鱼腥草用于治疗痰热壅肺出现胸痛、咯吐脓血,常与桔梗、芦根、瓜蒌等配伍;若用于治疗肺热咳嗽、痰黄气急,常与黄芩、贝母、知母等配伍。

②鱼腥草用于治疗外痈疮毒时,常与野菊花、蒲公英、金银花等配伍;亦可单用鲜品捣烂外敷。

③鱼腥草用于治疗膀胱湿热,常与车前草、白茅根、海金沙等配伍。

[注意事项]

①虚寒证及阴证疮疡忌服。

②本品含挥发油,不宜久煎。

③鱼腥草常用剂量为15~25g。

[药性歌括]

鱼腥草辛,肺痈妙品,排脓解毒,利尿通淋。

10. 败 酱 草

[主治病证]

败酱草味辛、苦,性微寒,归胃、大肠、肝经。有清热解毒、消痈排脓之作用,可用于痈肿疮毒,是治疗肠痈腹痛的首选药物。

[兼治病证]

败酱草辛散行滞,有破血行瘀、通经止痛之功效,可配合其他药物用于治疗产后瘀阻腹痛等症。

[常用配伍]

①败酱草用于治疗肠痈初起、腹痛便秘、未化脓者,常与金银花、蒲公英、牡丹皮、桃仁等配伍;若治肠痈脓已成者,常与薏苡仁、附子配伍。

②败酱草用于治疗产后瘀阻腹痛、腹中刺痛时常与五灵脂、香附、当归等配伍。

[注意事项]

①脾胃虚弱、食少泄泻者忌服。

②败酱草常用剂量为9~15g。

[药性歌括]

败酱微寒,善治肠痈,解毒行瘀,止痛排脓。

[注] 肠痈：中医外科病名，指痈疽之发于肠部者，为外科常见急腹症，以持续伴有阵发性加剧的右下腹痛、肌紧张、反跳痛为特征。可见于西医的急性阑尾炎、阑尾脓肿、腹部脓肿、腹膜炎及盆腔脓肿、附件炎等疾病。

11. 射　干

　　[主治病证]

　　射干味苦，性寒，归肺经。有清热解毒、消痰、利咽之作用，可用于热毒痰火郁结，为治咽喉肿痛常用之品。

　　[兼治病证]

　　射干善清肺火，降气消痰，平喘止咳，可配合其他药物用于治疗肺热咳喘。

　　[常用配伍]

　　①射干用于治疗热毒痰火郁结，咽喉肿痛，可单用，或与白芷、杏仁、甘草等配伍；或与升麻、甘草等配伍。

　　②射干用于治疗外感风热，咽痛音哑，常与荆芥、连翘、牛蒡子配伍。

　　③射干用于治疗肺热咳喘，痰多而黄，常与桑白皮、马兜铃、桔梗等配伍；治疗寒痰咳喘，痰多清稀，常与麻黄、细辛、生姜、半夏等配伍。

　　[注意事项]

　　①射干苦寒，脾虚便溏者不宜使用，孕妇忌用或慎用。

　　②射干常用剂量为3~10g。

　　[药性歌括]

　　射干味苦，逐瘀通经，喉痹口臭，痈毒堪凭。

12. 白花蛇舌草

　　[主治病证]

　　白花蛇舌草味微苦、甘，性寒，归胃、大肠、小肠经。有清热解毒之作用，可用于肺痈、痈肿疮毒、咽喉肿痛、毒蛇咬伤等。

　　[兼治病证]

　　①白花蛇舌草甘寒，有清热利湿通淋之功效，可单用本品或配合其他药物用于治疗膀胱湿热，小便淋沥涩痛。

　　②白花蛇舌草既能清热又兼利湿，可配合其他药物用于治疗湿热黄疸。

　　[常用配伍]

　　①白花蛇舌草用于治疗痈肿疮毒，常与金银花、连翘、野菊花等配伍；治疗肠痈腹痛，常与红藤、败酱草、牡丹皮等药配伍；治咽喉肿痛，常与黄芩、玄参、板蓝根等配伍；治疗毒蛇咬伤，可单用鲜品捣烂绞汁内服或水煎服，渣敷

伤口,疗效较好,亦可与半枝莲、紫花地丁、蚤休等配伍。

②白花蛇舌草用于治疗膀胱湿热,小便淋沥涩痛,常与白茅根、车前草、石韦等配伍。

[注意事项]

①阴疽及脾胃虚寒者忌用。

②白花蛇舌草常用剂量为 15~60g;外用适量。

[药性歌括]

花蛇温毒,瘫痪㖞斜,大风疥癞,诸毒称佳。

13. 山 豆 根

[主治病证]

山豆根味苦,性寒,有毒,归肺、胃经。有清热解毒、利咽消肿之作用,为治疗咽喉肿痛的要药,凡热毒蕴结之咽喉肿痛者均可用之。

[兼治病证]

①山豆根苦寒,入胃经,清胃火,可单用煎汤漱口或配合其他药物用于治疗胃火上炎引起的牙龈肿痛、口舌生疮。

②山豆根还可用于湿热黄疸、肺热咳嗽、痈肿疮毒等症。

[常用配伍]

①山豆根用于治疗咽喉肿痛时,轻者可单用;重者常与桔梗、栀子、连翘等配伍。

②山豆根用于治疗乳蛾喉痹,常与射干、天花粉、麦冬等配伍。

③山豆根用于治疗胃火上炎引起的牙龈肿痛可单用煎汤漱口,或与石膏、黄连、升麻、牡丹皮等配伍。

[注意事项]

①山豆根有毒,过量服用易引起呕吐、腹泻、胸闷、心悸等,故用量不宜过大。

②脾胃虚寒者慎用。

③山豆根常用剂量为 3~6g。

[药性歌括]

山豆根寒,入肺利咽,喉科要药,肿痛自散。

Ⅱ. 热毒证常用方剂

1. 黄连解毒汤

[主治病证] 黄连解毒汤具有泻火解毒之功效,主治三焦火毒热盛证,症见大热烦躁、口燥咽干、错语不眠;或热病吐血、衄血;或热甚发斑、身热下

利、湿热黄疸；外科痈疡疔毒、小便黄赤，舌红苔黄、脉数有力等。

[处方依据] 应用本方以大热烦躁、口燥咽干、舌红苔黄、脉数有力等主症及脉象为主要依据。

[适用范围] 败血症、脓毒血症、痢疾、肺炎、泌尿系感染、流行性脑脊髓膜炎、乙型脑炎等，属于热毒证者，可用本方加减治疗。

[方剂组成] 黄连 6g，黄芩 6g，黄柏 6g，栀子 9g。

[服用方法] 水煎服。

[注意事项] 本方为大苦大寒之剂，不宜久服或过量服用，非火盛者不宜使用。

[方剂歌诀] 黄连解毒汤四味，黄芩黄柏栀子备，躁狂大热呕不眠，吐衄发斑均可为。

2. 凉 膈 散

[主治病证] 凉膈散具有清热解毒、泻火解毒、清上泄下之功效，主治中焦邪郁生热证，症见面赤唇焦、胸膈烦躁、口舌生疮、谵语狂妄，或咽痛吐衄、便秘溲赤，或大便不畅、舌红苔黄、脉滑数。

[处方依据] 应用本方以面赤唇焦、胸膈烦躁、口舌生疮、谵语狂妄，或咽痛吐衄、便秘溲赤，或大便不畅、舌红苔黄、脉滑数等主症及脉象为主要依据。

[适用范围] 咽炎、口腔炎、急性扁桃体炎、胆道感染、急性黄疸型肝炎等，属于上中二焦火热者，可用本方加减治疗。

[方剂组成] 连翘 25g，川大黄 12g（后下），朴硝 12g（烊化），山栀子仁 6g，薄荷叶（去梗）6g（后下），黄芩 6g，竹叶 3g，甘草 12g。

[服用方法] 水煎服。

[注意事项] 体虚患者及孕妇，忌用或慎用本方。

[方剂歌诀] 凉膈硝黄栀子翘，黄芩甘草薄荷饶，竹叶蜜煎疗膈热，中焦燥实服之消。

常用中成药：[凉膈丸]。

3. 仙方活命饮

[主治病证] 仙方活命饮具有清热解毒、消肿散结、活血止痛之功效，主治阳证痈疡肿毒初起，症见红肿焮痛或身热凛寒、苔薄白或黄、脉数有力等。

[处方依据] 应用本方以红肿焮痛或身热凛寒、苔薄白或黄、脉数有力等主症及脉象为主要依据。

[适用范围] 蜂窝织炎、化脓性扁桃体炎、乳腺炎、脓疱疮等化脓性炎症，属于热毒炽盛证者，可用本方加减治疗。

[方剂组成] 白芷 3g(后下),贝母 6g,防风 6g,赤芍 6g,当归尾 6g,皂角刺(炒)6g,穿山甲(炙)6g(先煎),天花粉 6g,乳香 6g,没药 6g,金银花 9g,陈皮 9g,甘草 6g。

[服用方法] 水煎服,或水酒各半煎服。

[注意事项] 本方只可用于痈肿未溃之前,若已溃断不可用;本方性偏寒凉,阴证疮疡忌用;脾胃本虚、气血不足者均应慎用。

[方剂歌诀] 仙方活命君银花,归芍乳没陈皂甲,防芷贝粉甘酒煎,阳证疮疡内消法。

4. 五味消毒饮

[主治病证] 五味消毒饮具有清热解毒、消散疔疮之功效,主治疔疮初起证,症见发热恶寒、疮形如粟、坚硬根深、状如铁钉,以及痈疡疖肿、红肿热痛、舌红苔黄、脉数等。

[处方依据] 应用本方以疮形如粟、坚硬根深、状如铁钉,以及痈疡疖肿、红肿热痛、舌红苔黄、脉数等主症及脉象为主要依据。

[适用范围] 感冒、急性支气管炎或慢性支气管炎急性发作、支气管哮喘等,属于热毒炽盛者,可用本方加减治疗。

[方剂组成] 金银花 15g,野菊花 6g,蒲公英 6g,紫花地丁 6g,紫背天葵子 6g。

[服用方法] 水煎服。

[注意事项] 热服,盖被出汗为度。

[方剂歌诀] 五味消毒疗诸疔,银花野菊蒲公英,紫花地丁天葵子,煎加酒服效非轻。

5. 四妙勇安汤

[主治病证] 四妙勇安汤具有清热解毒、活血止痛之功效,主治热毒炽盛之脱疽,症见患肢暗红微肿灼热、溃烂腐臭、疼痛剧烈,或见发热口渴、舌红脉数等。

[处方依据] 应用本方以患肢暗红微肿灼热、溃烂腐臭、疼痛剧烈,或见发热口渴、舌红脉数等主症及脉象为主要依据。

[适用范围] 血栓闭塞性脉管炎、静脉炎、下肢溃疡、坐骨神经痛、下肢深静脉血栓等,属于热毒炽盛证者,可用本方加减治疗。

[方剂组成] 金银花 30g,玄参 30g,当归 15g,甘草 10g。

[服用方法] 水煎服。

[注意事项] 原方注明:一连十剂,药味不可少,减则不效,并忌抓擦为要。

[方剂歌诀] 四妙勇安金银花,玄参当归甘草加,清热解毒兼活血,热毒脱疽效堪夸。

[注] 脱疽:中医外科病名,是指四肢末端坏死、严重时趾(指)节坏疽脱落的一种慢性周围血管疾病,又称脱骨疽。其临床特点是好发于四肢末端,以下肢多见,初起趾(指)间怕冷、苍白、麻木、间歇性跛行,继则疼痛剧烈,日久患趾(指)坏死变黑,甚至趾(指)节脱落。相当于西医的动脉粥样硬化闭塞症、血栓闭塞性脉管炎、糖尿病足等。

6. 普济消毒饮

[主治病证] 普济消毒饮具有清热解毒、疏风散邪之功效,主治大头瘟,症见恶寒发热、头面红肿焮痛、目不能开、咽喉不利、舌燥口渴、舌红苔白而黄、脉浮数有力等。

[处方依据] 应用本方以恶寒发热、头面红肿焮痛、目不能开、咽喉不利、舌燥口渴、舌红苔白而黄、脉浮数有力等主症及脉象为主要依据。

[适用范围] 血栓闭塞性脉管炎、静脉炎、下肢溃疡、坐骨神经痛、下肢深静脉血栓等,属于风热邪毒证者,可用本方加减治疗。

[方剂组成] 黄芩(酒炒)12g,黄连(酒炒)6g,陈皮(去白)6g,甘草(生用)6g,玄参6g,柴胡6g,桔梗9g,连翘15g,板蓝根12g,马勃3g,牛蒡子9g,薄荷3g(后下),僵蚕2g,升麻9g。

[服用方法] 水煎服。

[方剂歌诀] 普济消毒蒡芩连,甘桔蓝根勃翘玄,升柴陈薄僵蚕入,大头瘟毒服之消。

[注] 焮:xīn,发炎红肿的意思。

7. 清瘟败毒饮

[主治病证] 清瘟败毒饮具有清热解毒、凉血泻火之功效,主治瘟疫热毒、气血两燔证,症见大热渴饮、头痛如劈、干呕狂躁、谵语神昏,或发斑疹,或吐血、衄血、四肢抽搐,舌绛唇焦、脉沉数或浮大等。

[处方依据] 应用本方以大热渴饮、谵语神昏,或发斑疹,或吐血、衄血、四肢抽搐、舌绛唇焦、脉沉数等主症及脉象为主要依据。

[适用范围] 败血症、脓毒血症、痢疾、肺炎、泌尿系感染、感染性炎症等,属于热毒证者,可用本方加减治疗。

[方剂组成] 石膏30g(先煎),生地黄12g,水牛角粉60g(冲服),黄连6g,栀子9g,桔梗10g,黄芩12g,知母6g,赤芍10g,玄参15g,连翘24g,丹皮9g,竹叶6g,甘草9g。

[服用方法] 水煎服。

[方剂歌诀] 清瘟败毒地连芩,丹膏栀草竹玄参,犀角翘芍知桔梗,泻火解毒亦滋阴。

[注] 气血两燔:中医证候名称,见于温热性质的温病,多为温热邪气侵入气分未解,并继续深入发展,波及营(血)分,形成气分热邪未罢,营(血)热毒又盛的气营(血)两燔之证。多见于风温、春温、暑温、伏暑、温毒等外感疾病及湿温病化火化燥的发展过程中,临床表现为高热、口渴、头痛、烦躁、肌肤发斑、吐血、衄血、便血等,舌质绛、苔黄、脉数。

(五)虚热证处方用药

【虚热证概念】

虚热证系因热病后期,邪伏阴分,损伤阴液或肝肾阴虚,虚火内扰所产生的证候。临床常见暮热早凉、骨蒸潮热、盗汗面赤、久热不退、舌红少苔等。

【虚热证治则】

虚热证的治疗当根据清热养阴、标本兼顾的原则立法,用清虚热剂为主组成具有养阴透热、清虚热、退骨蒸、滋阴泻火、固表止汗等作用的方剂来治疗。

【清虚热中药】

治疗虚热证所用的药物称为清虚热药,即以清虚热、退骨蒸为主要作用的药物。清虚热药的主要作用为清虚热、退骨蒸,某些清虚热药除此之外还有解暑热、截疟、利尿通淋、解毒疗疮、消肿散结、清热燥湿等作用。清虚热药主要用于温病后期,余热未清,邪伏阴分出现的夜热早凉、热退无汗,或热病后低热不退等热邪伤阴证,部分清虚热药还可用于外感暑热出现的头晕、头痛、发热、口渴等或产后血虚发热、低热不退及昏厥等。

应用清虚热药应注意:①脾胃虚弱、肠滑泄泻者忌服。②外感风寒,血虚无热者忌用。③注意煎煮时间,某些药物不宜久煎。④有些药物名称相似,然功效相差甚远,需鉴别使用。

【清虚热方剂】

治疗虚热证的方剂称为清虚热方或清虚热剂,即具有清虚热、退骨蒸等作用,用以治疗虚热证。清虚热剂的主要作用为养阴透热,某些方剂具有滋阴泻火、固表止汗等作用。清虚热剂主要用于肝肾阴虚、虚火内扰之证引起的骨蒸潮热,或低热日久不退、形体消瘦、唇红颧赤、困倦盗汗,或口渴心烦、舌红少苔、脉细数等。

若兼气虚者,常配黄芪、山药等以益气;兼血虚者,配当归、熟地黄等以补血；热甚者，佐以苦寒泻火之黄柏、黄芩等。

应用清虚热剂应注意：①阴虚欲作动风者不宜使用。②脾胃虚弱、纳减便溏者不宜使用。

Ⅰ.虚热证常用中药

1. 白 薇

[主治病证]

①白薇味苦、微咸，性寒，归胃、肝、肾经。有清热凉血、益阴除热之作用，可用于热病后期，余邪未尽，夜热早凉；或阴虚发热，骨蒸潮热；产后血虚发热，低热不退及昏厥等。

②白薇有清实热之功效，可用于温邪入营出现高热烦渴、神昏、舌绛等。

[兼治病证]

①白薇有利尿通淋之功效，可配合其他药物用于治疗膀胱湿热、血淋涩痛。

②白薇有解毒疗疮、消肿散结之功效，可配合其他药物用于治疗疮痈肿毒、咽喉肿痛、毒蛇咬伤等。

③白薇可清泄肺热，透热外出，可配合其他药物用于治疗肺热咳嗽，阴虚外感出现发热、咽干、口渴、心烦等。

[常用配伍]

①白薇用于治疗热病后期，余邪未尽，夜热早凉，或阴虚发热，骨蒸潮热，常与地骨皮、知母、青蒿等配伍。

②白薇用于治疗产后血虚发热、低热不退及昏厥时常与当归等配伍，共奏养血益阴、清热除蒸之效。

③白薇用于治疗温邪入营出现高热、烦渴、神昏、舌绛等时，常与生地黄、玄参等清热凉血药配伍。

④白薇用于治疗热淋、血淋时，常与木通、滑石、石韦等清热利尿通淋药配伍。

⑤白薇用于治疗血热毒盛的疮痈肿毒、毒蛇咬伤时，常与赤芍、天花粉等配伍。

⑥白薇用于治疗咽喉红肿疼痛时，常与金银花、桔梗、山豆根等配伍。

⑦白薇用于治疗阴虚外感时常与玉竹配伍。

[注意事项]

①白薇性寒，脾胃虚寒、食少便溏者不宜服用。

②白薇常用剂量为5~10g。

[药性歌括]

白薇大寒，疗虚治淋，解毒散结，昏厥堪却。

2. 地 骨 皮

[主治病证]

①地骨皮味甘、淡,性寒,归肺、肝、肾经。有凉血退蒸之作用,可用于治疗阴虚发热、盗汗、骨蒸、肌瘦、潮热等。

②地骨皮善清泄肺热,除肺中伏火,可用于肺火郁结、气逆不降出现的咳嗽、气喘、皮肤蒸热等。

[兼治病证]

①地骨皮甘寒入血分,能清热、凉血、止血,可配合其他药物用于治疗血热妄行的吐血、衄血、尿血等出血证。

②地骨皮有生津止渴之功效,可配合其他药物用于治疗内热消渴证。

[常用配伍]

①地骨皮用于治疗阴虚发热、盗汗骨蒸时,常与知母、鳖甲、银柴胡等配伍。

②地骨皮用于治疗盗汗、骨蒸、肌瘦、潮热时,常与秦艽、鳖甲等配伍。

③地骨皮用于治疗肺热咳嗽时,常与桑白皮、甘草等配伍。

④地骨皮用于治疗血热妄行之出血证时,常与白茅根、侧柏叶等凉血止血药配伍。

⑤地骨皮用于治疗内热消渴时,常与生地黄、天花粉、五味子等配伍。

[注意事项]

①地骨皮性寒,外感风寒发热及脾虚便溏者忌服。

②地骨皮常用剂量为9~15g。

[药性歌括]

地骨皮寒,退蒸止汗,凉血消渴,肺热咳喘。

3. 银 柴 胡

[主治病证]

银柴胡味甘,性微寒,归肝、胃经。有清虚热之作用,可用于阴虚发热、盗汗、骨蒸潮热等症。

[兼治病证]

银柴胡有除疳热之功效,可配合其他药物用于治疗小儿食滞或虫积所致的疳积发热、腹部膨大、口渴消瘦、毛发焦枯等。

[常用配伍]

①银柴胡用于治疗阴虚发热、骨蒸劳热、潮热盗汗时,常与地骨皮、青蒿、鳖甲等配伍。

②银柴胡用于治疗疳积发热证时,常与胡黄连、鸡内金、使君子等配伍,共奏消积杀虫、健脾疗疳之效。

[注意事项]

①银柴胡须与柴胡鉴别,二者名称相似,均有退热之功。然银柴胡能清虚热,除疳热,尤善治疗阴虚发热、小儿疳热;而柴胡能发表退热,善治外感发热、邪在少阳之往来寒热。

②外感风寒,血虚无热者忌用。

③银柴胡常用剂量为3~10g。

[药性歌括]

银柴胡甘,退热为先,小儿疳热,阴虚盗汗。

4. 胡 黄 连

[主治病证]

胡黄连味苦,性寒,归肝、胃、大肠经。有退虚热之作用,可用于阴虚劳热骨蒸证。

[兼治病证]

①胡黄连有除疳热之功效,可配合其他药物用于治疗小儿疳积出现发热、消化不良、腹胀体瘦、低热不退等。

②胡黄连清热燥湿,尤善除胃肠湿热,可配合其他药物用于治疗湿热泻痢。

③胡黄连有清大肠湿火蕴结之功效,可配合其他药物用于治疗痔疮肿痛、痔漏成管等症。

[常用配伍]

①胡黄连用于治疗阴虚劳热骨蒸时,常与银柴胡、地骨皮等配伍。

②胡黄连用于治疗小儿疳热时,常与党参、白术、山楂等配伍。

③胡黄连用于治疗湿热泻痢证时,常与黄芩、黄柏、白头翁等配伍。

④胡黄连用于治疗痔疮肿痛、痔漏成管时,常与刺猬皮、麝香配伍。

[注意事项]

①胡黄连须与黄连鉴别,二者名称相似,且均为苦寒清热燥湿之品,善除胃肠湿热,同为治湿热泻痢之良药。然胡黄连善退虚热,除疳热;而黄连则善清心火,泻胃火,为解毒要药。

②胡黄连性寒,脾胃虚寒者慎用。

③胡黄连常用剂量为3~10g。

[药性歌括]

胡黄连苦,治劳骨蒸,小儿疳痢,盗汗虚惊。

[注] 疳积:中医儿科病名,以神萎、面黄、肌瘦、毛发焦枯、肚大筋露、纳呆便溏为主要表现,多见于1~5岁儿童,多因饮食不节、乳食喂养不当致脾胃损伤,或因慢性腹泻、慢性痢疾、肠道寄生虫等病,经久不愈,损伤脾胃而引起。

5. 青 蒿

[主治病证]

①青蒿味苦,性寒,归肝、胆经。有清热解暑之作用,可用于暑热外感、发热、无汗,或温热病、发热、恶寒、寒轻热重,以及疟疾等。

②青蒿有截疟之功效,可用于治疗疟疾寒热之证。

[兼治病证]

①取青蒿清热凉血的作用,可配合其他药物用于治疗温热之邪入阴分、夜热早凉、热退无汗之证或温热病后低热不退等症。

②取青蒿退虚热的作用,可配合其他药物用于治疗阴虚发热或原因不明的低热证。

[常用配伍]

①青蒿用于治疗暑热外感证时常与绿豆、西瓜翠衣、荷叶等配伍。

②青蒿用于治疗疟疾兼感暑邪证时,常与黄芩、半夏、竹茹等配伍。

③青蒿用于治疗温热病后期病证时,常与知母、鳖甲等配伍。

④青蒿用于治疗阴虚发热、盗汗等症时,常与秦艽、鳖甲、地骨皮等配伍。

[注意事项]

①青蒿不宜久煎。

②青蒿常用剂量为6~12g。

[药性歌括]

青蒿截疟,退蒸凉血,虚热可清,暑热可解。

Ⅱ. 虚热证常用方剂

1. 青蒿鳖甲汤

[主治病证] 青蒿鳖甲汤具有养阴透热之功效,主治温病后期、邪伏阴分证,症见夜热早凉、热退无汗、舌红苔少、脉细数等。

[处方依据] 应用本方以夜热早凉、热退无汗、舌红苔少、脉细数等主症及脉象为主要依据。

[适用范围] 原因不明的发热、慢性肾盂肾炎、肾结核等,属于阴虚火旺者、低热不退者,可用本方加减治疗。

[方剂组成] 青蒿6g(后下),鳖甲15g(先煎),生地黄12g,知母6g,牡丹皮9g。

[服用方法] 水煎服。

[方剂歌诀] 青蒿鳖甲地知丹,热自阴来仔细看,夜热早凉无汗出,养阴透热服之安。

2. 清骨散

[主治病证] 清骨散具有清虚热、退骨蒸之功效,主治肝肾阴虚、虚火内扰证,症见骨蒸潮热,或低热日久不退、形体消瘦、唇红颧赤、困倦盗汗,或口渴心烦、舌红少苔、脉细数等。

[处方依据] 应用本方以骨蒸潮热、形瘦盗汗、舌红少苔、脉细数等主症及脉象为主要依据。

[适用范围] 结核病或其他慢性消耗性疾病的发热骨蒸,属于阴虚内热者,可用本方加减治疗。

[方剂组成] 银柴胡 5g,胡黄连 3g,秦艽 3g,鳖甲 3g(先煎),地骨皮 3g,青蒿 3g(后下),知母 3g,甘草 2g。

[服用方法] 水煎服。

[方剂歌诀] 清骨散君银柴胡,胡连地骨知母臣,秦艽青蒿鳖甲草,骨蒸劳热一并除。

3. 当归六黄汤

[主治病证] 当归六黄汤具有滋阴泻火、固表止汗之功效,主治阴虚火旺的盗汗证,症见发热、盗汗、面赤心烦、口干唇燥、大便干结、小便黄赤、舌红苔黄、脉数等。

[处方依据] 应用本方以盗汗、面赤、心烦溲赤、舌红、脉数等主症及脉象为主要依据。

[适用范围] 甲状腺功能亢进、结核病、糖尿病、围绝经期综合征等,属于阴虚火旺者,可用本方加减治疗。

[方剂组成] 当归 6g,生地黄 6g,熟地黄 6g,黄芩 6g,黄连 6g,黄柏 6g,黄芪 12g。

[服用方法] 水煎服。

[方剂歌诀] 火炎汗出六黄汤,归柏芩连二地黄,倍用黄芪为固表,滋阴清热此方良。

附:调和肠胃常用方剂

肠胃不和证多由于寒热互结于中焦,寒热错杂,虚实夹杂,升降失常所导致,临床上常见心下痞满,但满而不痛,恶心呕吐,肠鸣下利等症状。

肠胃不和证的治疗根据《灵枢经·五乱》"清气在阴,浊气在阳,营气顺脉,卫气逆行,清浊相干……乱于肠胃",即外邪内犯肠胃,脾失运化,升降失调的基本病机,确立辛开苦降的治疗法则,采用干姜、生姜、黄连、黄芩、半夏等药物配伍组成具有寒热平调、消痞散结等作用的方剂来治疗。

治疗肠胃不和证的方剂称为调和肠胃方或调和肠胃剂,即具有寒热平调、消痞散结等作用,用以治疗寒热互结之痞证。调和肠胃方剂的主要作用为寒热平调、消痞散结,某些方剂兼有降逆消痞、宣散水气等作用。主要用于寒热互结引起的心下痞满,但满而不痛,恶心呕吐,肠鸣下利等。

应用调和肠胃剂应注意:①胃阴不足证、胃寒气滞证、脾胃虚弱证、脾胃阳虚证者不宜用。②妊娠呕吐者不宜用。③口苦口渴,腹痛剧烈,大便秘结不通,舌苔黄厚,属阳明腑实证也不宜使用。

半夏泻心汤

[主治病证] 半夏泻心汤具有寒热平调、散结除痞之功效,主治寒热互结之痞证,症见心下痞,但满而不痛,或呕吐,肠鸣下利,舌苔腻而微黄。

[处方依据] 应用本方以心下痞满、呕吐泻利、苔腻微黄等主症为主要依据。

[适用范围] 急慢性胃肠炎、慢性结肠炎、神经性胃炎、慢性肝炎、早期肝硬化等,属中气虚弱,寒热互结,症见痞、呕、下利者,可用本方加减治疗。

[方剂组成] 半夏9g,黄芩9g,干姜9g,人参9g,黄连3g,甘草9g,大枣2枚。

[服用方法] 水煎服。

[方剂歌诀] 半夏泻心黄连芩,干姜甘草与人参,大枣合之治虚痞,法在降阳而和阴。

三、里虚证处方用药

(一)气虚证处方用药

【气虚证概念】

气虚证是指由于先天禀赋不足,或后天失养,或劳累过度,或久病不复所致脏腑之气不足所产生的证候,临床常见气的推动、固摄、防御、气化等功能减退,或脏器组织的功能减退,而出现气短声低、体倦乏力、少气懒言、神疲、舌质淡嫩、脉虚等症状,兼见头晕、目眩、食少便溏、自汗、脱肛、子宫脱垂等。

【气虚证治则】

气虚证的治疗根据《素问·三部九候论》"虚则补之"的原则立法,用补气药为主组成具有补脾气、补肺气、补心气、补元气等作用的方剂来治疗。

【补气中药】

治疗气虚证所用的药物称为补气药,即以补气为主要作用的药物。凡是性味多甘温、甘平,具有补益脏气作用,主要适用于脏气虚的药物,均属于补气药。补气药的主要作用为补益脏腑之气、补益元气,某些补气药除此之外还有养阴、生津、养血、清火、燥湿等作用。补气药主要用于脾气虚之食欲不振、脘腹胀满、大便溏薄、面色萎黄、体倦神疲,甚或脏器下垂、血失统摄,或肺气虚之气短喘促、咳嗽无力、声音低怯、易出虚汗,或心气虚之心悸、怔忡、胸闷、气短等气虚证,部分补气药还可用于阴虚津亏证或血虚证等兼有气虚证者。

补气药根据其药物性能和临床应用,一般分为补脾肺气药和补心气药两类。

应用补气药应注意:①使用本类药治疗各种气虚证时,除结合兼有功效综合考虑外,还应辨证配伍消食药、化湿药、升阳药、涩肠止泻药、止血药、化痰止咳药、固表止汗药、宁心安神药、补阳药、温里药、补血药等。②补气药用于扶正祛邪时,还需辨证配伍解表药、清热药、泻下药等。③本类药部分味甘壅中,易碍气助湿,对湿盛中满者应慎用,必要时辅以理气除湿药物。

【补气方剂】

治疗气虚证的方剂称为补气方或补气剂,即具有益气作用,用以治疗气虚证的方剂。补气方剂的主要作用为补益脾肺之气,某些方剂兼有健脾、生津、升阳、固表、止汗、渗湿、止泻等作用,主要用于症见肢体倦怠乏力、少气懒言、语声低微、动则气促、面色萎白、脉虚弱等,另如虚热自汗,或脱肛、子宫脱垂等,也可选用。

应用补气方剂应注意:①辨清气虚证实质和具体病位。②注意辨清虚实真假。③兼顾脾胃功能,适当配伍理气醒脾之品,避免壅中滞气。④注意煎法,补益剂宜慢火久煎,空腹或饭前服用最佳,急症除外。

I. 气虚证常用中药

1. 人　参

[主治病证]

①人参味甘、微苦,性平,归肺、脾、心经。有大补元气之作用,可用于元气虚极欲脱出现的气短、神疲、脉微欲绝的重危证。

②人参有补脾益肺之功效,可用于肺气虚出现短气喘促、懒言声微、咳喘痰多证;脾气虚出现倦怠乏力、食少便溏或气血两虚证。

③人参有益气生津之功效,可用于热伤气津证。

④人参有安神益智之功效,可用于心气虚出现的心悸、怔忡、失眠、多梦、健忘等。

[兼治病证]

①取人参扶正作用,可配伍解表药、攻下药治疗气虚外感或里实热结而

邪实正虚证。

②气能摄津,人参可通过补气扶正而发挥敛汗固脱作用,可配合其他药物用于治疗气虚汗出证。

[常用配伍]

①人参用于治疗元气虚脱证时,可单用;用于治疗汗出欲脱、四肢逆冷者,常与附子配伍,以增强补气固脱、回阳救逆之力。

②人参用于治疗肺气虚所致咳喘、痰多时,常与苏子、杏仁等配伍。

③人参用于脾虚夹湿证时,常与白术、茯苓等配伍。

④人参用于治疗热伤气津所致气津两伤证时,常与知母、石膏等配伍。

⑤人参用于治疗心气虚衰所致心悸、怔忡、失眠、多梦时,常与茯苓、远志等配伍。

⑥人参用于治疗气虚外感证时,常与柴胡、羌活等配伍。

⑦人参用于治疗热邪耗气伤阴证时,常与麦冬、五味子配伍。

[注意事项]

①人参反藜芦。

②人参畏五灵脂。

③人参宜文火慢煎,分次兑服。

④人参常用剂量为3~9g;或研末吞服,一次2g,一日2次。

[药性歌括]

人参味甘,大补元气,止咳生津,调荣养卫。

[注]元气:中医名词术语,指人的精神、精气(中国哲学术语中指构成万物的原始物质)。

2. 西 洋 参

[主治病证]

①西洋参味甘、微苦,性凉,归肺、心、肾、脾经。有补气养阴之作用,可用于气津两伤出现的神疲乏力、自汗热黏、心烦口渴、大便干结、舌燥、脉细数无力等。

②西洋参有清热生津之功效,可用于肺脏气阴两虚所致的短气喘促、咳嗽、痰少等。

[常用配伍]

①西洋参用于治疗气津两伤证时,常与麦冬、竹叶等配伍。

②西洋参用于治疗火热耗伤所致的肺脏气阴两虚证,常与玉竹、麦冬等配伍。

[注意事项]

①西洋参反藜芦。

②西洋参常用剂量为3~6g。

[药性歌括]

西洋参凉,劳热咯血,养胃生津,补肺降火。

3. 党 参

[主治病证]

①党参味甘,性平,归脾、肺经。有补脾肺气之作用,可用于脾气虚出现的体虚倦怠、食少、便溏等,或肺气亏虚出现的语声低弱、咳嗽、气促等。

②党参有补血之功效,可用于气血两虚出现面色苍白或萎黄、乏力、头晕、心悸等气虚不能生血或血虚无以化气之证。

③党参有生津之功效,可用于热伤气津之证。

[常用配伍]

①党参用于治疗脾肺气虚证时,常与白术、茯苓、黄芪、蛤蚧等配伍,因其补益脾肺之功与人参相似,但力量较弱,临床上常以此代替古方中人参。

②党参用于治疗气血两虚时,常与黄芪、白术、当归、熟地黄等配伍,以增强补气补血效果。

③党参用于治疗气津两伤证时,常与麦冬、五味子等配伍。

[注意事项]

①党参反藜芦。

②党参常用剂量为9~30g。

[药性歌括]

党参甘平,补中益气,止渴生津,邪实者忌。

4. 太 子 参

[主治病证]

①太子参味甘、微苦,性平,归脾、肺经。有补气健脾、生津润肺之作用,可用于脾肺气阴两虚出现的气短、乏力、纳差等。

②太子参有生津润肺之功效,可用于热病气阴两伤出现的倦怠自汗、口干少津,而不宜温补之证。

[常用配伍]

太子参属清补之品,配合其他药物用于治疗气阴两伤证时,多入复方调养用药。

[注意事项]

太子参常用剂量为9~30g。

[药性歌括]

太子参凉,补而能清,益气养胃,又可生津。

5. 黄　芪

[主治病证]

①黄芪味甘,性微温,归脾、肺经。有健脾补中之作用,可用于脾气虚弱出现的倦怠乏力、食少、便溏等脾虚证。

②黄芪有升阳举陷之功效,可用于脾虚久泻脱肛、内脏下垂等中气下陷证。

③黄芪有益卫固表之功效,可用于卫气不固出现的表虚自汗证。

[兼治病证]

①气能生血,血亦为气之母,黄芪可通过补气生血而发挥辅助正气、托毒外出作用,可配合其他药物用于治疗疮疡难溃难腐或溃久难敛者。

②取黄芪补脾益气的作用,可配合其他药物用于治疗气虚水肿、气血两虚、脾不统血等证。

③取黄芪补而不滞的作用,可配合其他药物用于治疗痹证、中风后遗症属气虚血滞者。

[常用配伍]

①黄芪用于治疗脾气虚证时,常与党参、白术等配伍,以增强补气健脾之力。

②黄芪用于治疗脾气虚衰所致的中气下陷证时,常与柴胡、升麻等配伍。

③黄芪用于治疗肺脾气虚所致的卫外不固、表虚自汗时,常与白术、防风配伍。

④黄芪用于治疗疮疡难溃难腐时,常与人参、当归、升麻等配伍,以补气生血、托毒外出。

⑤黄芪用于治疗气血两虚证时常与当归配伍。

⑥黄芪用于治疗脾不统血证时,常与当归、白术等配伍。

⑦黄芪用于治疗气虚血滞证时,常与当归、川芎、地龙等配伍。

[注意事项]

①黄芪蜜炙可增强补益中气作用。

②黄芪常用剂量为9~30g。

[药性歌括]

黄芪性温,收汗固表,托疮生肌,气虚莫少。

6. 白 术

[主治病证]

①白术味甘、苦,性温,归脾、胃经,有健脾益气之作用,可用于脾气不足、运化失健出现的食少、便溏或泄泻、带下、痰饮诸症。

②白术有燥湿利尿之功效,可用于脾虚中阳不振、痰饮内停出现纳呆、痞满、水肿、苔腻、脉缓等。

③白术有止汗之功效,可用于脾肺气虚、卫外不固之表虚自汗证。

[兼治病证]

取白术健脾益气、燥湿利尿的作用,可配合其他药物用于治疗脾虚胎动不安、湿浊中阻之妊娠恶阻、脾虚妊娠水肿等症。

[常用配伍]

①白术用于治疗脾气虚证时,常与人参、茯苓等配伍,以增强补气健脾燥湿之力。

②白术用于治疗脾气虚所致的痰饮内停证时,常与茯苓、桂枝等配伍。

③白术用于治疗脾虚水肿证时,常与茯苓、猪苓等配伍。

④白术用于治疗气虚自汗证时,常与黄芪、防风配伍,以增强固表之力。

⑤白术用于治疗脾虚胎动不安证时,常与人参、当归等配伍。

[注意事项]

①白术炒用可增强补气、健脾、止泻作用。

②白术常用剂量为6~12g。

[药性歌括]

白术甘温,健脾强胃,止泻除湿,兼祛痰痞。

[注] 炒:中药炮制方法之一,分清炒法和拌固体辅料的炒法两种。清炒法有炒黄、炒焦、炒炭等程度的不同,炒黄、炒焦使药物容易粉碎加工,并可以缓和药性;种子类药物炒后在煎煮时容易使有效成分溶出;炒炭能缓和药物的烈性及毒副作用,有些药物可以增强收敛止血的效果。拌固体辅料炒法常用的辅料有土、麦麸、米等,如土炒白术、麸炒枳壳等,炒后可以减少药物的刺激性、增强药物的疗效。

7. 山 药

[主治病证]

①山药味甘,性平,归脾、肺、肾经。有健脾养胃之作用,可用于脾气虚弱出现的消瘦、乏力、食少、便溏等。

②山药有生津益肺之功效,可用于肺脾气阴俱虚出现的咳喘证。

③山药有补肾涩精之功效,可用于腰膝酸软、夜尿频多或遗尿、滑精、早

泄、女子带下等肾虚证。

［兼治病证］

取山药补脾肺肾之气，又补脾肺肾之阴的作用，可配合其他药物用于治疗消渴证。

［常用配伍］

①山药用于治疗脾气虚证时，常与人参、茯苓等配伍，以增强补气健脾之力。

②山药用于治疗肺虚所致咳喘证时，常与太子参、南沙参等配伍。

③山药用于治疗脾肾虚证时，常与山萸肉、熟地黄等配伍。

④山药用于治疗消渴气阴两虚证时，常与黄芪、知母等配伍。

［注意事项］

①山药麸炒可增强补脾、止泻作用。

②山药常用剂量为 15~30g。

［药性歌括］

薯蓣甘温，理脾止泻，益肾补中，诸虚可治。

［注］①带下：中医妇科名词术语，指由任脉及带脉所约束而润泽于阴户的一种无色、质黏、无臭的阴液，其量不多。如果带下量明显增多且色、质、味异常，伴有全身或局部症状者，则称为带下病。

②薯蓣：即山药。

8.白 扁 豆

［主治病证］

①白扁豆味甘，性微温，归脾、胃经。有健脾和中之作用，可用于脾气虚弱出现的脾虚湿滞、食少、便溏、泄泻等。

②白扁豆有化湿之功效，可用于外伤于寒、内伤于湿之阴暑证。

［常用配伍］

①白扁豆用于治疗脾气虚证时，常与人参、白术等配伍，以健脾和中。

②白扁豆用于治疗暑热夹湿所致的阴暑证时，常与香薷、厚朴配伍。

［注意事项］

①白扁豆炒用补脾止泻作用强。

②白扁豆味轻气薄，单用无功，与补气之药共用效果较好。

③白扁豆常用剂量为 9~15g。

［药性歌括］

扁豆味甘，归脾胃经，健脾化湿，解毒消暑。

9. 刺 五 加

[主治病证]

①刺五加味甘、微苦,性温,归脾、肺、心、肾经。有补脾益肺之作用,可用于脾肺气虚出现的体倦乏力、食欲不振、久咳虚喘等。

②刺五加有补肾之功效,可用于腰膝酸疼属肾阳不足者。

[兼治病证]

刺五加有安神之作用,可配合其他药物用于治疗心脾不足之失眠、健忘证。

[常用配伍]

①刺五加用于治疗脾肺气虚证时,单用有效,亦可与太子参、五味子、白果等配伍。

②刺五加用于治疗肾虚腰膝酸疼证,可单用,亦可与杜仲、桑寄生等配伍。

③刺五加用于治疗心脾不足之失眠健忘时,常与首乌藤、酸枣仁等配伍。

[注意事项]

刺五加常用剂量为9~27g。

[药性歌括]

五加皮温,祛痛风痹,健步坚筋,益精止沥。

10. 绞 股 蓝

[主治病证]

①绞股蓝味甘、苦,性寒,归脾、肺经。有益气健脾之作用,可用于脾胃气虚出现的体倦乏力、纳食不佳等。

②绞股蓝有化痰止咳之功效,可用于肺虚咳嗽证。

[兼治病证]

绞股蓝有清热解毒之作用,可配合其他药物用于治疗肿瘤伴热毒之证。

[常用配伍]

①绞股蓝用于治疗脾虚证时,常与茯苓、白术等配伍,以增强益气健脾之力。

②绞股蓝用于治疗气阴两虚肺虚咳嗽证时,常与川贝母、百合等配伍。

[注意事项]

绞股蓝常用剂量为10~20g。

[药性歌括]

绞股性寒,补气健脾,祛痰止咳,清热解毒。

11. 红 景 天

[主治病证]

①红景天味甘,性寒,归脾、肺经。有健脾益气之作用,可用于脾气虚弱

出现的倦怠乏力、纳食不振等。

②红景天有清肺止咳之功效，可用于肺阴不足、痰黏难咳证。

[兼治病证]

红景天有活血化瘀之作用，可配合其他药物用于治疗跌打损伤之瘀血证。

[常用配伍]

①红景天用于治疗脾气虚证时，单用即有效。

②红景天用于治疗肺阴虚、肺热咳嗽证时，常与南沙参、百合等配伍。

[注意事项]

红景天常用剂量为3~6g。

[药性歌括]

红景性寒，益气平喘，活血通脉，宁神养心。

12. 沙　棘

[主治病证]

①沙棘味甘、酸，性温，归脾、胃、肺、心经。有健脾消食之作用，可用于脾气虚弱或脾胃气阴两虚出现的食少纳差、消化不良等。

②沙棘有止咳祛痰之功效，可用于咳嗽咳痰证。

③沙棘有活血祛瘀之功效，可用于瘀血证。

[常用配伍]

①沙棘用于治疗脾虚食少证时，常与石榴籽、藏木香等配伍，以增强温脾开胃之力。

②沙棘用于治疗咳嗽痰多证时，可单用煎煮浓缩为膏。

③沙棘用于瘀血证时，单用有效。

[注意事项]

沙棘常用剂量为3~10g。

[药性歌括]

沙棘甘酸，健脾消食，止咳祛痰，活血祛瘀。

13. 甘　草

[主治病证]

①甘草味甘，性平，归心、肺、脾、胃经。有补益心气、益气复脉之作用，可用于心气不足出现的脉结代、心动悸等。

②甘草有补益脾气之功效，可用于脾失健运食少、纳呆等脾虚证。

③甘草有祛痰止咳之功效，可用于寒热虚实多种喘咳证。

④甘草有缓急止痛之作用，可用于脾虚肝旺或阴血不足所致脘腹、四肢

挛急疼痛证。

⑤甘草有清热解毒之作用，可用于热毒疮疡、咽喉肿痛、药食中毒证。

[兼治病证]

甘草有调和诸药之作用，可用于许多方剂中以降低药物毒性、减轻不良反应、矫正药物滋味等。

[常用配伍]

①甘草用于治疗心气不足时，常与人参、阿胶等配伍，以增强益气复脉之力。

②甘草用于治疗脾气虚衰所致的脾失健运证时，常与人参、白术等配伍。

③甘草用于治疗咳喘证时，常与陈皮、半夏等配伍。

④甘草用于治疗脘腹、四肢挛急疼痛证时，常与白芍配伍。

⑤甘草用于治疗热毒疮疡时，常与白芷、防风等配伍。

⑥甘草用于热毒咽喉肿痛时，常与板蓝根、桔梗配伍。

[注意事项]

①甘草生用清热解毒力强，蜜炙可增强补益心脾之气和止咳作用。

②甘草反京大戟、芫花、甘遂、海藻。

③甘草有助湿壅气之弊，湿盛胀满、水肿者不宜使用。

④甘草常用剂量为2~10g。

[药性歌括]

甘草甘温，调和诸药，炙则温中，生则泻火。

14. 大 枣

[主治病证]

①大枣味甘，性温，归脾、胃、心经。有补中益气之作用，可用于脾气虚弱出现的消瘦、倦怠乏力、便溏等。

②大枣有养血安神之功效，可用于心失充养之心神无主、脏躁证。

[兼治病证]

大枣有缓和药性之作用，可用于缓解药物峻烈之性和毒性。

[常用配伍]

①大枣用于治疗脾气虚弱证时，可单用，若气虚乏力较甚，常与人参、白术等配伍，以增强益气之力。

②大枣用于治疗心失充养脏躁证时，常与甘草、浮小麦配伍。

③大枣用于缓和药性时，与甘遂、芫花等配伍。

[注意事项]

大枣劈破煎服，常用剂量为6~15g。

[药性歌括]

大枣味甘,调和百药,益气养脾,中满休嚼。

15. 饴　糖

[主治病证]

①饴糖味甘,性温,归脾、胃、肺经。有补中益气、缓急止痛之作用,可用于脾胃虚寒出现的脘腹疼痛、喜温喜按等。

②饴糖有润燥止咳之功效,可用于肺虚久咳、干咳、少痰等。

[常用配伍]

①饴糖用于治疗中虚脘腹疼痛时,常与白芍、甘草等配伍。

②饴糖用于治疗久病肺燥咳嗽证时,常与人参、杏仁等配伍。

[注意事项]

①饴糖入汤剂须烊化冲服。

②饴糖常用剂量为 15~20g。

[药性歌括]

饴糖味甘,补中益气,缓急止痛,润肺止咳。

16. 蜂　蜜

[主治病证]

①蜂蜜味甘,性平,归肺、脾、大肠经。有补脾益气之作用,可用于脾气虚弱营养不良证。

②蜂蜜有止痛之功效,可用于中虚脘腹疼痛证。

③蜂蜜有润肺止咳之作用,可用于燥邪伤肺干咳无痰证。

④蜂蜜有润肠通便之功效,可用于肠燥便秘证。

⑤蜂蜜有解毒之作用,与乌头类药物同煎,可降低此类药物毒性。

[兼治病证]

蜂蜜性平,有解毒消疮之功效,可配合其他药物用于治疗疮疡肿毒。

[常用配伍]

①蜂蜜用于治疗脾气虚弱时,可作为食品服用,或作为补脾益气丸剂、膏剂赋形剂,或炮制补脾益气药辅助用药。

②蜂蜜用于治疗中虚脘腹挛急疼痛证,单用有效,或常与白芍、甘草等配伍,以增强补中缓急止痛之力。

③蜂蜜用于治疗久病气阴两虚肺虚久咳证,可单用,尤其多作为炮制止咳药物的辅料,或作为润肺止咳类药丸、膏剂赋形剂。

④蜂蜜用于治疗肠燥便秘证,可单用冲服,尤可作为润肠类药丸赋形剂。

［注意事项］

蜂蜜常用剂量为 15~30g。

［药性歌括］

蜂蜜甘平，益气补中，养血安神，调和药性。

Ⅱ. 气虚证常用方剂

1. 四君子汤

［主治病证］四君子汤具有益气健脾之功效，主治脾胃气虚证，症见面色萎白、语音低微、气短乏力、食少便溏、舌淡苔白、脉虚弱等。

［处方依据］应用本方以面白食少、气短乏力、食少便溏、舌淡苔白、脉虚弱等主症及脉象为主要依据。

［适用范围］慢性胃炎、胃及十二指肠溃疡等，属于脾气虚证者，可用本方加减治疗。

［方剂组成］人参 9g，白术 9g，茯苓 9g，炙甘草 6g。

［服用方法］水煎服。

［方剂歌诀］四君子汤中和义，人参茯术甘草比，益气健脾基础剂，脾胃气虚治相宜。

常用中成药：[四君子丸] [四君子颗粒] [四君子合剂] [四君子袋泡剂]。

2. 参苓白术散

［主治病证］参苓白术散具有益气健脾、渗湿止泻之功效，主治脾虚湿盛证，症见饮食不化、胸脘痞闷、肠鸣泄泻、四肢乏力、舌淡苔白腻、脉虚缓等。

［处方依据］应用本方以泄泻、舌苔白腻、脉虚缓等主症及脉象为主要依据。

［适用范围］慢性胃肠炎、贫血、慢性支气管炎、慢性肾炎以及妇女带下病等，属于脾虚湿盛证者，可用本方加减治疗。

［方剂组成］莲子肉 12g，薏苡仁 10g，砂仁 9g（打碎后下），桔梗 6g，白扁豆 10g，茯苓 10g，人参 12g，白术 12g，山药 12g，甘草 9g，大枣 3 枚。

［服用方法］水煎服。

［方剂歌诀］参苓白术扁豆陈，莲草山药砂薏仁，桔梗上浮兼保肺，枣汤调服益脾神。

常用中成药：[参苓白术散] [参苓白术丸] [参苓白术片] [参苓白术颗粒] [参苓白术口服液] [参苓白术胶囊]。

3. 补中益气汤

[主治病证] 补中益气汤具有补中益气、升阳举陷之功效,主治脾虚气陷证,症见面色萎黄、气短乏力、食少便溏、舌淡苔白、脉虚,崩漏以及脱肛、子宫脱垂、久泻久痢等,或气虚发热证出现身热自汗、渴喜热饮、气短乏力、舌淡、脉虚大无力等。

[处方依据] 应用本方以体倦乏力、少气懒言、面色萎黄、脉虚软无力等主症及脉象为主要依据。

[适用范围] 内脏下垂、脱肛、久痢、久泻、重症肌无力、乳糜尿、慢性肝炎等;妇科之子宫脱垂、妊娠及产后癃闭、胎动不安、月经过多;眼科之眼睑下垂、麻痹性斜视等,属于脾胃气虚或中气下陷证者,可用本方加减治疗。

[方剂组成] 黄芪18g,炙甘草9g,人参6g,当归3g,陈皮6g,升麻6g,柴胡6g,白术9g。

[服用方法] 水煎服。

[方剂歌诀] 补中益气芪参术,炙草升柴归陈助,清阳下陷能升举,气血发热甘温除。

常用中成药:[补中益气丸][补中益气颗粒][补中益气合剂][补中益气片][补中益气膏][补中益气口服液]。

4. 生脉散(生脉饮)

[主治病证] 生脉散具有益气生津、敛阴止汗之功效,主治温热、暑热耗气伤阴证,症见汗多神疲、体倦乏力、气短懒言、咽干口渴、舌干红少苔、脉虚数,或久咳伤肺、气阴两虚证出现干咳少痰、气短自汗、口干舌燥、脉虚细等。

[处方依据] 应用本方以体倦乏力、气短、咽干、舌红、脉虚等主症及脉象为主要依据。

[适用范围] 肺结核、慢性支气管炎、神经衰弱所致咳嗽和心烦失眠,以及心脏病心律不齐等,属于气阴两虚证者,可用本方加减治疗。

[方剂组成] 人参9g,麦冬9g,五味子6g。

[服用方法] 水煎服。

[方剂歌诀] 生脉麦味与人参,保肺清心治暑淫,气少汗多兼口渴,病危脉绝急煎斟。

常用中成药:[生脉饮合剂(口服液)][生脉片][生脉胶囊][生脉颗粒][冠心生脉丸][生脉注射液]。

5. 内补黄芪汤

[主治病证] 内补黄芪汤具补益气血、养阴生肌之功效,主治痈疽溃后、

气血俱虚证,症见溃处作痛、倦怠懒言、神疲、寐差、自汗口干、间或发热久不退、脉细弱、舌淡苔薄等。

[处方依据]应用本方以疮疡痈肿后期、乏力口干、脉细弱等主症及脉象为主要依据。

[适用范围]疮疡、痈、疽等,属于气血俱虚证者,可用本方加减治疗。

[方剂组成]黄芪10g,麦冬10g,熟地黄10g,人参10g,茯苓10g,炙甘草5g,白芍5g,远志5g,川芎5g,肉桂5g(后下),当归5g。

[服用方法]水煎服。

[方剂歌诀]内补黄芪地芍冬,参苓远志加川芎,当归甘草肉桂并,力补痈疽善后功。

(二)血虚证处方用药

【血虚证概念】

血虚证是指血液亏少,不能濡养脏腑、经络、组织所产生的虚弱证候。临床常见面色淡白或萎黄、唇舌爪甲色淡、头晕眼花、心悸多梦、手足发麻,妇女月经量少、色淡、后期或经闭,脉细等。

【血虚证治则】

血虚证的治疗根据《素问·阴阳应象大论篇》"心生血",《温病条辨》"血虚者,补其气而血自生"的原则立法,用补血药为主组成具有益气养血作用的方剂来治疗。

【补血中药】

治疗血虚证所用的药物为补血药,即以补心血、补肝血、健脾生血、养血调经等治疗血虚证为主的药物。补血药的主要作用为补血,某些补血药除补血作用外还有活血、调经、滋阴、安神等作用。补血药主要用于各种血虚证,部分补血药还可用于失眠、眩晕、便秘、腰痛等症而兼有血虚证者。

补血药性味多甘温或甘平,质地滋润,主入心、肝血分,均具有补血的功效,广泛用于各种血虚证。

应用补血药时应注意:①使用补血药常配伍补气药,即所谓"有形之血不能自生,生于无形之气"。②补血药多滋腻黏滞,故脾虚湿阻、气滞食少者慎用,必要时,可配伍化湿行气消食药,以助运化。

【补血方剂】

治疗血虚证的方剂统称为补血方或补血剂,即具有益气养血等作用,用以治疗血虚证的方剂。补血方剂的主要作用为补血,某些方剂兼有健脾、补气、调血等作用。补血方剂主要用于血虚引起的面色无华、头晕眼花、心悸失眠、唇甲色淡、舌淡脉细等,另如脾虚、血瘀、气虚又兼有血虚证者,也可选用。

应用补血方剂应注意：①因气为血帅，气能生血，故常配补气药之人参、黄芪等，以益气生血。②血虚易致血滞，故常又与活血化瘀之川芎、红花等配伍，以去瘀生新。③补血药多阴柔腻滞，易碍胃气，故常配少许醒脾理气和胃之品，以防滋腻滞气。

Ⅰ. 血虚证常用中药

1. 当 归

[主治病证]

①当归味甘、辛，性温，归肝、心、脾经。有补血调经之作用，可用于血虚诸症。

②当归有活血止痛之功效，可用于月经不调、闭经、痛经等血瘀证。

[兼治病证]

①当归辛甘温通，为活血行瘀之要药，可配合其他药物用于治疗虚寒性腹痛、跌打损伤、风寒痹痛。

②当归有润肠通便之功效，可配合其他药物用于治疗血虚肠燥便秘。

[常用配伍]

①当归用于治疗气血两虚证时，常与黄芪、人参配伍，以增强补气生血之力。

②当归用于治疗血虚萎黄、心悸、失眠时，常与熟地黄、白芍、川芎等配伍。

③当归用于治疗血虚血瘀寒凝之腹痛，常与桂枝、芍药、生姜等配伍。

④当归用于治疗跌打损伤瘀血作痛，常与乳香、没药、桃仁、红花等配伍。

⑤当归用于治疗痈肿初起肿胀疼痛时，常与金银花、赤芍、天花粉等配伍。

⑥当归用于治疗风寒痹痛、肢体麻木时，常与羌活、防风、黄芪等配伍。

⑦当归用于治疗血虚肠燥之便秘，常与肉苁蓉、牛膝、升麻等配伍。

[注意事项]

①湿盛中满、大便泄泻者忌服。

②当归常用剂量为6~12g。

[药性歌括]

当归甘温，补血补心，扶虚益损，逐瘀生新。

2. 熟 地 黄

[主治病证]

①熟地黄味甘，性微温，归肝、肾经。有补血养阴之作用，可用于血虚诸症。

②熟地黄有填精益髓之功效，可用于肝肾阴虚出现的腰膝酸软、遗精、盗汗、耳聋、耳鸣等。

[兼治病证]

熟地黄炭能止血,可配合其他药物用于治疗崩漏等血虚出血证。

[常用配伍]

①熟地黄用于治疗血虚眩晕、失眠及月经不调等,常与当归、白芍、川芎配伍。

②熟地黄用于治疗心血虚证,如心悸怔忡,常与远志、酸枣仁等安神药配伍。

③熟地黄用于治疗血虚血寒证,如崩漏下血、少腹冷痛者,常与阿胶、艾叶配伍。

④熟地黄用于治疗肝肾阴虚证,常与山药、山茱萸等配伍。

[注意事项]

①熟地黄性质黏腻,较生地黄更甚,有碍消化,凡气滞痰多、脘腹胀痛、食少便溏者忌服。

②熟地黄重用久服宜与陈皮、砂仁等配伍,以免黏腻碍胃。

③熟地黄常用剂量为9~15g。

[药性歌括]

熟地微温,滋肾补血,益髓填精,乌须黑发。

[注] 怔忡:中医内科病名,是以阵发性或持续发作为特点,患者自觉心中剧烈跳动的一种急性病证。证情较心悸为重。

3. 白　芍

[主治病证]

①白芍味苦、酸,性微寒,归肝、脾经。有养血敛阴之作用,可用于肝血亏虚,月经不调。

②白芍有柔肝止痛之功效,可用于肝脾不和出现的胸胁脘腹疼痛、四肢挛急疼痛等。

[兼治病证]

①白芍有平抑肝阳之功效,可配合其他药物用于治疗肝阳上亢出现头痛、眩晕等。

②白芍有敛阴、止汗之功效,可配合其他药物用于治疗外感风寒、营卫不和。

[常用配伍]

①白芍用于收敛肝阴以养血,常与熟地黄、当归等配伍。

②白芍用于治疗血虚肝郁证,如胁肋疼痛等,常与柴胡、当归等配伍。

③白芍用于治疗阴血虚证,如筋脉失养而致手足挛急作痛,常与甘草配伍。

④白芍用于治疗营卫不和证之汗出恶风,常与桂枝配伍。

［注意事项］

①白芍反藜芦。

②阳衰虚寒者不宜用。

③白芍常用剂量为6~15g。

［药性歌括］

白芍酸寒，能收能补，泻痢腹痛，虚寒勿与。

4. 阿　胶

［主治病证］

①阿胶味甘，性平，归肺、肝、肾经。有补血之作用，可用于血虚诸症，尤以治疗出血而致血虚为佳。

②阿胶有止血之功效，可用于出血证，单味炒黄治疗妊娠尿血。

［兼治病证］

①阿胶有滋阴润肺之功效，可配合其他药物用于治疗肺阴虚燥咳。

②阿胶养阴以滋肾水，可配合其他药物用于治疗热病伤阴出现心烦失眠、阴虚风动、手足瘛疭等。

［常用配伍］

①阿胶用于治疗血虚诸症，常与熟地黄、当归、白芍配伍。

②阿胶用于治疗气虚血少证之心动悸、脉结代，常与炙甘草配伍。

③阿胶用于治疗咯血证，常与人参、天冬、白及等配伍。

④阿胶用于治疗血虚血寒证之崩漏下血等，常与艾叶配伍。

⑤阿胶用于治疗脾气虚寒证之便血或吐血等，常与白术、灶心土等配伍。

⑥阿胶用于治疗肺热阴虚出现燥咳痰少、咽喉干燥、痰中带血时，常与百合配伍。

⑦阿胶用于治疗热病伤阴，肾水亏而心火亢，心烦不得眠时，常与黄连配伍。

［注意事项］

①阿胶黏腻，有碍消化，故脾胃虚弱者慎用。

②阿胶入汤剂宜烊化冲服。

③阿胶常用剂量为3~9g。

［药性歌括］

阿胶甘温，止咳脓血，吐血胎崩，虚羸可啜。

［注］

①瘛疭：中医症状名称，指手足痉挛、口斜眼喎的表现，俗称"抽风"，多由热盛伤阴、风火相煽、痰火壅滞，或因风痰、痰热所致。

②啜：喝的意思。

5. 何 首 乌

[主治病证]

何首乌味苦、甘、涩，性微温，归肝、肾经。具有补益精血之作用，可用于治疗精血亏虚出现头晕眼花、须发早白、腰膝酸软等。

[兼治病证]

何首乌生用有解毒、截疟、润肠通便之功效，可配合其他药物用于治疗久疟、痈疽、瘰疬、肠燥便秘等。

[常用配伍]

①何首乌用于治疗精血亏虚证出现腰膝脚软、头晕眼花、须发早白时，常与当归、补骨脂等配伍。

②何首乌用于治疗肝肾亏虚证出现头晕眼花、耳鸣耳聋，常与桑椹子、黑芝麻、杜仲等配伍。

③何首乌用于治疗疟疾日久、气血虚弱，常与人参、当归、陈皮等配伍。

[注意事项]

①便溏泄泻及痰湿较重者不宜用。

②何首乌常用剂量为3~6g。

[药性歌括]

首乌甘涩，滋补肝肾，益髓填精，乌须黑发。

6. 龙 眼 肉

[主治病证]

龙眼肉味甘，性温，归心、脾经。有补益心脾、养血安神之作用，可用于思虑过度、劳伤心脾、惊悸怔忡、失眠健忘等。

[常用配伍]

①龙眼肉用于补心脾、益气血、安神，常与人参、当归、酸枣仁等配伍。

②龙眼肉用于治疗年老体衰、产后、大病之后，气血亏虚，可单用本品加白糖蒸熟，开水冲服。

[注意事项]

①湿盛中满或有停饮、痰、火患者忌服。

②龙眼肉常用剂量为9~15g。

[药性歌括]

龙眼味甘，归脾益智，健忘怔忡，聪明广记。

II. 血虚证常用方剂

1. 当归补血汤

[主治病证] 当归补血汤具有补气生血之功效，主治血虚阳浮发热证，症见肌热面红、烦渴欲饮、脉洪大而虚、重按无力，妇人经期、产后血虚发热头痛，或疮疡溃后、久不愈合等。

[处方依据] 应用本方以肌热面红、烦渴欲饮、脉洪大而虚、重按无力等主症及脉象为主要依据。

[适用范围] 冠心病心绞痛，妇人经期、产后发热，各种贫血、过敏性紫癜等，属于血虚证者，可用本方加减治疗。

[方剂组成] 黄芪30g，当归6g。

[服用方法] 水煎服。

[方剂歌诀] 当归补血君黄芪，芪归用量五比一，补气生血代表剂，血虚发热此方宜。

常用中成药：[当归补血丸]　[当归补血胶囊]　[当归补血口服液]。

2. 四 物 汤

[主治病证] 四物汤具有补血调血之功效，主治营血虚滞证，症见惊惕头晕、目眩耳鸣、唇爪无华、妇人月经量少或经闭不行、舌质淡、脉弦细或细涩等。

[处方依据] 应用本方以面色无华、唇甲色淡、舌淡、脉细等主症及脉象为主要依据。

[适用范围] 月经不调、胎产疾病、荨麻疹、骨伤科疾病、过敏性紫癜、神经性头痛等，属于营血虚滞证者，可用本方加减治疗。

[方剂组成] 熟地黄12g，当归10g，白芍12g，川芎8g。

[服用方法] 水煎服。

[方剂歌诀] 四物地芍与归芎，营血虚滞此方宗，经带胎产具可治，加减运用可变通。

常用中成药：[四物颗粒]　[四物膏]　[四物片]　[四物合剂]。

3. 归 脾 汤

[主治病证] 归脾汤具有益气补血、健脾养心之功效，主治心脾气血两虚、脾不统血证，症见心悸怔忡、健忘失眠、盗汗、体倦食少、面色萎黄、舌淡、苔薄白、脉细弱等。

[处方依据] 应用本方以心悸、失眠、体倦、食少、便血、崩漏、舌淡、脉细弱等主症及脉象为主要依据。

[适用范围] 消化性溃疡出血、功能失调性子宫出血、再生障碍性贫血、血小板减少症、心血管系统疾病等，属于心脾两虚、脾不统血证者，可用本方加减治疗。

[方剂组成] 人参 9g，黄芪 9g，白术 9g，茯神 9g，酸枣仁 9g(捣碎)，龙眼肉 9g，木香 6g(后下)，炙甘草 5g，当归 9g，远志 6g，生姜 3 片，红枣 5 枚。

[服用方法] 水煎服。

[方剂歌诀] 归脾汤用参术芪，茯神归草远志宜，酸枣木香龙眼肉，兼加姜枣益心脾。

常用中成药：[归脾丸] [归脾胶囊] [归脾合剂] [归脾膏] [归脾液] [人参归脾丸]。

4. 滋 血 汤

[主治病证] 滋血汤具有益气养血、滋荣养血、调理脾胃之功效，主治劳伤脏腑、冲任气虚诸症，症见妇人血崩，或下鲜血，或下瘀血，淋漓不尽、肢体倦怠、面色萎黄、舌淡、苔白、脉弱等。

[处方依据] 应用本方以肢体倦怠、月经后期、量少、小腹无胀痛，或面色萎黄淡白、头晕心悸，或纳少便溏、面浮肢肿、神疲乏力、舌质正常或淡、脉象细弱或细数无力等主症及脉象为主要依据。

[适用范围] 贫血、产后病、功能性子宫出血等，属于气血亏虚证者，可用本方加减治疗。

[方剂组成] 人参 9g，怀山药 12g，黄芪 12g，茯苓 18g，熟地黄 12g，白芍 9g，当归 12g，川芎 9g。

[服用方法] 水煎服。

[方剂歌诀] 滋血汤治经衰少，精血亏虚四物疗，参芪淮茯益生化，气充血足经自调。

5. 圣 愈 汤

[主治病证] 圣愈汤具有补气、补血、摄血之功效，主治气血虚弱、气不摄血证，症见月经先期、量多色淡、四肢乏力、神疲体倦、舌质淡、苔薄润、脉细软等。

[处方依据] 应用本方以肢体倦怠、月经量多色淡、舌质淡、苔薄润、脉细软等主症及脉象为主要依据。

[适用范围] 贫血、失眠、月经不调、甲状腺功能减退等，属于气血亏虚、气不摄血证者，可用本方加减治疗。

[方剂组成] 生地黄 20g，熟地黄 20g，白芍 15g，川芎 8g，人参 20g，当归 15g，黄芪 18g。

［服用方法］水煎服。

［方剂歌诀］益气补血圣愈汤，参芪芎归二地黄，体倦神衰经量多，胎产崩漏气血伤。

6. 当归饮子

［主治病证］当归饮子具有补血祛风之功效，主治血虚风燥证，症见内蕴风热、皮肤疮疥，或肿或痒，或脓水浸淫，或发赤疹瘩瘤等。

［处方依据］应用本方以内蕴风热、皮肤疮疥或肿或痒等主症为主要依据。

［适用范围］慢性荨麻疹、玫瑰糠疹、银屑病、慢性湿疹、皮肤瘙痒症、痒疹以及其他干燥性皮肤病等，属于血虚风燥证者，可用本方加减治疗。

［方剂组成］当归、白芍、川芎各15g，生地黄、炒蒺藜、防风、荆芥（后下）各9g，何首乌、黄芪、甘草（炙）各6g，生姜3片。

［服用方法］水煎服。

［方剂歌诀］当归饮子治血燥，病因全是血虚耗，四物荆防与芪草，首乌蒺藜最重要。

附：气血两虚证常用方剂

1. 八珍汤

［主治病证］八珍汤具有益气补血之功效，主治气血两虚证，症见面色苍白或萎黄、头晕、目眩、四肢倦怠、气短、少气懒言、心悸怔忡、饮食减少、舌淡苔薄白、脉细弱或虚大无力等。

［处方依据］应用本方以气短乏力、心悸眩晕、舌淡、脉细无力等主症及脉象为主要依据。

［适用范围］病后体虚、各种慢性病、妇女月经不调等症，属于气血两虚者，可用本方加减治疗。

［方剂组成］人参、白术、茯苓、当归、川芎、白芍、熟地黄、炙甘草各10g，生姜2片，大枣1枚。

［服用方法］水煎服。

［方剂歌诀］四君四物加枣姜，八珍双补气血方，再加黄芪与肉桂，十全大补效增强，更加橘味志去芎，养荣补心安神良。

常用中成药：［健脾八珍糕］［八珍颗粒］［八珍胶囊］［八珍丸］［八珍益母丸］。

2. 十全大补汤

［主治病证］十全大补汤具有温补气血之功效，主治气血两虚证，症见面

色萎黄、倦怠食少、头晕目眩、神疲气短、心悸怔忡、自汗盗汗、四肢不温、舌淡、脉细弱等。

[处方依据] 应用本方以面色萎黄、倦怠食少、神疲、气短、舌淡、脉细弱等主症及脉象为主要依据。

[适用范围] 病后体虚、各种慢性病、崩漏、月经不调、疮疡不敛等，属于气血两虚证者，可用本方加减治疗。

[方剂组成] 人参6g，肉桂3g(后下)，川芎6g，熟地黄12g，茯苓9g，白术9g，甘草3g，黄芪12g，当归9g，白芍9g，生姜3片，大枣2枚。

[服用方法] 水煎服。

[方剂歌诀] 见八珍汤。

常用中成药：[十全大补丸] [十全大补膏] [十全大补口服液] [十全大补糖浆] [十全大补合剂]。

3. 人参养荣汤

[主治病证] 人参养荣汤具有益气补血、养心安神之功效，主治心脾气血两虚证，症见倦怠无力、食少无味、惊悸健忘、夜寐不安、虚热自汗、咽干唇燥、形体消瘦、皮肤干枯、咳嗽气短、动则喘甚，或疮疡溃后气血不足、寒热不退、疮口久不收敛等。舌质淡、脉细无力。

[处方依据] 应用本方以倦怠无力、食少无味、惊悸健忘、夜寐不安、舌质淡、脉细无力等主症及脉象为主要依据。

[适用范围] 贫血、营养不良性水肿、神经官能症、久病体虚等，属于心脾气血两虚证者，可用本方加减治疗。

[方剂组成] 黄芪、当归、桂枝、甘草、陈皮、白术、人参各9g，白芍18g，熟地黄9g，五味子、茯苓各4g，远志6g。

[服用方法] 水煎服。

[方剂歌诀] 人参养荣即十全，减去川芎五味联，陈皮远志加姜枣，脾肺气血温补宜。

常用中成药：[人参养荣丸] [人参养荣膏]。

4. 泰山磐石散

[主治病证] 泰山磐石散具有益气健脾、养血安胎之功效，主治气血虚弱所致的堕胎、滑胎，症见胎动不安，或有堕胎宿疾、面色淡白、倦怠乏力、不思饮食、舌淡苔薄白、脉滑无力等。

[处方依据] 应用本方以胎动不安、面色淡白、倦怠乏力、舌淡苔薄白、脉滑无力等主症及脉象为主要依据。

[适用范围] 先兆流产、习惯性流产等，属于气血亏虚证者，可用本方加减治疗。

[方剂组成] 人参3g，黄芪6g，白术6g，炙甘草2g，当归3g，川芎2g，白芍3g，熟地黄3g，续断3g，糯米6g，黄芩3g，砂仁1.5g(打碎后下)。

[服用方法] 水煎服。

[方剂歌诀] 泰山磐石八珍选，去苓加芪芩断联，再益砂仁及糯米，妇人胎动可安全。

5. 炙甘草汤(复脉汤)

[主治病证] 炙甘草汤具有滋阴养血、益气温阳、复脉止悸之功效，主治阴血不足、阳气虚弱证，症见脉结代、心动悸、虚羸少气、舌光少苔或质干而瘦小；兼治虚劳肺痿证，症见咳嗽、涎唾多、形瘦短气、虚烦不眠、自汗盗汗、咽干口燥、大便干结、脉虚数等。

[处方依据] 应用本方以脉结代、心动悸、虚羸少气、舌光少苔等主症及脉象为主要依据。

[适用范围] 功能性心律不齐、冠心病、风湿性心脏病、病毒性心肌炎、甲状腺功能亢进而有心悸、气短、脉结代等，属于阴血不足、心气虚弱者，可用本方加减治疗，并可用于气阴两伤之虚劳干咳等。

[方剂组成] 炙甘草12g，桂枝9g，人参6g(另炖兑服)，生地黄12g，阿胶6g(烊化)，麦门冬10g，麻子仁10g，生姜3片，大枣4枚。

[服用方法] 水煎服。

[方剂歌诀] 炙甘草汤参姜桂，麦冬生地大麻仁，大枣阿胶加酒服，虚劳肺痿效如神。

[注] 肺痿：中医内科病名，是指咳喘日久不愈，肺气受损，津液耗伤，肺叶萎弱，临床主要表现为气短、咳吐浊唾涎沫等，常反复发作。

常用中成药：[炙甘草合剂]。

6. 加减复脉汤

[主治病证] 加减复脉汤具有滋阴养血、生津润燥之功效，主治温热病后期、邪热久羁、阴液亏虚证，症见身热面赤、口干咽燥、脉虚大、手足心热甚于手足背等。

[处方依据] 应用本方以身热面赤、口干咽燥、脉虚大等主症及脉象为主要依据。

[适用范围] 久热伤阴、低热、咳嗽、痹证、产后大便干结等，属于邪热久羁、阴液亏虚证者，可用本方加减治疗。

[方剂组成] 炙甘草 18g，地黄 18g，白芍 18g，麦冬 15g，阿胶 9g（烊化），麻子仁 9g。

[服用方法] 水煎服。

[方剂歌诀] 本方即炙甘草汤去人参、桂枝、生姜、大枣，加白芍（歌诀略去）。

[注] 羁：本意是指马笼头，引申义是束缚、拘束，此处作停留解。

7. 大补元煎

[主治病证] 大补元煎具有救本培元、大补气血之功效，主治气血大亏、精神失守之危剧病证，症见眩晕、头痛、精神萎靡、腰膝酸软、耳鸣、汗出肢冷、心悸气短、脉微细等。

[处方依据] 应用本方以气血两亏、精神委顿、腰酸耳鸣、汗出肢冷、心悸气短、脉微细等主症及脉象为主要依据。

[适用范围] 年老体虚、中气不足、不孕、重度子宫脱垂等，属于气血大亏证者，可用本方加减治疗。

[方剂组成] 人参 12g（另炖兑服），山药（炒）6g，熟地黄 20g，杜仲 6g，当归 9g，山茱萸 3g，枸杞子 9g，炙甘草 6g。

[服用方法] 水煎服。

[方剂歌诀] 大补元煎用山药，山萸地黄加枸杞，当归杜仲人参草，滋补肝肾益血气。

（三）阴虚证处方用药

【阴虚证概念】

阴虚证是指由于体内津液精血不足，阴液亏虚不能制约阳气或滋润濡养的作用减退所产生的证候。临床常见形体消瘦、两颧红赤、午后潮热、咽干口燥、心烦失眠、盗汗、手足心热、舌红少苔、脉细数等症状，兼见干燥不润、目涩、胁痛、干呕呃逆、饥不欲食、肠燥便秘、遗精、女子经少或经闭及虚火躁扰不宁等。

【阴虚证治则】

阴虚证的治疗根据《素问·阴阳应象大论》"精不足者补之以味"的原则立法，用养阴药为主组成具有滋阴、养血、润燥、清热除烦等作用的方剂来治疗。

【补阴中药】

治疗阴虚证所用的药物称为补阴药或滋阴（养阴、益阴）药，即以滋阴清热为主要作用的药物。补阴药的主要作用为滋养阴液、纠正阴虚，某些补阴药除此以外还有补气、化痰、安神、除烦等作用。补阴药主要用于咽干、口干、潮热、盗汗、五心烦热、两颧潮红等阴虚证，部分补阴药还可用于心悸、失眠、便秘、咳嗽等兼有阴虚证者。

　　补阴药根据其药物性能和临床应用，一般无具体分类。凡是性味以甘寒为主，能补肺胃之阴者，主要归肺胃经；能滋养肝肾之阴者，主要归肝肾经；少数药能养心阴，可归心经。都属补阴药。

　　补阴包括补肺阴、补胃（脾）阴、补肝阴、补肾阴、补心阴等具体功效，分别主治肺阴虚、胃（脾）阴虚、肝阴虚、肾阴虚、心阴虚证。阴虚证主要表现为两类见症：一是阴液不足，不能滋润脏腑组织，出现皮肤、咽喉、口鼻、眼目干燥或肠燥便秘；二是阴虚生内热，出现午后潮热、盗汗、五心烦热、两颧发红，或阴虚阳亢，出现头晕目眩。不同脏腑的阴虚证还各有其特殊症状：肺阴虚，可见干咳少痰、咯血或声音嘶哑。胃阴虚，可见口干咽燥、胃脘隐痛、饥不欲食，或脘痞不舒，或干呕呃逆等。脾阴虚大多是脾的气阴两虚，可见食纳减少、食后腹胀、便秘、唇干燥少津、干呕、呃逆、舌干苔少等。肝阴虚可见头晕耳鸣、两目干涩，或肢麻筋挛、爪甲不荣等。肾阴虚可见头晕目眩、耳鸣耳聋、牙齿松动、腰膝酸痛、遗精等。心阴虚可见心悸怔忡、失眠多梦等。

　　应用补阴药应注意：①本类药大多有一定滋腻性，脾胃虚弱，痰湿内阻，腹满便溏者慎用。②使用本类药物治疗热邪伤阴或阴虚内热证，常与清热药配伍，以利阴液的固护或阴虚内热的消除。用于不同脏腑的阴虚证，还应针对各种阴虚证的不同见症，分别配伍止咳化痰、降逆和中、润肠通便、健脾消食、平肝、固精、安神等类药物，以标本兼顾。如阴虚兼血虚或气虚者，又需与补血药或补气药同用。

【补阴方剂】

　　治疗阴虚证的方剂称为补阴（养阴、滋阴、益阴）方或补阴（养阴、滋阴、益阴）剂，即具有滋阴、养血、润燥等作用，用于治疗阴虚证的方剂。养阴方剂的主要作用为滋阴养血，某些方剂兼有清热、除烦等作用。养阴方剂主要用于体内津液精血不足，阴液亏虚不能制约阳气所引起的形体消瘦、两颧红赤、午后潮热、咽干口燥、心烦失眠、盗汗、手足心热、舌红少苔、脉细数等，另如滋润濡养少导致的干燥不润、目涩、胁痛、干呕呃逆、饥不欲食、肠燥便秘、遗精、女子经少或经闭及虚火躁扰不宁者，也可选用。

　　养阴方剂根据阴虚、火热程度的不同，一般分为滋阴润燥剂与育阴清热剂，如果患者兼见有正气不足等表现，还需配合益气调中的药物以气阴双补。

　　应用养阴方剂应注意：①养阴方剂多为厚味滋腻之品，煎药之时可适当久煎，增加药性的析出。②补阴剂多属甘寒偏凉的药物，要注意补阴不可伤阳，尤其配伍苦寒之品更要慎重，一些平素脾胃虚寒者，则应在养阴的同时注意固护脾胃，防止出现溏泄的反应。③阴虚证可同时见于多个脏腑，比如肺肾阴虚、肝肾阴虚等证,临床应用时应根据兼证的不同采用不同的归经药物,并注意脏腑间的互相作用而灵活配伍。

Ⅰ. 阴虚证常用中药

1. 沙 参

[主治病证]

沙参味甘、微苦,性微寒,归肺、胃经。有补肺阴、清肺热之作用,可用于阴虚肺燥有热之干咳少痰、咯血或咽干喑哑等症。

[兼治病证]

沙参有补胃阴、生津止渴、兼能清胃热之功效,可配合其他药物用于治疗胃阴虚有热之口干多饮、饥不欲食、大便干结、舌苔光剥或舌红少津及胃痛、胃胀、干呕等。

[常用配伍]

①沙参用于治疗阴虚肺燥证时,常与麦冬、杏仁、桑叶、玄参等配伍。

②沙参用于治疗胃阴虚有热证时,常与玉竹、麦冬、生地黄、乌梅、石斛等养阴生津药配伍,对热病后期,气阴两虚者尤为适宜。

[注意事项]

①沙参有北沙参与南沙参之别,北沙参与南沙参来源于两种不同的植物,因二者功用相似,均以养阴清肺、益胃生津为主要功效。但北沙参清养肺胃作用稍强,肺胃阴虚有热之证较为多用;南沙参尚兼益气及祛痰作用,较宜于气阴两伤及燥痰咳嗽者。

②沙参反藜芦。

③沙参常用剂量为5~12g。

[药性歌括]

沙参味苦,消肿排脓,补肝益肺,退热除风。

2. 百 合

[主治病证]

①百合味甘,性微寒,归肺、心、胃经。有养阴润肺、清心安神之作用,可用于肺阴虚证。

②百合有养阴清心、宁心安神之功效,可用于阴虚有热之失眠、心悸及百合病心肺阴虚内热证。

[兼治病证]

①百合微寒,作用平和,能补肺阴,兼能清肺热。润肺清肺之力虽不及北沙参、麦冬等药,但兼有一定的止咳祛痰作用。

②百合有养胃阴、清胃热之功效,可配合其他药物用于治疗胃阴虚有热之胃脘疼痛证。

[常用配伍]

①百合用于治疗阴虚肺燥有热之干咳少痰、咯血或咽干喑哑等,常与生地黄、玄参、桔梗、川贝母等伍。

②百合用于治疗神志恍惚、情绪不能自主、口苦、小便赤、脉微数等为主的百合病心肺阴虚内热证时,常与生地黄配伍。

[注意事项]

①风寒咳嗽及中寒便溏者忌服。

②百合常用剂量为6~12g。

[药性歌括]

百合味甘,安心定胆,止嗽消浮,痈疽可啖。

3. 麦　冬

[主治病证]

①麦冬味甘、微苦,性微寒,归胃、肺、心经。有滋养胃阴、生津止渴、兼清胃热之作用,可用于胃阴虚有热出现舌干口渴、胃脘疼痛、饥不欲食、呕逆、大便干结等。

②麦冬有养肺阴、清肺热之功效,可用于阴虚肺燥有热的鼻燥咽干、干咳痰少、咯血、咽痛喑哑等。

[兼治病证]

麦冬归心经,有养心阴、清心热的作用,并略具除烦安神作用,可配合其他药物用于治疗心阴虚有热之心烦、失眠多梦、健忘、心悸怔忡等。

[常用配伍]

①麦冬用于治疗胃阴不足之气逆呕吐时,常与半夏、人参等配伍。

②麦冬用于治疗热邪伤津之便秘,常与生地黄、玄参配伍。

③麦冬用于治疗外感燥火伤肺证,常与阿胶、石膏、桑叶、枇杷叶等配伍。

④麦冬用于治疗阴虚血少、神志不安证,常与养阴安神之品配伍。

[注意事项]

麦冬常用剂量为6~12g。

[药性歌括]

麦门甘寒,解渴祛烦,补心清肺,虚热自安。

4. 石　斛

[主治病证]

石斛味甘,性微寒,归胃、肾经。有益胃生津、滋阴清热之作用,可用于胃阴虚及热病伤津证,本品长于滋养胃阴,生津止渴,兼能清胃热。

[兼治病证]

石斛有滋肾阴,兼能降虚火之功效,可配合其他药物用于治疗肾阴亏虚之目暗不明、筋骨痿软及阴虚火旺、骨蒸劳热等症。

[常用配伍]

①石斛用于治疗热病伤津出现烦渴、舌干苔黑之证,常与天花粉、鲜生地黄、麦冬等配伍。

②石斛用于治疗胃热阴虚之胃脘疼痛、牙龈肿痛、口舌生疮时,常与生地黄、麦冬、黄芩等配伍。

[注意事项]

石斛常用剂量为6~12g,鲜用15~30g。

[药性歌括]

石斛味甘,却惊定志,壮骨补虚,善驱冷痹。

5. 玉 竹

[主治病证]

①玉竹味甘,性微寒,归肺、胃经。有养阴润燥、生津止渴之作用,可用于阴虚肺燥有热的干咳少痰、咯血、声音嘶哑等。

②玉竹有养胃阴、清胃热之功效,可用于燥伤胃阴出现口干舌燥、食欲不振等。

[兼治病证]

玉竹有养心阴之作用,亦略具清心热之功效,可配合其他药物用于治疗热伤心阴之烦热多汗、惊悸等。

[常用配伍]

①玉竹用于治疗阴虚火炎之咯血、咽干、失音,常与麦冬、生地黄、贝母等配伍。

②玉竹用于治疗胃热津伤之消渴,常与石膏、知母、麦冬、天花粉等配伍,可共收清胃生津之效。

③玉竹用于治疗阴虚之体感受风温及冬温咳嗽、咽干时,常与白薇、淡豆豉等配伍。

[注意事项]

玉竹常用剂量为6~12g。

[药性歌括]

玉竹微寒,养阴生津,燥热咳嗽,烦渴皆平。

6. 黄　精

[主治病证]

①黄精味甘,性平,归脾、肺、肾经。有补气养阴、健脾、润肺、益肾之作用,可用于阴虚肺燥、干咳少痰及肺肾阴虚的劳咳久咳。

②黄精有补益脾气、养脾阴之功效,可用于脾虚阴伤证。

[兼治病证]

黄精有补益肾精之功效,可配合其他药物用于延缓衰老,改善头晕、腰膝酸软、须发早白等早衰症状。

[常用配伍]

①黄精用于治疗肺金气阴两伤之干咳少痰时,常与沙参、川贝母等配伍。

②黄精用于治疗脾脏气阴两虚之面色萎黄、困倦乏力、口干食少、大便干燥,单用或与补气健脾药配伍。

③黄精用于治疗补益肾精,可单用本品熬膏服,亦可与枸杞子、何首乌等补益肾精药配伍。

[注意事项]

①黄精与山药均性味甘平,主归肺、脾、肾三脏,为气阴双补之品。然黄精滋肾之力强于山药,而山药长于健脾,并兼有涩性,较宜于脾胃气阴两伤、食少便溏及带下等症。

②黄精常用剂量为9~15g。

[药性歌括]

黄精味甘,能安脏腑,五劳七伤,此药大补。

7. 枸 杞 子

[主治病证]

枸杞子味甘,性平,归肝、肾经。有滋肝肾之阴的作用,为平补肾精肝血之品,可用于精血不足所致的视力减退、内障目昏、头晕目眩、腰膝酸软、遗精滑泄、耳聋、牙齿松动、须发早白、失眠多梦等。

[兼治病证]

枸杞子有补益肾精之功效,可配合其他药物用于延缓衰老,改善头晕、腰膝酸软、须发早白等早衰症状。

[常用配伍]

①枸杞子用于补肾、固精、乌发、壮骨、续嗣延年,常与菟丝子、何首乌等配伍。

②枸杞子用于治疗肝肾阴虚或精亏血虚之两目干涩、内障目昏,常与熟地黄、山茱萸、山药、菊花等配伍。

[注意事项]

枸杞子常用剂量为6~12g。

[药性歌括]

枸杞甘平,填精补髓,明目祛风,阴兴阳起。

8. 墨旱莲(旱莲草)

[主治病证]

墨旱莲味甘、酸,性寒,归肝、肾经。有滋补肝肾之作用,可用于肝肾阴虚或阴虚内热所致须发早白、头晕目眩、失眠多梦、腰膝酸软、遗精耳鸣等。

[兼治病证]

墨旱莲有凉血止血的作用,可配合其他药物用于治疗阴虚血热的失血证。

[常用配伍]

墨旱莲用于治疗肝肾阴虚证,可单用本品熬膏服;或与滋养肝肾药配伍。

[注意事项]

墨旱莲常用剂量为9~15g。

[药性歌括]

旱莲草甘,生须黑发,赤痢堪止,血流可截。

9. 女 贞 子

[主治病证]

女贞子味甘、苦,性凉,归肝、肾经。有滋补肝肾之作用,可用于肝肾阴虚出现目暗不明、视力减退、须发早白、眩晕耳鸣、失眠多梦、腰膝酸软、遗精、消渴及阴虚内热之潮热、心烦等。

[兼治病证]

女贞子有乌发明目之功效,可配合其他药物用于治疗须发早白、失眠多梦以及目微红羞明、眼珠作痛之症。

[常用配伍]

①女贞子常与墨旱莲配伍。

②女贞子用于治疗目微红羞明、眼珠作痛时,常与生地黄、石决明、谷精草等滋阴清肝明目药配伍。

③女贞子用于治疗肾阴亏虚消渴时,常与生地黄、天冬、山药等滋阴补肾药配伍。

④女贞子用于治疗阴虚内热之潮热心烦时,常与生地黄、知母、地骨皮等养阴、清虚热药配伍。

［注意事项］

①因主要成分齐墩果酸不易溶于水,故以入丸剂为佳。本品以黄酒拌后蒸制,可增强滋补肝肾作用,并使苦寒之性减弱,避免滑肠。

②女贞子常用剂量为6~12g。

［药性歌括］

女贞子苦,黑发乌须,强筋壮力,祛风补虚。

10. 黑 芝 麻

［主治病证］

黑芝麻味甘,性平,归肝、肾、大肠经。有滋补肝肾之作用,可用于肾精肝血亏虚所致的早衰诸症。

［兼治病证］

黑芝麻有润肠通便之功效,可配合其他药物用于治疗肠燥便秘之证。

［常用配伍］

①黑芝麻用于治疗精亏血虚、肝肾不足引起的头晕眼花、须发早白、四肢无力等,常与桑叶配伍。

②黑芝麻用于治疗肠燥便秘证,可单用,或与肉苁蓉、紫苏子、火麻仁等润肠通便药配伍。

［注意事项］

黑芝麻常用剂量为9~15g。

［药性歌括］

芝麻味甘,疗肿恶疮,熟补虚损,筋壮力强。

11. 龟甲(龟板)

［主治病证］

①龟甲味甘,性寒,归肾、肝、心经。有滋养肝阴之作用,可用于肝肾阴虚而引起的阴虚内热、骨蒸潮热、盗汗、遗精等。

②龟甲有滋肾养肝、健骨之功效,可用于肾虚之筋骨不健、腰膝酸软、步履乏力及小儿鸡胸、龟背、囟门不合等。

［兼治病证］

①龟甲有养血补心、安神定志之功效,可配合其他药物用于治疗阴血亏虚之惊悸、失眠、健忘之证。

②龟甲有止血之功效,可配合其他药物用于治疗阴虚血热、冲任不固之崩漏、月经过多之证。

[常用配伍]

①龟甲用于治疗阴虚阳亢头目眩晕之证,常与天冬、白芍、牡蛎等配伍。

②龟甲用于治疗阴虚内热,骨蒸潮热,盗汗遗精时,常与滋阴降火之熟地黄、知母、黄柏配伍。

③龟甲用于治疗阴虚风动,神倦瘈疭者时,常与阿胶、鳖甲、生地黄等配伍。

④龟甲用于治疗肾虚之筋骨不健、腰膝酸软、步履乏力时,常与熟地黄、锁阳等配伍。

⑤龟甲用于治疗阴血不足、心肾失养之惊悸、失眠、健忘时,常与石菖蒲、远志、龙骨等配伍。

[注意事项]

①龟甲宜先煎。

②龟甲经砂炒醋淬后,有效成分更容易煎出,并除去腥气,便于制剂。

③龟甲常用剂量为9~24g。

[药性歌括]

龟甲味甘,滋阴补肾,止血续筋,更医颅囟。

12. 鳖　甲

[主治病证]

鳖甲味甘、咸,性寒,归肝、肾经。有滋阴潜阳之作用,可用于肝肾阴虚所致阴虚内热、阴虚风动、阴虚阳亢诸症。对阴虚内热证,本品滋养之力不及龟甲,但长于退虚热、除骨蒸,故尤为临床多用。

[兼治病证]

鳖甲有软坚散结之功效,可配合其他药物用于治疗肝脾肿大等癥瘕积聚之证。

[常用配伍]

①鳖甲用于治疗温病后期,阴液耗伤,邪伏阴分,夜热早凉,热退无汗者,常与丹皮、生地黄、青蒿等配伍。

②鳖甲用于治疗疟疾日久不愈,胁下痞硬成块,常与桃仁、大黄、芍药等配伍。

[注意事项]

①龟甲与鳖甲,均能滋养肝肾之阴、平肝潜阳,均宜用于肾阴不足、虚火亢旺之骨蒸潮热、盗汗、遗精及肝阴不足、肝阳上亢之头痛、眩晕等。但龟甲长于滋肾,鳖甲长于退虚热。此外,龟甲还兼有健骨、补血、养心等功效,还常用于肝肾不足之筋骨痿弱、腰膝酸软、妇女崩漏、月经过多及心血不足、失眠、

健忘等；鳖甲还兼软坚散结作用，常用于腹内癥瘕积聚。

②鳖甲宜先煎。

③鳖甲经砂炒醋淬后，有效成分更容易煎出，并可去其腥气，易于粉碎，方便制剂。

④鳖甲常用剂量为9~24g。

[药性歌括]

鳖甲咸平，劳嗽骨蒸，散瘀消肿，去痞除癥。

Ⅱ. 阴虚证常用方剂

1. 六味地黄丸

[主治病证] 六味地黄丸具有滋阴补肾之功效，主治肾阴虚证，症见腰膝酸软、头晕目眩、耳鸣耳聋、盗汗、遗精、消渴、骨蒸潮热、手足心热、舌燥咽痛、牙齿动摇、小便淋沥、小儿囟门不合、舌红少苔、脉沉细数等。

[处方依据] 应用本方以腰膝酸软、头晕目眩、口燥咽干、舌红少苔、脉沉细数等主症及脉象为主要依据。

[适用范围] 慢性肾炎、高血压、糖尿病、肺结核、肾结核、甲状腺功能亢进、中心性视网膜炎及功能失调性子宫出血、围绝经期综合征等，属于肾阴虚弱者，可用本方加减治疗。

[方剂组成] 熟地黄24g，山萸肉、山药各12g，泽泻、牡丹皮、茯苓各9g。

[服用方法] 水煎服。

[方剂歌诀] 六味地黄益肾肝，茱薯丹泽地苓专，更加知柏成八味，阴虚火旺自可煎。

常用中成药：[六味地黄丸] [六味地黄胶囊] [六味地黄软胶囊] [六味地黄口服液]。

2. 左 归 丸

[主治病证] 左归丸具有滋阴补肾、填精益髓之功效，主治真阴不足证，症见头目眩晕、腰酸腿软、遗精滑泄、自汗、盗汗、口燥咽干、舌红少苔、脉细等。

[处方依据] 应用本方以头目眩晕、腰酸腿软、舌光少苔、脉细等主症及脉象为主要依据。

[适用范围] 慢性支气管炎、慢性肾炎、高血压、老年痴呆、腰肌劳损、不孕症等，属于真阴亏损者，可用本方加减治疗。

[方剂组成] 熟地黄24g，山药12g，枸杞子12g，山茱萸12g，川牛膝9g，菟丝子12g，鹿角胶12g（烊化），龟板胶12g（烊化）。

[服用方法] 水煎服。

[方剂歌诀] 左归丸内山药地, 萸肉枸杞与牛膝, 菟丝龟鹿二胶合, 壮水之主方第一。

[注] 真阴不足: 中医证候名称, 即肾阴不足, 临床主要表现为五心烦热、眩晕耳鸣、腰膝酸软、手足心热等。

常用中成药: [左归丸]。

3. 大补阴丸

[主治病证] 大补阴丸具有滋阴降火之功效, 主治阴虚火旺证, 症见骨蒸潮热、盗汗遗精、咳嗽、咯血、心烦易怒、足膝疼热、舌红少苔、尺脉数而有力等。

[处方依据] 应用本方以骨蒸潮热、舌红少苔、尺脉数而有力等主症及脉象为主要依据。

[适用范围] 甲状腺功能亢进症、肾结核、骨结核、糖尿病等, 属于阴虚火旺者, 可用本方加减治疗。

[方剂组成] 熟地黄18g, 龟板18g(先煎), 黄柏、知母各12g。

[服用方法] 加猪脊髓适量, 水煎服。

[方剂歌诀] 大补阴丸知柏黄, 龟板脊髓蜜成方, 咳嗽咯血骨蒸热, 阴虚火旺制亢阳。

[注] 阴虚火旺: 中医证候名称, 指阴精亏损所致的虚火旺盛, 临床主要表现为烦躁易怒、骨蒸潮热、口燥咽干、颧红盗汗、舌红少苔、脉细数等。

常用中成药: [大补阴丸]。

4. 一贯煎

[主治病证] 一贯煎具有滋阴疏肝之功效, 主治肝肾阴虚、肝气不舒证, 症见胸脘胁痛、吞酸吐苦、咽干口燥、舌红少津、脉细弱或虚弦等。

[处方依据] 应用本方以胁肋疼痛、吞酸吐苦、舌红少津、脉虚弦等主症及脉象为主要依据。

[适用范围] 慢性肝炎、慢性胃炎、胃及十二指肠溃疡、肋间神经痛、神经官能症等, 属于阴虚气滞者, 可用本方加减治疗。

[方剂组成] 北沙参、麦冬、当归各9g, 生地黄18g, 枸杞子12g, 川楝子4.5g。

[服用方法] 水煎服。

[方剂歌诀] 一贯煎中用地黄, 沙参杞子麦冬襄, 当归川楝水煎服, 阴虚肝郁是妙方。

5. 百合固金汤

[主治病证] 百合固金汤具有滋肾保肺、止咳化痰之功效,主治肺肾阴亏、虚火上炎证,症见咳嗽气喘、咽喉燥痛、头晕目眩、午后潮热、舌红少苔、脉细数等。

[处方依据] 应用本方以咳嗽气喘、咽喉干燥、舌红少苔、脉浮细数等主症及脉象为主要依据。

[适用范围] 肺结核、慢性支气管炎、支气管扩张咯血、慢性咽喉炎、自发性气胸等,属于肺肾阴虚者,可用本方加减治疗。

[方剂组成] 百合 12g,熟地黄、生地黄、当归各 9g,白芍 6g,甘草 3g,桔梗 6g,玄参 3g,贝母 6g,麦冬 9g。

[服用方法] 水煎服。

[方剂歌诀] 百合固金二地黄,玄参贝母桔甘藏,麦冬芍药当归配,喘咳痰血肺家伤。

常用中成药:[百合固金丸(水蜜丸)] [百合固金丸(浓缩丸)] [百合固金片] [百合固金颗粒] [百合固金口服液]。

6. 补肺阿胶汤

[主治病证] 补肺阿胶汤具有养阴补肺、清热止血之功效,主治小儿肺虚有热证,症见咳嗽气喘、咽喉干燥、咳痰不多,或痰中带血、舌红少苔、脉浮细数等。

[处方依据] 应用本方以咳嗽气喘、咽喉干燥、舌红少苔、脉浮细数等主症及脉象为主要依据。

[适用范围] 慢性支气管炎、支气管扩张症咯血等,属于阴虚有热者,可用本方加减治疗。

[方剂组成] 阿胶 9g(烊化),牛蒡子 3g,甘草 1.5g,马兜铃 6g,杏仁 6g,糯米 6g。

[服用方法] 水煎服。

[方剂歌诀] 补肺阿胶马兜铃,鼠粘甘草杏糯停,肺虚火盛人当服,顺气生津嗽哽宁。

[注] 鼠粘:即鼠粘子,又名牛蒡子。

7. 益 胃 汤

[主治病证] 益胃汤具有养阴益胃之功效,主治阳明温病、胃阴损伤证,症见不能食、口干咽燥、舌红少苔、脉细数者。

[处方依据] 应用本方以食欲不振、口干咽燥、舌红少苔、脉细数等主症

及脉象为主要依据。

　　[适用范围] 慢性胃炎、糖尿病、小儿厌食症等,属于胃阴虚损者,可用本方加减治疗。

　　[方剂组成] 沙参9g,麦冬15g,冰糖3g(烊化),生地黄15g,玉竹4.5g。

　　[服用方法] 水煎服。

　　[方剂歌诀] 益胃汤能养胃阴,冰糖玉竹与沙参,麦冬生地同煎服,温病须虑热伤津。

(四)阳虚证处方用药

【阳虚证概念】

　　阳虚证是指体内阳气亏损,机体温煦、推动、蒸腾、气化等作用减退所产生的虚寒证候,属虚证、寒证的性质。临床常见畏寒肢冷、腰膝酸软、性欲淡漠、精寒不育、宫冷不孕、口淡不渴或渴喜热饮,可有自汗、小便清长或尿少浮肿、大便溏薄、面色白、舌淡苔白、脉沉细、尺部尤甚等。

【阳虚证治则】

　　阳虚证的治疗根据《素问·三部九候论》"虚则补之"的原则立法,用补阳药为主组成具有补阳作用的方剂来治疗。

【补阳中药】

　　治疗阳虚证所用的药物称为补阳药,即以补阳为主要作用的药物。补阳药的主要作用为温补阳气,某些补阳药除具有温补阳气作用外还有托疮毒、调冲任、祛风除湿、润肠通便、安胎等作用。补阳药主要用于面色苍白、形寒肢冷、腰膝酸痛、下肢软弱无力、小便不利,或小便频数、尿后余沥、少腹拘急、男子阳痿早泄、女子宫寒不孕、舌淡苔白、脉沉细、尺部尤甚等虚证,部分补阳药还可用于妇女冲任虚寒、崩漏带下、疮疡久溃不敛、阴疽疮肿内陷不起、风寒湿痹、肢体麻木、胎动不安、便秘虚寒喘咳等症而兼有阳虚证。

　　应用补阳药应注意:①应用补阳药时,若以其助心阳、温脾阳,多配伍温里药。②若兼见气虚,多配伍补脾益肺之品。③精血亏虚者,多配伍养阴补血益精药,使"阳得阴助,生化无穷"。④补阳药性多温燥,易助火伤阴,故阴虚火旺者禁用。

【补阳方剂】

　　治疗阳虚证的方剂称为补阳方或补阳剂,即具有温补阳气作用的方剂,某些方剂兼有益精填髓、利水消肿等作用。补阳方剂主要用于肾阳不足引起的面色苍白、形寒肢冷、腰膝酸痛、下肢软弱无力、小便不利,或小便频数、尿后余沥、少腹拘急、男子阳痿早泄、女子宫寒不孕、舌淡苔白、脉沉细、尺部尤甚等。另如肾虚水肿、精血不足兼阳虚者,也可选用。

应用补阳方剂应注意：①要辨清阳虚证的具体病位，再结合五脏相互资生关系，予以补益。②注意虚实真假，《景岳全书》曾说"至虚之病，反见盛势；大实之病，反有羸状"，前者是指真虚假实，若误用攻伐之剂，则虚者更虚；后者是指真实假虚，若误用补益之剂，则实者更实。③要注意脾胃功能，补益药易于壅中滞气，如脾胃功能较差，可适当加入理气醒脾之品，以资运化，使之补而不滞。④阳虚补阳，常佐以补阴之品，使阳有所附，并借阴药滋润之性以制阳药之温燥，使补阳而不伤津。⑤注意煎服法，补益药宜慢火久煎，务使药力尽出；服药时间以空腹或饭前为佳，若急证则不受此限。

I. 阳虚证常用中药

1. 鹿 茸

[主治病证]

①鹿茸味甘、咸，性温，归肾、肝经。有补肾阳之作用，可用于肾阳虚衰、精血不足出现畏寒肢冷、阳痿早泄、宫冷不孕、小便频数、腰膝酸痛、头晕耳鸣、精神疲乏等。

②鹿茸有益精血、强筋骨之功效，可用于肾虚骨弱、腰膝无力、小儿五迟等症。

[兼治病证]

①取鹿茸固冲任、止带下的作用，可配合其他药物用于治疗妇女冲任虚寒、崩漏带下等症。

②取鹿茸温补内托疮毒的作用，可配合其他药物用于治疗疮疡久溃不敛、阴疽疮肿内陷不起等症。

[常用配伍]

①鹿茸用于治疗肾阳虚衰、精血不足所致的畏寒肢冷、阳痿早泄、宫冷不孕、小便频数、腰膝酸痛、头晕耳鸣、精神疲乏时，可单服或与山药浸酒服。

②鹿茸用于治疗精血耗竭，面色黧黑，耳聋目昏等症时，常与当归、乌梅等配伍。

③鹿茸用于治疗诸虚百损，五劳七伤，元气不足之畏寒肢冷、阳痿早泄、宫冷不孕、小便频数时，常与人参、黄芪、当归等配伍。

④鹿茸用于治疗肾阳不足之肾虚骨弱、腰膝无力、小儿五迟等症，常与山茱萸、补骨脂、山药等配伍。

⑤鹿茸用于治疗妇女冲任虚寒、崩漏带下等症，常与当归、熟地黄等配伍。

⑥鹿茸用于治疗白带过多时，常与狗脊、白蔹等配伍。

⑦鹿茸用于治疗疮疡久溃不敛，阴疽疮肿内陷不起等症时，常与黄芪、当归、肉桂等配伍。

[注意事项]

①鹿茸宜从小量开始，缓慢逐渐加量，以免骤用大量而阳升风动，头晕目赤，或伤阴动血而致鼻衄。

②鹿茸为温补之品，凡阴虚阳亢，血分有热，胃火炽盛或肺有痰热，以及外感热病者，均应忌服。

③鹿茸常用剂量为1~2g，研末冲服，或入丸散剂。

[药性歌括]

鹿茸甘温，益气滋阴，泄精尿血，崩带堪任。

2. 紫 河 车

[主治病证]

①紫河车味甘、咸，性温，归心、肺、肾经。有温补肾精之作用，可用于肾阳不足、精血衰少出现阳痿遗精、腰酸、头晕、耳鸣等的肾阳虚证。

②紫河车有养血益气之功效，可用于气血不足之产后乳汁缺少、面色萎黄、消瘦、体倦乏力等。

[兼治病证]

取紫河车补益肺肾、纳气平喘的作用，可配合其他药物用于治疗肺肾虚喘证。

[常用配伍]

①紫河车用于治疗肾阳虚衰、精血不足之阳痿遗精、腰酸无力、头晕耳鸣、男子遗精、女子不孕时，常与鹿茸、人参、菟丝子、当归等配伍。

②紫河车用于治疗虚劳羸瘦，食少气短，体倦乏力，产后乳少等气血不足证，常与人参、当归、黄芪、熟地黄等配伍。

③紫河车用于治疗肺肾虚喘等症时，常与人参、冬虫夏草、蛤蚧、五味子等配伍。

[注意事项]

①阴虚火旺者不宜单独应用。

②紫河车常用剂量为1.5~3g，研末或装胶囊吞服。也可用鲜品煨食，每次半个或1个，每周2~3次。

[药性歌括]

紫河车甘，疗诸虚损，劳瘵骨蒸，滋培根本。

[注] 劳瘵：中医内科病名，指劳病之有传染性者，也叫"痨瘵"，可见于结核病等疾病。

3. 淫羊藿(仙灵脾)

[主治病证]

淫羊藿味辛、甘,性温,归肝、肾经。有补肾壮阳之作用,可用于肾阳虚衰出现阳痿尿频、腰膝冷痛无力等阳虚证。

[兼治病证]

取淫羊藿辛温散寒、祛风胜湿之功效,可配合其他药物用于治疗风寒湿痹、肢体麻木等。

[常用配伍]

①淫羊藿用于治疗肾阳虚衰之阳痿尿频、腰膝无力时,常与熟地黄、巴戟天、枸杞子等配伍。

②淫羊藿用于治疗风湿痹痛、筋骨不利、肢体麻木等症时,常与牛膝、石斛、天麻等配伍。

[注意事项]

①阴虚火旺者禁用。

②淫羊藿常用剂量为6~10g。

[药性歌括]

淫羊藿辛,阴起阳兴,坚筋益骨,智强力增。

4. 巴戟天

[主治病证]

巴戟天味甘、辛,性微温,归肾、肝经。有补肾助阳之作用,可用于肾阳虚弱、命门火衰出现阳痿不举、宫冷不孕、小便频数、少腹冷痛、月经不调等阳虚证。

[兼治病证]

取巴戟天强筋骨、祛风湿的作用,可配合其他药物用于治疗风湿腰膝疼痛、肾虚腰膝酸软等症。

[常用配伍]

①巴戟天用于治疗肾阳虚弱、命门火衰所致的阳痿不育时,常与淫羊藿、仙茅、枸杞子等配伍。

②巴戟天用于治疗下元虚寒之月经不调、少腹冷痛证时,常与高良姜、吴茱萸、肉桂等配伍。

③巴戟天用于治疗肾虚骨痿、腰膝酸软等症时,常与肉苁蓉、杜仲、菟丝子等配伍。

④巴戟天用于治疗风冷腰胯疼痛、行步不利等症时,常与肉苁蓉、牛膝、菟丝子等配伍。

[注意事项]

①阴虚火旺者或有湿热者禁用。

②巴戟天常用剂量为3~10g。

[药性歌括]

巴戟辛甘,大补虚损,滑精梦遗,强筋固本。

5. 仙　茅

[主治病证]

仙茅味辛,性热,有毒,归肾、肝经。有温肾壮阳之作用,可用于肾阳不足、命门火衰出现阳痿早泄、精寒不育、小便频数等阳虚证。

[兼治病证]

①取仙茅强筋骨、祛风湿的作用,可配合其他药物用于治疗腰膝冷痛、筋骨萎软等症。

②取仙茅补肝肾的作用,可配伍其他药物用于治疗肝肾亏虚之须发早白、目昏目暗证。

[常用配伍]

①仙茅用于治疗命门火衰之阳痿早泄、精寒不育证时,常与淫羊藿、巴戟天、金樱子等配伍。

②仙茅用于治疗腰膝冷痛、筋骨萎软等症时,常与杜仲、独活、附子等配伍。

③仙茅用于治疗肝肾亏虚之须发早白、目昏目暗时,常与枸杞子、车前子、熟地黄等配伍。

[注意事项]

①阴虚火旺者忌服,本品燥烈有毒,不宜久服。

②仙茅常用剂量为3~10g。

[药性歌括]

仙茅味辛,腰足挛痹,虚损劳伤,阳道兴起。

6. 杜　仲

[主治病证]

杜仲味甘,性温,归肝、肾经。有补肝肾、强筋骨之作用,可用于肾阳虚出现腰膝酸痛、下肢痿软无力等。

[兼治病证]

①取杜仲补肝肾、固冲任、安胎的作用,可配合其他药物用于治疗胎动不安、习惯性堕胎等症。

②杜仲有可靠的降血压作用，可配合其他药物用于治疗高血压兼肾阳虚证。

[常用配伍]

①杜仲用于治疗肾虚腰痛或足膝痿弱等症时，常与补骨脂、胡桃肉配伍。

②杜仲用于治疗风湿腰痛等症时，常与独活、桑寄生、细辛等配伍。

③杜仲用于治疗外伤所致的腰痛证，常与川芎、桂心、丹参等配伍。

④杜仲用于治疗妇女经期腰痛时常与当归、川芎、芍药等配伍。

⑤杜仲用于治疗肾虚之阳痿、精冷不固、小便频数时，常与鹿茸、山茱萸、菟丝子等配伍。

⑥杜仲用于治疗肾虚之胎动不安证时，常与桑寄生、续断、阿胶、菟丝子等配伍。

⑦杜仲用于治疗习惯性堕胎等症时，常与续断、山药等配伍。

⑧杜仲用于治疗高血压兼肾虚时，常与淫羊藿、怀牛膝、桑寄生等配伍。

[注意事项]

①本品含杜仲胶，炒用可破坏其胶质，有利于有效成分煎出，故炒用疗效更佳。

②阴虚火旺者慎用。

③杜仲常用剂量为6~10g。

[药性歌括]

杜仲甘温，补肝益肾，强筋壮骨，安胎尤甚。

7. 续　断

[主治病证]

①续断味苦、辛，性微温，归肝、肾经。有补益肝肾之作用，可用于肾阳不足、下元虚冷出现阳痿不举、遗精滑泄、遗尿、尿频等。

②续断有补益肝肾、强筋健骨之功效，可用于肝肾不足之腰膝酸痛、寒湿痹痛等症。

[兼治病证]

①取续断止血安胎的作用，可配合其他药物用于治疗崩漏下血、胎动不安等症。

②取续断通利血脉、接骨疗伤的作用，可配合其他药物用于治疗跌打损伤、筋伤骨折、痈肿疮疡、乳痈肿痛等症。

[常用配伍]

①续断用于治疗肾阳不足、下元虚冷时，常与鹿茸、肉苁蓉、菟丝子等配伍。

②续断用于治疗滑泄不禁等症时,常与龙骨、茯苓等配伍。

③续断用于治疗肝肾不足之腰膝酸痛证时,常与萆薢、杜仲、牛膝等配伍。

④续断用于治疗肝肾不足兼有寒湿之痹痛时,常与防风、川乌等配伍。

⑤续断用于治疗崩漏下血不止等症时,常与侧柏炭、当归、艾叶等配伍。

⑥续断用于治疗胎动不安等症时,常与桑寄生、阿胶等配伍。

⑦续断用于治疗跌打损伤、瘀血肿痛、筋伤骨折等症时,常与桃仁、红花、穿山甲、苏木等配伍。

⑧续断用于治疗脚膝折损愈后失补,筋缩疼痛等症时,常与当归、木瓜、黄芪等配伍。

⑨续断用于治疗乳痈肿痛等症时,常与蒲公英等清热解毒药配伍。

[注意事项]

①治疗风湿痹痛,跌仆损伤宜炙用,崩漏下血宜炒用。

②风湿热痹者禁用。

③续断常用剂量为9~15g;外用适量。

[药性歌括]

续断味辛,接骨续筋,跌仆折损,且固遗精。

[注] 下元:中医名词术语,指下焦的元气,元气又称"原气""真气""真元之气"。它来源于先天,是先天之精气所化生。

8. 肉 苁 蓉

[主治病证]

肉苁蓉味甘、咸,性温,归肾、大肠经。有补肾助阳之作用,可用于肾阳亏虚、精血不足出现阳痿早泄、宫冷不孕、腰膝酸痛、痿软无力等。

[兼治病证]

取肉苁蓉润肠通便之功效,可配合其他药物用于治疗肠燥津枯之便秘证。

[常用配伍]

①肉苁蓉用于治疗男子五劳七伤所致的阳痿不起、小便余沥证,常与菟丝子、续断、杜仲等配伍。

②肉苁蓉用于治疗肾虚之骨痿、不能起动证时,常与杜仲、巴戟天、紫河车等配伍。

③肉苁蓉用于治疗津液耗伤所致的大便秘结证,常与沉香、麻子仁配伍。

④肉苁蓉用于治疗肾气虚弱所致的大便不通、小便清长、腰酸背冷证,常与当归、牛膝、泽泻等配伍。

[注意事项]

①肉苁蓉能助阳、滑肠,故阴虚火旺及大便泄泻者不宜服,肠胃实热、大

便秘结者亦不宜服。

②肉苁蓉常用剂量为 10~15g。

[药性歌括]

苁蓉味甘，峻补精血，若骤用之，更动便滑。

[注] ①五劳七伤：中医病因学名称，一般五劳指心、肝、脾、肺、肾五脏劳损，七伤指喜、怒、悲、忧、恐、惊、思七情伤害，泛指各种疾病和致病因素。

②骨痿：中医内科病名。属痿证的一种，临床主要表现为腰背酸软、难于直立、下肢痿弱无力、面色黧黑、牙齿干枯等。

9. 锁　阳

[主治病证]

锁阳味甘，性温，归肝、肾、大肠经。有补肾助阳之作用，可用于肾阳亏虚、精血不足出现阳痿、不孕、下肢痿软、筋骨无力等。

[兼治病证]

取锁阳润肠通便之功效，可配合其他药物用于治疗血虚津亏肠燥便秘证。

[常用配伍]

①锁阳用于治疗肾阳亏虚、精血不足所致的阳痿、不孕、下肢痿软、筋骨无力证，常与龟板、熟地黄等配伍。

②锁阳用于治疗肾虚骨瘦、筋骨痿弱之步行艰难证时，常与熟地黄、牛膝配伍。

③锁阳用于治疗阳弱精虚、阴衰血竭所致的大肠燥涸、便秘不通证，单用本品或与肉苁蓉、火麻仁、生地黄等配伍。

[注意事项]

①阴虚阳亢、脾虚泄泻、实热便秘均忌服。

②锁阳常用剂量为 5~10g。

[药性歌括]

锁阳甘温，壮阳补精，润燥通便，强骨养筋。

10. 补 骨 脂

[主治病证]

①补骨脂味辛、苦，性温，归肾、脾经。有补肾壮阳之作用，可用于肾虚阳衰出现阳痿、腰膝冷痛等。

②补骨脂有固精缩尿之功效，可用于肾虚遗精、遗尿、尿频等。

[兼治病证]

①取补骨脂温脾止泻的作用，可配合其他药物用于治疗脾肾阳虚、五更

泄泻。

②取补骨脂纳气平喘的作用，可配合其他药物用于治疗肾不纳气、虚寒喘咳等症。

[常用配伍]

①补骨脂用于治疗肾虚阳痿等症，常与菟丝子、沉香、胡桃肉等配伍。

②补骨脂用于治疗肾虚阳衰、风冷侵袭之腰膝冷痛证时常与杜仲、胡桃肉配伍。

③补骨脂用于治疗滑精等症时，常与青盐配伍。

④补骨脂用于治疗小儿遗尿时，可单用本品。

⑤补骨脂用于治疗肾气虚冷之小便无度证时，常与小茴香配伍。

⑥补骨脂用于治疗五更泄泻时，常与五味子、肉豆蔻、吴茱萸等配伍。

⑦补骨脂用于治疗虚寒性喘咳等症时，常与胡桃肉、蜂蜜等配伍。

⑧补骨脂用于治疗虚喘痨嗽等症时，常与人参、木香等配伍。

[注意事项]

①补骨脂性质温燥，能伤阴助火，阴虚火旺及大便秘结者忌服。

②补骨脂常用剂量为6~10g。

[药性歌括]

补骨脂温，腰膝酸痛，兴阳固精，盐酒炒用。

11. 益 智 仁

[主治病证]

益智仁味辛，性温，归肾、脾经。有暖肾固精缩尿之作用，可用于下元虚寒出现遗精、遗尿、小便频数等肾阳虚证。

[兼治病证]

取益智仁温脾开胃摄唾之功效，可配合其他药物用于治疗脾肾阳虚、统摄无权之腹痛吐泻、口涎自流等。

[常用配伍]

①益智仁用于治疗梦遗等症，常与乌药、山药等配伍。

②益智仁用于治疗下焦虚寒之小便频数证时，常与乌药配伍。

③益智仁用于治疗脘腹冷痛、呕吐泻痢等症时，常与川乌、干姜、青皮等配伍。

④益智仁用于治疗中气虚寒之食少、多涎唾证时，常与理中丸、六君子汤配伍。

[注意事项]

益智仁常用剂量为3~10g。

[药性歌括]

益智辛温,安神益气,遗溺遗精,呕逆皆治。

12. 菟 丝 子

[主治病证]

①菟丝子味辛、甘,性平,归肝、肾、脾经。有补肾益精之作用,可用于肾虚出现腰痛、阳痿遗精、尿频、宫冷不孕等。

②菟丝子有养肝明目之功效,可用于肝肾不足之目暗不明证。

[兼治病证]

①取菟丝子补肾益脾止泻的作用,可配合其他药物用于治疗脾肾阳虚之便溏泄泻等症。

②取菟丝子补肾安胎的作用,可配合其他药物用于治疗肾虚胎动不安证。

③取菟丝子平补之效,甘以补虚,可单用或配合其他药物用于治疗肾虚消渴证。

[常用配伍]

①菟丝子用于治疗肾虚腰痛证,常与杜仲、山药等配伍。

②菟丝子用于治疗阳痿遗精证,常与枸杞子、覆盆子、车前子等配伍。

③菟丝子用于治疗肾虚所致的小便过多或失禁证,常与桑螵蛸、肉苁蓉等配伍。

④菟丝子用于治疗肾虚之遗精、白浊、尿有余沥证时,常与茯苓、石莲子等配伍。

⑤菟丝子用于治疗肝肾不足之目暗不明证时,常与熟地黄、车前子等配伍。

⑥菟丝子用于治疗脾虚便溏证,常与人参、白术、补骨脂等配伍。

⑦菟丝子用于治疗脾肾两虚之泄泻证时,常与枸杞子、山药、茯苓、莲子等配伍。

⑧菟丝子用于治疗肾虚所致的胎元不固、胎动不安、滑胎证,常与续断、桑寄生、阿胶等配伍。

[注意事项]

①菟丝子为平补之药,但偏补阳,阴虚火旺、大便燥结及小便短赤不宜服用。

②菟丝子常用剂量为6~12g。

[药性歌括]

菟丝甘平,梦遗滑精,腰痛膝冷,添髓壮筋。

13. 沙 苑 子

[主治病证]

沙苑子味甘,性温,归肝、肾经。有补肾固精之作用,可用于肾虚出现腰痛、阳痿、遗精、遗尿、尿频、白带过多等。

[兼治病证]

取沙苑子养肝明目之功效,可配合其他药物用于治疗目暗不明、头昏眼花症。

[常用配伍]

①沙苑子用于治疗遗精、遗尿、带下等症,常与莲子、莲须、芡实等配伍。

②沙苑子用于治疗肾虚腰痛,可单用本品。

③沙苑子用于治疗目暗不明、头昏眼花等症,常与枸杞子、菟丝子、菊花等配伍。

[注意事项]

①沙苑子为温补固涩之品,阴虚火旺及小便不利者忌服。

②沙苑子常用剂量为9~15g。

[药性歌括]

沙苑子温,补肾固精,养肝明目,并治尿频。

14. 蛤 蚧

[主治病证]

蛤蚧味咸,性平,归肺、肾经。有助阳益精之作用,可用于肾阳虚证。

[兼治病证]

取蛤蚧补肺益肾、纳气平喘之功效,可配合其他药物用于治疗肺虚咳嗽、肾虚作喘、虚劳喘咳等症。

[常用配伍]

①蛤蚧用于治疗虚劳咳嗽证,常与贝母、紫菀、杏仁等配伍。

②蛤蚧用于治疗肺肾虚喘证,常与人参、贝母、杏仁等配伍。

③蛤蚧用于治疗肾虚阳痿等证,常与益智仁、巴戟天、补骨脂等配伍。

[注意事项]

①风寒或实热喘咳忌服。

②蛤蚧水煎常用剂量为3~6g;研末口服每次1~2g;浸酒服用1~2对。

[药性歌括]

蛤蚧味咸,肺痿血咯,传尸劳疰,服之可却。

15. 核 桃 仁

[主治病证]

核桃仁味甘,性温,归肾、肺、大肠经。有温补肾阳之作用,可用于肾阳虚衰出现腰痛、脚弱、小便频数等。

[兼治病证]

①取核桃仁补肺肾、定喘咳之功效,可配合其他药物用于治疗肺肾不足之虚寒喘咳、久咳、气喘症。

②取核桃仁润肠通便之功效,可配合其他药物用于治疗肠燥便秘证。

[常用配伍]

①核桃仁用于治疗肾亏之腰酸、头晕耳鸣、尿有余沥证时,常与杜仲、补骨脂配伍。

②核桃仁用于治疗肾虚所致的腰膝酸痛、两足痿弱证,常与杜仲、补骨脂、草薢等配伍。

③核桃仁用于治疗肺肾不足、肾不纳气所致的虚喘证,常与人参、生姜等配伍。

④核桃仁用于治疗肠燥便秘证时,常与火麻仁、肉苁蓉、当归等配伍。

[注意事项]

①阴虚火旺、痰热咳嗽、便溏者不宜用。

②核桃仁常用剂量为 6~9g。

[药性歌括]

胡桃肉甘,补肾黑发,多食生痰,动气之物。

16. 冬虫夏草

[主治病证]

冬虫夏草味甘,性温,归肾、肺经。有补肾益精之作用,可用于肾阳不足、精血亏虚出现阳痿、遗精、遗尿、腰膝酸痛等。

[兼治病证]

①取冬虫夏草补肺益肾之功效,可配合其他药物用于治疗久咳虚喘证。

②取冬虫夏草止血化痰之功效,可配合其他药物用于治疗劳嗽痰血证。

[常用配伍]

①冬虫夏草用于治疗肾阳不足、精血亏虚所致的阳痿、遗精、遗尿、腰膝酸痛症时,常与淫羊藿、杜仲、巴戟天等补阳药配伍。

②冬虫夏草用于治疗肺肾两虚、摄纳无权之气虚作喘证时,常与人参、黄芪、胡桃肉等配伍。

③冬虫夏草用于治疗劳嗽痰血等症时,常与沙参、川贝母、阿胶、生地黄、

麦冬等配伍。

[注意事项]

①有表邪者不宜用。

②冬虫夏草常用剂量为 1.5~3g，研末冲服。

[药性歌括]

冬虫夏草，味甘性温，虚劳咯血，阳痿遗精。

17. 紫 石 英

[主治病证]

紫石英味甘，性温，归心、肺、肾经。有温肾助阳之作用，可用于元阳衰惫、血海虚寒出现宫冷不孕、崩漏、带下等阳虚证。

[兼治病证]

①取紫石英镇心安神之功效，可配合其他药物用于治疗心悸、虚烦不眠等症。

②取紫石英温肺平喘之功效，可配合其他药物用于治疗肺寒气逆之痰多咳喘证。

[常用配伍]

①紫石英用于治疗元阳衰惫、血海虚寒所致的宫冷不孕、崩漏、带下证，常与当归、熟地黄、川芎、香附、白术等配伍。

②紫石英用于治疗心悸、虚烦失眠等症时，常与酸枣仁、柏子仁、当归等配伍。

③紫石英用于治疗心经痰热之惊痫抽搐证时，常与龙骨、寒水石、大黄等配伍。

④紫石英用于治疗肺气不足之短气喘咳证时，常与五味子、款冬花、桑白皮、人参等配伍。

[注意事项]

①阴虚火旺而不能摄精之不育症及肺热气喘者忌用。

②紫石英常用剂量为 9~15g，打碎先煎。

[药性歌括]

紫石英温，镇心养肝，惊悸怔忡，子宫虚寒。

Ⅱ. 阳虚证常用方剂

1. 肾气丸（金匮肾气丸）

[主治病证] 肾气丸具有补肾助阳之功效，主治肾阳不足证，症见腰痛脚软、身半以下常有冷感、少腹拘急、小便不利，或小便反多入夜尤甚、阳痿早泄、舌淡而胖、脉虚弱、尺部沉细，以及痰饮、水肿、消渴、脚气等。

[处方依据] 应用本方以腰痛脚软、身半以下常有冷感、少腹拘急、小便不利，或小便反多入夜尤甚、阳痿、早泄、舌淡而胖、脉虚弱、尺部沉细等主症及脉象为主要依据。

[适用范围] 慢性肾炎、糖尿病、醛固酮增多症、甲状腺功能减退、神经衰弱症、肾上腺皮质功能减退、慢性支气管哮喘、围绝经期综合征等，属于肾阳不足者，可用本方加减治疗。

[方剂组成] 干地黄24g，山药12g，山茱萸12g，丹皮9g，茯苓9g，泽泻9g，附子3g(先煎)，桂枝3g。

[服用方法] 水煎服。

[注意事项] 肾阴不足、虚火上炎者，不宜使用。

[方剂歌诀] 肾气丸主肾阳虚，干地山药及山萸，再加桂附泽苓丹，水中生火在温煦。

[注] 肾阳不足：中医证候名称，又称肾阳虚、肾阳虚衰、命门火衰，临床主要表现为畏寒肢冷、腰以下为甚、面色白或黧黑、神疲乏力、小便清长、夜尿多、舌淡苔白、脉弱等虚寒症状。

常用中成药：[金匮肾气丸] [济生肾气丸]。

2. 右 归 丸

[主治病证] 右归丸具有温补肾阳、填精益髓之功效，主治肾阳不足、命门火衰证，症见年老或久病气衰神疲、畏寒肢冷、腰膝软弱、阳痿遗精，或阳衰无子，或饮食减少、大便不实，或小便自遗、舌淡苔白、脉沉而迟等。

[处方依据] 应用本方以神疲、畏寒肢冷、腰膝软弱、阳痿遗精，或阳衰无子，或饮食减少、大便不实，或小便自遗、舌淡苔白、脉沉而迟等主症及脉象为主要依据。

[适用范围] 肾病综合征、老年骨质疏松症、精少不育症、阳痿，以及贫血、白细胞减少症等，属于肾阳不足者，可用本方加减治疗。

[方剂组成] 熟地黄24g，山药12g，山茱萸9g，枸杞子9g，菟丝子12g，鹿角胶12g(烊化)，杜仲12g，肉桂6g(后下)，当归9g，制附子6g(先煎)。

[服用方法] 水煎服。

[方剂歌诀] 右归丸中地附桂，山药茱萸菟丝归，杜仲鹿胶枸杞子，益火之源此方魁。

[注] 命门：中医名词术语，是人体的一个重要组成部分，包含三层含义：一是在五脏学说中指肾(即左肾右命门之说)，二是在经脉学说中指督脉命门穴，三是在《黄帝内经》中指眼睛。"命门火衰"一词中当指肾(右)。

常用中成药：[右归丸] [右归胶囊]。

3. 参 附 汤

[主治病证] 参附汤具有回阳、益气、固脱之功效,主治阳气暴脱证,症见手足厥逆、冷汗淋漓、呼吸微弱,或上气喘急、脉微欲绝等。

[处方依据] 应用本方以手足厥逆、冷汗淋漓、呼吸微弱、脉微欲绝等主症及脉象为主要依据。

[适用范围] 大出血、产后失血、创伤性休克、心力衰竭、病态窦房结综合征等,属于阳气暴脱证者,可用本方加减治疗。

[方剂组成] 人参12g(另炖兑服),炮附子9g(先煎)。

[服用方法] 水煎服。

[方剂歌诀] 参附汤是救脱方,补气回阳效力彰,元气大亏阳暴脱,脉微肢厥自然康。

常用中成药:[参附强心丸]。

4. 保 元 汤

[主治病证] 保元汤具有益气温阳之功效,主治虚损劳怯、元气不足证,症见倦怠乏力、少气畏寒、脉虚无力,以及小儿痘疮、阳虚顶陷、不能发起灌浆等。

[处方依据] 应用本方以倦怠乏力、少气畏寒、脉虚无力等主症及脉象为主要依据。

[适用范围] 再生障碍性贫血、慢性肾衰竭、慢性肾炎、冠心病、乙型肝炎、白细胞减少症等,属于元气不足证者,可用本方加减治疗。

[方剂组成] 人参3g(另炖兑服),黄芪9g,肉桂2g(后下),甘草3g。

[服用方法] 水煎服。

[方剂歌诀] 保元补益总偏温,桂草参芪四味存,男妇虚劳幼科痘,持纲三气妙难言。

四、里实证处方用药

【里实证概念】

里实证是指内脏功能失调,气化障碍,导致气机阻滞,以及形成痰、饮、水气、虫积、食积、气滞、血瘀等病理产物壅聚停积于体内所产生的证候,临床常见壮热,烦渴,腹胀痛,痰涎壅盛,大便秘结,或下利,里急后重,小便短涩或淋沥,舌苔厚腻,脉有力等症状,兼见胸闷烦躁,神昏谵语,呼吸气粗,关节红肿疼痛等。

【里实证治则】

里实证的治疗根据《内经》"实者泻之"的原则立法,治宜泻实祛邪,用理气、活血、祛痰、消食导滞、杀虫、泻下等中药为主,组成具有行气、活血化瘀、消食化积、化痰、利湿、泻下等作用的方剂来治疗。

【泻实中药】

治疗里实证所用的药物称为泻实中药,即以泻实祛邪为主要作用的药物。泻实药的主要作用为调整脏腑功能,有理气、活血、祛痰、利湿、消食、导滞、杀虫主要作用的药物。某些泻实药除具有泻实、祛邪作用外,还有行气、通痹、消肿散结、止痛、清泻里热等作用。泻实药主要用于壮热、烦渴、腹胀痛、痰涎壅盛、大便秘结或下利、里急后重、小便短涩或淋沥、舌苔厚腻、脉有力等里证、实证,部分泻实药还可用于胸闷烦躁、神昏谵语、呼吸气粗、关节红肿疼痛等。

里实证包括气滞证、血瘀证、食积证、便秘证、痰证、湿证、风证、痹证、癥症等。泻实药根据其药物性能和临床应用,一般分为理气药、活血化瘀药、消食药、泻下药、化痰药、祛风湿药等,依其病机及病理产物选择用药。

应用泻实药应注意:①需根据病证的不同病机及病理产物不同,选择相应的药物。②里虚证、表证为主者禁用或慎用。③理气药多辛温香燥,易耗气伤阴,故气弱阴虚者慎用;行气力强之品,易伤胎气,孕妇慎用;理气药多含有挥发油成分,不宜久煎,以免影响药效。④在运用活血祛瘀药时,应辨证审因,选择适当的药物,并作适宜的配伍。若属风湿痹痛,须与祛风湿药合用;如跌折损伤,须与行气和营之品配伍;对癥瘕痞块,应与化痰软坚散结药配用;不宜用于妇女月经过多,对于孕妇尤当慎用或忌用。⑤虽然大多数消食药,性味均较平和,但仍不乏耗气之弊,故气虚而无积滞者慎用;又本类药物多属渐消缓散之品,故适用于病情较缓、积滞不甚者。⑥泻下药要根据里实证的兼证及患者的体质,进行适当配伍;泻下药对妇女妊娠期忌用、妇女月经期及哺乳期慎用,以免损害胎儿和孕妇;对于峻猛而有毒的泻下药,应严格注意其炮制、配伍禁忌、用法及用量的特殊要求,确保用药安全有效;易损伤正气或脾胃,小儿、老人及体虚患者使用时应攻补兼施。⑦化痰药应根据痰的不同成因选用适宜化痰药;痰多易阻气机,常配理气药同用;性温燥者,热痰、燥痰证及阴伤或出血者,慎用或忌用;性凉润者,寒痰、湿痰证慎用或忌用。⑧祛风湿药应根据痹证的类型、邪犯的部位、病程的新久等,选择药物并作适当的配伍,可制成酒或丸散剂,也可制成外敷剂型,直接用于患处;此类中药多辛温性燥,易伤阴耗血,阴血亏虚者应慎用。⑨有毒之品,应注意其炮制、配伍、剂型、剂量、煎法等,以防中毒。

【泻实方剂】

治疗里实证的方剂称为泻实方或泻实剂,即具有理气、活血、祛痰、利湿、消食、导滞、杀虫等作用,用以治疗里实证的方剂。泻实方剂的主要作用为泻实祛邪，某些方剂兼有行气、利痹、消肿散结、止痛、清泻里热等作用。主要用于痰、饮、水气、虫积、食积、气滞、血瘀、脓等病理产物壅聚停积于体内所产生的证候，临床常见壮热，烦渴，腹胀痛，痰涎壅盛，大便秘结，或下利，里急后重，小便短涩或淋沥，舌苔厚腻，脉有力等症状，另如见肿瘤等也可选用。

泻实方剂根据治疗里实证的不同，一般分为理气剂、活血祛瘀剂、消食剂、泻下剂、祛痰剂、祛风湿剂、驱虫剂等。

应用泻实方剂应注意：①应辨清虚实、表里，里虚证、表证慎用或禁用。②理气药多属芳香辛燥之品，容易伤津耗气，应适可而止，勿使过剂，尤其是老年体弱、阴虚火旺、孕妇或素有崩漏吐衄者，更应慎之。③活血祛瘀方剂能活血祛瘀，故孕妇忌用；若血瘀证兼表证未解者，当先解表，而后再用活血祛瘀方剂。④消食剂与泻下剂均能消除体内有形之实邪，但在运用时两者应有所区别；消食剂虽功力较缓和，但终属攻伐之方，故不宜长期服用，而纯虚无实者更当禁用或慎用；常配伍理气药理气而消积；脾胃虚弱者，应消补兼施。⑤泻下方剂服药期间应注意调理饮食，少食或忌食油腻或不易消化的食物，以免重伤胃气；易伤胃气，使用时应得效即止，慎勿过剂。⑥祛痰方剂常配伍理气药，应用祛痰剂时，首先应辨别痰证之性质，分清寒热燥湿之不同而选用相应的方剂；对于痰黏难咳或有咯血倾向者，则不宜应用辛温燥烈之剂，以免引起咯血；表邪未解或痰多者，慎用滋润之品，以防壅滞留邪。⑦祛风湿方剂多由芳香温燥或甘淡渗利之品组成，易于耗伤阴津，且辛香之品亦易耗气。渗利之剂有碍胎元，故素体阴血不足，或病后体弱者及孕妇等应慎用。⑧驱虫剂宜在空腹时服用，尤以临睡前为妥。

（一）气滞证处方用药

【气滞证概念】

气滞证是指人体的某一脏腑或某一部位气机阻滞、运行不畅所表现的证候，临床常见胸胁脘腹胀闷疼痛、时轻时重、走窜不定，嗳气，肠鸣，脉弦等。

【气滞证治则】

气滞证的治疗根据《素问·至真要大论》"逸者行之""结者散之"及《素问·六元正纪大论》中"木郁达之"的原则立法，用行气药为主组成具有理气、行气等作用的方剂来治疗。

【行气中药】

治疗气滞证所用的药物称为行气药，即以行气为主要作用的药物。行气药的主要作用为疏理气机，某些行气药除具有疏理气机作用外还有燥湿、消积、温中、散寒杀虫等作用。行气药主要用于脘腹胀痛、嗳气吞酸、恶心、呕吐、胁肋胀痛、月经不调等气滞证，部分行气药还可用于食积、咳嗽、胸痹、虫积腹痛等症而兼有气滞证者。

行气药根据其药物性能和临床作用,一般可分为理脾和胃药、疏肝解郁药、疏肝和胃药三类。凡具有理脾和胃作用,主要适用于饮食不节或思虑过度、劳伤心脾导致脾胃气滞,升降失常,气机紊乱,从而出现脘腹痞满胀痛、嗳气吞酸、恶心呕吐、不思饮食、大便秘结或泻痢不爽、里急后重等脾胃气滞证的药物,叫作理脾和胃药。凡具有疏肝理气作用,主要适用于因情志失调、寒暖不适或瘀血阻滞,致使肝失疏泄,气机郁滞,出现两肋胀痛、烦躁易怒、疝气腹痛、睾丸坠胀、经闭痛经、乳房胀痛或结块等肝郁气滞表现的药物,叫作疏肝解郁药。凡具有疏肝和胃作用,主要适用于因情志不遂,致使肝气横逆,胃失和降,出现胸胁胃脘攻冲作痛、恶心呕吐、嘈杂吞酸、不思饮食、苔黄脉弦等表现的药物,叫作疏肝和胃药。

应用行气药应注意:①必须根据气滞病证的不同部位及程度,选择相应的药物。②根据患者的发病原因及兼夹之邪的不同,随证合理配伍宣肺止咳、清利湿热、温中消食导滞、益气健脾等药物。③本类药物大多辛温香燥,易耗气伤阴,故气弱阴虚者慎用。④本类药物中行气力强之品,易伤胎气,孕妇慎用。⑤本类药物多含有挥发油成分,不宜久煎,以免影响药效。

【行气方剂】

治疗气机郁滞的方剂称为行气方或行气剂,即具有疏畅气机作用的方剂。行气方剂根据脾胃气滞和肝气郁滞的不同,需分为理气和胃剂和疏肝理气剂。

使用行气剂应注意:①应辨清气病之虚实,勿犯虚虚实实之戒。若气滞实证,当须行气,误用补气则使气滞愈甚;若气虚之证,当补其虚,误用行气则使其气更虚。②辨有无兼夹,若气机郁滞与气逆不降相兼为病,应分清主次,行气与降气配合使用;若兼气虚者,则需配伍适量补气之品。③理气药多属芳香辛燥之品,容易伤津耗气,应适可而止,勿使过剂,尤其是老年体弱、阴虚火旺、孕妇或素有崩漏吐衄者,更应慎之。

I. 气滞证常用中药

1. 陈 皮

[主治病证]

①陈皮味辛、苦,性温,归脾、肺经。有理气健脾、燥湿化痰之作用,可用于脘腹胀满、食少吐泻等脾胃气滞证。

②陈皮有苦降之性,可用于治疗呕吐、呃逆证。

[兼治病证]

①陈皮性温,长于燥湿化痰,又能宽胸理气,为治痰之要药,可配合其他药物用于治疗湿痰、寒痰咳嗽。

②陈皮辛行温通，入肺走胸，能行气通痹止痛，可配合其他药物用于治疗胸痹。

[常用配伍]

①陈皮用于治疗寒湿阻滞脾胃时，常与苍术、厚朴等配伍。

②陈皮用于治疗食积气滞、脘腹胀痛者，常与山楂、神曲等配伍。

③陈皮用于治疗虚实错杂有热的胃虚呃逆，常与人参、竹茹、大枣等配伍。

④陈皮用于治疗痰湿咳嗽，常与半夏、茯苓等配伍。

⑤陈皮用于治疗痰气交阻之胸痹出现胸中气塞、短气，常与枳实、生姜等配伍。

[注意事项]

①气虚及阴虚燥咳者不宜使用，吐血证慎用。

②陈皮常用剂量为3~10g。

[药性歌括]

陈皮甘温，顺气宽膈，留白和胃，消痰去白。

2. 枳　实

[主治病证]

枳实味苦、辛、酸，性微寒，归脾、胃经。有破气消积、化痰散痞之作用，可用于脘腹痞满胀痛等胃肠积滞、气机不畅证。

[兼治病证]

①枳实能行气化痰以消痞，破气除满而止痛，可配合其他药物治疗胸痹、结胸。

②枳实能行气活血而止痛，配合其他药物用于治疗产后胸胁疼痛。

[常用配伍]

①枳实用于治疗食积气滞、脘腹胀满疼痛证时，常与山楂、麦芽、神曲等配伍。

②枳实用于治疗热结便秘、腹满胀痛时，常与大黄、芒硝、厚朴配伍。

③枳实用于治疗湿热泻痢、里急后重，常与黄芩、黄连等配伍。

④枳实用于治疗痰浊闭阻、胸阳不振之胸痹出现胸中满闷、疼痛者，常与薤白、桂枝等配伍。

⑤枳实用于治疗痰热结胸证时，常与黄连、瓜蒌、半夏配伍。

⑥枳实用于治疗心下痞满、食欲不振时，常与半夏曲、厚朴等配伍。

[注意事项]

①枳实炒后性较平和。

②孕妇慎用。

③枳实常用剂量为3~10g。

[药性歌括]

枳实味苦,消食除痞,破积化痰,冲墙倒壁。

[注] 气机:中医名词术语,指气的运动,有升、降、出、入四种基本运动形式。

3．木　香

[主治病证]

木香味辛、苦,性温,归脾、胃、大肠、三焦、胆经。有行气止痛、健脾消食之作用,可用于脘腹胀痛等脾胃气滞证。

[兼治病证]

①木香辛温苦降,善行大肠之滞气,为湿热泻痢、里急后重之要药,可配合其他药物用于治疗湿热泻痢。

②木香辛香能行,苦味能泄,走三焦和胆经,能疏理肝胆和三焦之气,可配合其他药物用于治疗腹痛胁痛、黄疸、疝气疼痛。

[常用配伍]

①木香用于治疗食滞中焦、脘痞腹痛,常与陈皮、半夏、枳实等配伍。

②木香用于治疗寒凝中焦,食积气滞,常与干姜、枳实、白术配伍。

③木香用于治疗脾虚气滞,脘腹胀满,食少便溏,常与人参、白术、陈皮等配伍。

④木香用于治疗湿热泻痢,里急后重,常与黄连配伍。

⑤木香用于治疗寒疝腹痛及睾丸偏坠疼痛,常与川楝子、小茴香等配伍。

[注意事项]

①木香有生木香和煨木香之别,生木香行气力强,煨木香行气力缓而实肠止泻,用于泄泻腹痛。

②木香常用剂量为3~6g。

[药性歌括]

木香微温,散滞和胃,诸风能调,行肝泻肺。

[注] 煨:中药炮制法的一种,是用湿面粉或湿纸包裹药物,然后放入热火灰中加热至面或纸焦黑为度,这种炮制方法可以减轻药物的烈性和副作用。

4．川楝子

[主治病证]

川楝子味苦,性寒,有小毒,归肝、小肠、膀胱经。有疏肝泄热、行气止痛之作用,可用于肝郁气滞或肝郁化火所致的胸腹诸痛症。

[兼治病证]

川楝子苦寒有毒,能驱杀肠道寄生虫,可配合其他药物用于治疗蛔虫等引起的虫积腹痛。

[常用配伍]

①川楝子用于治疗肝胃不和或肝郁化火所致胸胁、脘腹疼痛,以及疝气疼痛,常与延胡索配伍。

②川楝子用于治疗寒疝腹痛,常与茴香、木香、吴茱萸等配伍。

[注意事项]

①川楝子有毒,不宜过量或持续服用。

②川楝子性寒,脾胃虚寒者慎用。

③川楝子常用剂量为5~10g。外用适量,研末调涂。炒用寒性减少。

[药性歌括]

楝子苦寒,膀胱疝气,中湿伤寒,利水之剂。

5. 乌 药

[主治病证]

乌药味辛,性温,归肺、脾、肾、膀胱经。有行气止痛、温肾散寒之作用,可用于胸腹胁肋闷痛、脘腹胀痛、寒疝腹痛等三焦寒凝气滞疼痛证。

[兼治病证]

乌药辛散温通,入肾与膀胱经而能温肾散寒,可配合其他药物用于治疗尿频、遗尿。

[常用配伍]

①乌药用于治疗胸腹胁肋闷痛,常与香附、甘草等配伍。

②乌药用于治疗寒疝腹痛,常与小茴香、青皮、高良姜等配伍。

③乌药用于治疗肾阳不足、膀胱虚冷之小便频数,小儿遗尿,常与益智仁、山药等配伍。

[注意事项]

乌药常用剂量为6~10g。

[药性歌括]

乌药辛温,心腹胀痛,小便滑数,顺气通用。

6. 香 附

[主治病证]

香附味辛、微苦、微甘,性平,归肝、脾、三焦经。有疏肝解郁止痛之作用,可用于胁肋胀痛等肝气郁滞诸症,为疏肝解郁之要药。

[兼治病证]

①香附可疏肝理气,善调经止痛,为妇科调经之要药,可配合其他药物用于治疗月经不调、痛经、乳房胀痛等。

②香附味辛能行,入脾经,有行气宽中之功效,可配合其他药物用于治疗脾胃气滞证。

[常用配伍]

①香附用于治疗肝郁气滞之胁肋胀痛,常与柴胡、川芎、枳壳等配伍。

②香附用于治疗寒凝气滞、肝气犯胃之胃脘疼痛,常与高良姜配伍。

③香附用于治疗肝郁气滞所致月经不调、经闭、痛经,常与柴胡、川芎、当归等配伍。

④香附用于治疗外感风寒兼脾胃气滞者,常与苏叶、陈皮等配伍。

⑤香附用于治疗气血痰火湿食六郁所致胸膈痞满、脘腹胀痛、呕吐吞酸、饮食不化等。

[注意事项]

①香附醋炙可增强疏肝止痛作用。

②香附常用剂量为6~10g。

[药性歌括]

香附味甘,快气开郁,止痛调经,更消宿食。

7. 沉　香

[主治病证]

沉香味辛、苦,性微温,归脾、胃、肾经。有行气止痛、温中止呕之作用,可用于寒凝气滞之胸腹胀痛或胃寒呕吐等症。

[兼治病证]

①沉香辛温散寒,味苦质重,能温中降气而止呕。

②沉香能温肾纳气平喘,可配合其他药物用于治疗肾虚气逆喘息证。

[常用配伍]

①沉香用于治疗寒凝气滞之胸腹胀痛,常与乌药、木香、槟榔等配伍。

②沉香用于治疗脾胃虚寒,脘腹冷痛,常与肉桂、干姜、附子等配伍。

③沉香用于治疗下元虚冷、肾不纳气之虚喘证,常与肉桂、附子、补骨脂等配伍。

④沉香用于治疗上盛下虚之痰饮喘嗽,常与紫苏子、半夏、厚朴等配伍。

[注意事项]

①沉香宜后下。

②沉香常用剂量为1~5g。

[药性歌括]

沉香降气,暖胃追邪,通天彻地,气逆为佳。

8. 薤　白

[主治病证]

薤白味辛、苦,性温,归心、肺、胃、大肠经。有通阳散结、行气导滞之作用,可用于胸阳闭结疼痛等症,为治胸痹之要药。

[兼治病证]

薤白辛行苦降,有行气导滞、消胀止痛之功效,可配合其他药物用于治疗脘腹痞满胀痛,泻痢后重。

[常见配伍]

①薤白用于治疗寒痰闭阻、胸阳不振所致胸痹证,常与瓜蒌、半夏、枳实等配伍。

②薤白用于治疗脘腹胀满、泻痢里急后重证,常与高良姜、砂仁、木香等配伍。

[注意事项]

①薤白服用过多对胃黏膜有刺激,溃疡病者不宜常用。

②薤白常用剂量为5~10g。

[药性歌括]

薤白苦温,辛滑通阳,下气散结,胸痹宜尝。

Ⅱ. 气滞证常用方剂

1. 越　鞠　丸

[主治病证] 越鞠丸具有行气解郁、消胀宽中之功效,主治气、血、痰、火、湿、食郁,症见胸膈痞闷、脘腹胀痛、吞酸呕吐、饮食不化等。

[处方依据] 应用本方以胸膈痞闷、脘腹胀痛、吞酸呕吐、饮食不化等主症为主要依据。

[适用范围] 胃神经官能症、胃及十二指肠溃疡、慢性胃炎、胆石症、胆囊炎、肝炎、肋间神经痛、痛经、月经不调等,辨证属"六郁"者,可用本方加减治疗。

[方剂组成] 香附、川芎、栀子、苍术、神曲各10g。

[服用方法] 水煎服。

[方剂歌诀] 行气解郁越鞠丸,香附芎苍栀曲研,气血痰火湿食郁,随证易君并加减。

常用中成药:[越鞠保和丸] [越鞠二陈丸]。

2. 枳实薤白桂枝汤

[主治病证] 枳实薤白桂枝汤具有通阳散结、祛痰下气之功效,主治胸阳不振、痰气互结之胸痹,症见胸满而痛、甚或胸痛彻背、喘息咳唾、短气、气从胁下冲逆、上攻心胸、脉沉弦或紧等。

[处方依据] 应用本方以胸中痞满、甚或胸痛彻背、气从胁下冲逆、上攻心胸、舌苔白腻、脉沉弦或紧等主症及脉象为主要依据。

[适用范围] 冠心病心绞痛、肋间神经痛、非化脓性肋软骨炎等,属于胸阳不振、痰气互结者,可用本方加减治疗。

[方剂组成] 枳实 12g,厚朴 12g,薤白 9g,桂枝 6g,瓜蒌 12g。

[服用方法] 水煎服。

[方剂歌诀] 枳实薤白桂枝汤,厚蒌合治胸痹方,胸阳不振痰气结,通阳散结下气强。

3. 金铃子散

[主治病证] 金铃子散具有疏肝泄热、活血止痛之功效,主治肝郁化火证,症见心胸胁肋诸痛、时发时止、口苦、舌红苔黄、脉弦数等。

[处方依据] 应用本方以心胸胁肋诸痛、时发时止、口苦、舌红苔黄、脉弦数等主症及脉象为主要依据。

[适用范围] 痛经、胃及十二指肠溃疡、慢性胃炎、慢性肝炎、胆囊炎等,属于肝郁化火者,可用本方加减治疗。

[方剂组成] 金铃子 9g,延胡索 9g。

[服用方法] 水煎服。

[方剂歌诀] 金铃延胡等分研,黄酒调服或水煎,疏肝泄热行气血,肝郁化火诸痛蠲。

4. 半夏厚朴汤

[主治病证] 半夏厚朴汤具有行气散结、降逆化痰之功效,主治梅核气,症见咽中如有物阻、咯吐不出、吞咽不下、胸膈满闷、或咳或呕、舌苔白润或白腻、脉弦缓或弦滑等。

[处方依据] 应用本方以咽中如有物阻、咯吐不出、吞咽不下、胸膈满闷、或咳或呕、舌苔白润或白腻、脉弦缓或弦滑等主症及脉象为主要依据。

[适用范围] 梅核气、癔病、胃神经官能症、慢性咽炎、慢性支气管炎、食管痉挛等,属于气滞痰阻者,可用本方加减治疗。

[方剂组成] 半夏 9g,厚朴 9g,茯苓 12g,生姜 3 片,苏叶 6g(后下)。

[服用方法] 水煎服。

［方剂歌诀］半夏厚朴与紫苏，茯苓生姜共煎服，痰凝气聚成梅核，降逆开郁气自舒。

5. 暖 肝 煎

［主治病证］暖肝煎具有温补肝肾、行气止痛之功效，主治肝肾虚寒证，症见睾丸冷痛或小腹疼痛、畏寒喜暖、舌淡苔白、脉弦沉迟等。

［处方依据］应用本方以睾丸冷痛或小腹疼痛、畏寒喜暖、舌淡苔白、脉弦沉迟等主症及脉象为主要依据。

［适用范围］疝气痛、精索静脉曲张、腹股沟疝、鞘膜积液等，属于肝肾虚寒者，可用本方加减治疗。

［方剂组成］当归 6g，枸杞子 9g，小茴香 6g，肉桂 3g（后下），乌药 6g，沉香 3g（后下），茯苓 6g。

［服用方法］水煎服。

［方剂歌诀］暖肝煎中桂茴香，归杞乌沉茯加姜，温补肝肾散寒气，肝肾虚寒疝痛康。

6. 厚朴温中汤

［主治病证］厚朴温中汤具有行气温中、燥湿除满之功效，主治寒湿气滞证，症见脘腹胀满或疼痛、不思饮食、舌苔白腻、脉沉弦等。

［处方依据］应用本方以脘腹胀满或疼痛、不思饮食、舌苔白腻、脉沉弦等主症及脉象为主要依据。

［适用范围］慢性胃炎、慢性肠炎、胃溃疡、妇女白带等，属于寒湿气滞者，可用本方加减治疗。

［方剂组成］厚朴 15g，陈皮 12g，炙甘草 6g，茯苓 10g，草豆蔻仁 9g，木香 12g（后下），干姜 9g，生姜 3 片。

［服用方法］水煎服。

［方剂歌诀］厚朴温中苓陈草，干姜生姜一齐熬，行气燥湿蔻木香，脘腹胀痛服之消。

7. 天台乌药散

［主治病证］天台乌药散具有行气疏肝、散寒止痛之功效，主治肝经寒凝气滞证，症见小肠疝气、少腹引控睾丸而痛、偏坠肿胀或少腹疼痛、苔白、脉弦等。

［处方依据］应用本方以小肠疝气、少腹引控睾丸而痛、偏坠肿胀或少腹疼痛、苔白、脉弦等主症及脉象为主要依据。

[适用范围] 睾丸炎、附睾炎、胃及十二指肠溃疡、慢性胃炎等，属于寒凝气滞者，可用本方加减治疗。

[方剂组成] 天台乌药 6g，木香 6g（后下），小茴香 6g，青皮 6g，高良姜 6g，槟榔 3g，川楝子 4.5g，巴豆霜 0.15g。

[服用方法] 水煎服。

[方剂歌诀] 天台乌药木茴香，青姜巴豆制楝榔，行气疏肝散寒痛，寒滞疝痛酒调尝。

8. 四 磨 汤

[主治病证] 四磨汤具有行气降逆、宽胸散结之功效，主治气逆喘闷不食，症见胸膈烦闷、上气喘急、心下痞满、不思饮食、苔白脉弦等。

[处方依据] 应用本方以胸膈烦闷、上气喘急、心下痞满、不思饮食、苔白脉弦等主症及脉象为主要依据。

[适用范围] 婴幼儿乳食内滞症，中老年气滞、食积证，以及腹部手术后促进肠胃功能的恢复等，属于气滞兼气逆证者，可用本方加减治疗。

[方剂组成] 人参 6g，沉香 6g（后下），天台乌药 6g，槟榔 9g。

[服用方法] 水煎服。

[方剂歌诀] 四磨饮子七情侵，人参乌药及槟沉，浓磨煎服调滞气，实者枳壳易人参。

常用中成药：[四磨汤口服液]。

附：肝脾不和证常用方剂

肝脾不和证多为由肝气郁结，横逆犯脾土，或因脾虚不充，肝失疏泄，而肝木乘土所出现的证候，临床上常见脘腹胸胁胀满，神疲食少，胁肋疼痛，月经不调，腹痛泄泻等症状。

肝脾不和证的治疗根据《金匮要略》"夫治未病者，见肝之病，知肝传脾，当先实脾"的宗旨，即肝脾之脏在五行生克的特殊制约关系，针对肝郁及脾虚的临床特点，确立疏肝与扶脾合用的治疗原则，采用疏肝理气药物如柴胡、枳壳、陈皮等，与健脾药如白术、茯苓、甘草等配伍，组方为具有透邪解郁、疏肝理气、养血健脾等作用的方剂来治疗。

治疗肝脾不和证的处方称为调和肝脾剂，即具有疏肝理气、养血健脾等作用，用以治疗肝脾不和证的方剂。调和肝脾方剂的主要作用为透邪解郁、疏肝理气、健脾养血，某些方剂兼有补脾柔肝、祛湿止泻等作用。主要用于肝脾不和引起的胁肋胀闷、脘腹疼痛、脉弦等。

应用调和肝脾剂应注意：①调和肝脾要注意分清虚和实的关系；肝郁是

实证,脾虚是虚证,是虚中夹实还是实中夹虚,需仔细分辨。②柴胡用量过大有劫肝阴之弊,需通过配伍与炮制弥补不足之处。③肝体阴而用阳,肝气枢机不利会导致肝血不足,所以在疏肝时注意加用养肝血、滋肝阴药物,阴血旺盛肝郁自得其解。调和肝脾常用方剂有四逆散、逍遥散、痛泻要方等。

1. 四 逆 散

[主治病证] 四逆散具有透邪解郁、疏肝理气之功效,主治肝脾不和证,症见胁肋胀闷、脘腹疼痛、脉弦等;阳郁厥逆证,症见手足不温,或身微热,或咳,或悸,或小便不利,或腹痛或泄利,脉弦。

[处方依据] 应用本方以手足不温或胁肋疼痛、脉弦等主症及脉象为主要依据。

[适用范围] 慢性肝炎、胆囊炎、胆石症、胆囊蛔虫症、肋间神经痛、胃溃疡、胃炎、胃肠神经官能症、附件炎、输卵管阻塞、急性乳腺炎等,属肝胆气郁、肝脾不和者,可用本方加减治疗。

[方剂组成] 柴胡 6g,芍药 6g,枳实 6g,炙甘草 6g。

[服用方法] 水煎服。

[方剂歌诀] 四逆散里用柴胡,芍药枳实甘草须,此是阳郁成厥逆,疏肝理气奏效奇。

2. 逍 遥 散

[主治病证] 逍遥散具有疏肝解郁、养血健脾之功效。主治肝郁血虚脾弱证,症见两胁作痛,头痛目眩,口燥咽干,神疲食少,或往来寒热,或月经不调,乳房胀痛,脉弦而虚者。

[处方依据] 应用本方以两胁作痛、神疲食少、月经不调、脉弦而虚等主症及脉象为主要依据。

[适用范围] 慢性肝炎、肝硬化、胆石症、胃及十二指肠溃疡、慢性胃炎、胃肠神经官能症、经前期紧张症、乳腺小叶增生、围绝经期综合征、盆腔炎、子宫肌瘤等属肝郁血虚脾虚者,可用本方加减治疗。

[方剂组成] 当归 9g,茯苓 9g,芍药 9g,白术 9g,柴胡 9g,甘草 4.5g,薄荷 3g(后下),烧生姜 3 片。

[服用方法] 水煎服。

[方剂歌诀] 逍遥散用归芍柴,苓术甘草姜薄偕,疏肝养血兼理脾,丹栀加入热能排。

常用中成药:[逍遥丸(水丸)] [逍遥丸(浓缩丸)] [加味逍遥丸] [丹栀逍遥片] [丹栀逍遥胶囊]。

3. 痛泻要方

[主治病证] 痛泻要方具有补脾柔肝、祛湿止泻之功效，主治痛泻，症见肠鸣腹痛、大便泄泻、泻必腹痛，舌苔薄白，脉两关不调，脉弦而缓者。

[处方依据] 应用本方以肠鸣腹痛、大便泄泻、泻必腹痛、脉弦缓等主症及脉象为主要依据。

[适用范围] 急慢肠炎、慢性结肠炎、神经性腹泻等，属肝木乘脾者，可用本方加减治疗。

[方剂组成] 白术 6g，白芍 6g，陈皮 4.5g，防风 3g。

[服用方法] 水煎服。

[方剂歌诀] 痛泻要方用陈皮，术芍防风共成剂，肠鸣泄泻腹又痛，治在泻肝与实脾。

（二）血瘀证处方用药

【血瘀证概念】

血瘀证是指因瘀血内阻所产生的证候，临床常见疼痛（痛处固定不移）或麻木，身体外部或内部发现肿块，或外伤引起的血肿，或内出血、在出血时夹有紫暗色血块，或皮肤、黏膜或舌质出现瘀斑等。

【血瘀证治则】

血瘀证的治疗根据《素问·阴阳应象大论》"血实宜决之"的原则立法，用活血祛瘀药为主，组成具有行血、散瘀、通经、利痹、消肿、定痛等作用的方剂来治疗。

【活血祛瘀中药】

治疗血瘀证所用的药物称为活血祛瘀药，即以通利血脉、促进血行、消散瘀血为主要作用的药物。活血祛瘀药的主要作用为行血、散瘀、通经，某些活血祛瘀药除此外还有利痹、消肿、定痛等作用。活血祛瘀药主要用于血行失畅、瘀血阻滞之证，部分活血祛瘀药还可用于关节酸痛、手足麻木、肢体瘫痪、风湿痹痛、小便不利、水肿等症而兼有血瘀证者。

活血祛瘀药根据其药物性能和临床应用，一般分为活血止痛药、活血调经药、活血疗伤药、破血消癥药四类。凡是味多辛，辛散善行，既入血分，又入气分，具有行气、止痛作用，主要适用于头痛、胸胁痛、痛经等气血瘀滞证的药物，叫作活血止痛药。凡是性味多辛散苦泄，归肝经血分，具有调畅血脉、通经止痛作用，主要适用于月经不调、痛经、闭经及产后瘀滞腹痛等血行不畅证的药物，叫作活血调经药。凡是性味多辛、苦、咸，主归肝、肾经，具有活血化瘀、消肿止痛、续筋接骨作用，主要适用于跌打损伤、瘀肿疼痛、骨折筋伤、金创出血等血瘀证的药物，叫作活血疗伤药。凡是性味多辛、苦，虫类药居多，兼有咸味,归肝经血分,具有破血逐瘀、消癥散积作用,主要适用于瘀血时间长、程度重的癥瘕积聚的药物,叫作破血消癥药。

　　应用活血祛瘀药应注意:①在运用活血祛瘀药时,应辨证审因,选择适当的药物,并作适宜的配伍。如寒凝气滞血瘀者,可配伍温里祛寒药同用;如热灼营血,瘀血内阻者,应配合清热凉血药同用;若属风湿痹痛,常与祛风湿药合用;如跌打损伤,宜与行气和营之品配伍;对癥瘕痞块,应与化痰软坚散结药配用;若兼有正气不足之证者,又当配伍相应的补虚药同用。②人体气血之间有着密切的关系,气行则血行,气滞则血凝,故在使用活血祛瘀药时,常配合行气药,以增强行血散瘀的作用。③本类药物不宜用于妇女月经过多,对于孕妇尤当慎用或忌用。

　　【活血祛瘀方剂】

　　治疗蓄血及各种瘀血阻滞病证的方剂称为活血祛瘀方或活血祛瘀剂,即具有活血化瘀作用,用以治疗瘀血证的方剂。活血祛瘀方剂的主要作用为活血化瘀,某些方剂兼有行气止痛、疏肝通络、温经散寒、化瘀生新、缓消癥块、祛湿化痰等作用。活血祛瘀方剂主要用于刺痛有定处、舌紫青、舌上有青紫斑或紫点、腹中或其他部位有肿块、疼痛拒按、按之坚硬、固定不移等。另如中风、瘀阻胞宫证、疟疾等,也可选用。

　　血瘀证的成因较多,且病机又有寒、热、虚、实的不同,故遣药组方又相应有所侧重,如血瘀偏寒,需配温经祛寒药以温经活血;血瘀偏热,又当配清热凉血药以清热活血;水瘀互见,则应以利水渗湿药与化瘀药同用;正气亏虚而瘀血阻滞者,应扶正活血兼顾。

　　应用活血祛瘀方剂应注意:①活血祛瘀方剂活血作用较强,故孕妇忌用。②若血瘀证兼表证未解者,当先解表,而后再用活血祛瘀方剂。

Ⅰ. 血瘀证常用中药
(Ⅰ)活血止痛药

1. 川　芎

[主治病证]

　　川芎味辛,性温,归肝、胆、心包经。有活血、行气、止痛之作用,可用于月经不调、痛经、闭经、难产、产后瘀阻腹痛、胁肋作痛、肢体麻木,以及跌打损伤、疮痈肿痛等气滞血瘀证。

[兼治病证]

　　①川芎能上行头目,祛风止痛,为治头痛要药,可配合其他药物用于治疗无论风寒、风热、风湿、血虚、血瘀出现的头痛。

　　②川芎可祛风通络止痛,可配合其他药物用于治疗风湿痹痛。

［常用配伍］

①川芎用于治疗血瘀气滞证时，常与当归配伍，以增强活血散瘀、行气止痛之功。

②川芎用于调经，常与赤芍、茺蔚子、香附等配伍。

③川芎用于治疗难产，常与牛膝、龟板等配伍。

④川芎用于治疗产后瘀阻腹痛，常与益母草、桃仁等配伍。

⑤川芎用于治疗肝郁气滞而致血行失畅的胁肋作痛，常与柴胡、香附等配伍。

⑥川芎用于治疗肢体麻木、跌打损伤，常与赤芍、红花配伍。

⑦川芎用于治疗疮痈肿痛，常与黄芪、金银花、皂角刺等配伍。

⑧川芎用于治疗外感风寒头痛，常与白芷、防风、细辛等配伍。

⑨川芎用于治疗风热头痛，常与菊花、石膏、僵蚕配伍。

⑩川芎用于治疗风湿头痛，常与羌活、藁本、防风等配伍。

⑪川芎用于治疗血瘀头痛，常与赤芍、红花、丹参、白芷等配伍。

⑫川芎用于治疗血虚头痛，常与当归、地黄、白芍、菊花等配伍。

⑬川芎用于治疗风湿痹痛、肢节疼痛之症，常与羌活、独活、桑枝、海风藤等配伍。

［注意事项］

①川芎辛温升散，凡阴虚火旺、舌红口干者不宜应用。

②妇女月经过多及出血性疾病，亦不宜应用川芎。

③川芎常用剂量为 3~10g。

［药性歌括］

川芎活血，行气祛瘀，祛风止痛，心痛调经。

2. 延 胡 索

［主治病证］

延胡索味辛、苦，性温，归心、肝、脾经。有活血、行气、止痛之作用，可用于气血凝滞所致的心腹及肢体疼痛等瘀滞痛证。

［常用配伍］

①延胡索用于治疗气滞血瘀、脘腹疼痛，常与川楝子配伍。

②延胡索用于治疗疝气痛，常与小茴香配伍。

③延胡索用于治疗经行腹痛，常与当归、川芎、白芍、香附等配伍。

④延胡索用于治疗胸胁作痛，常与瓜蒌、薤白、郁金、乌药等配伍。

⑤延胡索用于治疗四肢或周身瘀滞疼痛，常与当归、桂枝、赤芍等配伍。

⑥延胡索用于治疗跌打伤痛，常与当归、川芎、乳香、没药等配伍。

[注意事项]

①血热气虚及孕妇忌服。

②延胡索常用剂量为3~10g。

[药性歌括]

延胡气温,心腹卒痛,通经活血,跌仆血崩。

3. 郁　金

[主治病证]

郁金味辛、苦,性寒,归心、肝、胆经。有活血止痛、行气解郁之作用,可用于肝气郁滞、血瘀内阻所致的胸腹胁肋胀痛、月经不调、痛经及癥瘕痞块等气滞血瘀证。

[兼治病证]

①郁金有凉血清心、行气开窍之功,配合其他药物用于治疗湿温病浊邪蒙蔽清窍出现的胸脘痞闷、神志不清,以及痰气壅阻、闭塞心窍所致的癫痫或癫狂等病证。

②郁金有利胆退黄之功效,可配合其他药物用于治疗湿热黄疸、胆石症。

[常用配伍]

①郁金用于治疗胸腹胁肋胀痛,常与丹参、柴胡、香附、枳壳等配伍。

②郁金用于治疗肝郁化热、经前腹痛、痛经,常与柴胡、香附、当归、白芍等配伍。

③郁金用于治疗胁下癥块,常与丹参、鳖甲、泽兰、青皮等配伍。

④郁金用于治疗湿温病浊邪蒙蔽清窍、胸脘痞闷、神志不清之证,常与芳香开窍的菖蒲及豁痰清心的竹沥、山栀、连翘等配伍。

⑤郁金用于治疗痰气壅阻、闭塞心窍所致的癫痫或癫狂等病证,常与善于消除痰涎的明矾配伍。

⑥郁金用于治疗黄疸、胆石症,常与茵陈、山栀等配伍,可增强利胆退黄之功。

[注意事项]

①郁金畏丁香。

②郁金常用剂量为3~10g。

[药性歌括]

郁金味苦,破血生肌,血淋溺血,郁结能舒。

4. 姜　黄

[主治病证]

姜黄味辛、苦,性温,归肝、脾经。有破血行气、通经止痛之作用,可用于气滞血瘀所致的胸胁疼痛、经闭腹痛等瘀滞痛证。

[兼治病证]

①姜黄辛散温通，能外散风寒，内行气血，尤长于行肢臂而活血利痹止痛，可配合其他药物用于治疗风湿痹痛。

②姜黄有活血散瘀、消肿止痛之功，可配合其他药物用于治疗一切痈疡疮疖初起，红肿热痛，属阳证者。

[常用配伍]

①姜黄用于治疗胸阳不振、心脉闭阻之心胸痛证，常与当归、木香、乌药等配伍。

②姜黄用于治疗风湿痹痛，常与羌活、海桐皮、当归、芍药等配伍。

③姜黄用于疮疡痈肿，红肿热痛，属阳证者，常与白芷、天花粉等配伍。

[注意事项]

①血虚而无气滞血瘀者忌服。

②姜黄常用剂量为3~10g。

[药性歌括]

姜黄味辛，消痈破血，心腹结痛，下气最捷。

5. 乳　香

[主治病证]

乳香味辛、苦，性温，归心、肝、脾经。有活血化瘀、行气散滞之作用，可用于痛经、经闭、胃脘疼痛、风湿痹痛、跌打伤痛、痈疽肿痛、肠痈等气滞血瘀痛证。

[兼治病证]

乳香有消肿生肌之功效，可配合其他药物用于治疗疮疡溃破久不收口，为外伤科要药。

[常用配伍]

①乳香用于治疗痛经、经闭，常与当归、川芎、香附等配伍。

②乳香用于治疗胃脘疼痛，常与没药、延胡索等配伍。

③乳香用于治疗风寒湿痹，常与羌活、秦艽、当归、海风藤等配伍。

④乳香用于治疗损伤瘀痛，常与没药、血竭、红花、麝香等配伍。

⑤乳香用于治疗痈疽肿毒、坚硬疼痛，常与没药、雄黄、麝香等配伍。

⑥乳香用于治疗肠痈，常与红藤、紫花地丁、连翘、金银花等配伍。

⑦乳香用于治疗疮疡溃破久不收口，常与没药配伍，也可配伍其他收敛生肌药。

[注意事项]

①乳香味苦，汤液浑浊，胃弱者多服易致呕吐，故用量不宜过多，对胃弱

者应慎用。

②无瘀滞者及孕妇不宜用乳香。

③乳香常用剂量为3~5g，如与没药同用，两药用量皆须相应减少。

[药性歌括]

乳香辛苦，疗诸恶疮，生肌主痛，心腹尤良。

6. 没　药

[主治病证]

没药味苦，性平，归心、肝、脾经。有活血止痛之作用，可用于痛经、经闭、胃脘疼痛、跌打伤痛、痈疽肿痛、肠痈等瘀滞痛证。

[兼治病证]

没药有消肿生肌之功效，可配合其他药物用于治疗疮疡溃破久不收口。

[常用配伍]

没药用于治疗痛经、经闭、胃脘疼痛、跌打伤痛、痈疽肿痛、肠痈、疮疡溃破久不收口等症，常与乳香配伍，可增强活血止痛之功。

[注意事项]

没药常用剂量为3~5g，如与乳香同用，两药用量皆须相应减少。

[药性歌括]

没药苦平，治疮止痛，跌打损伤，破血通用。

7. 五灵脂

[主治病证]

①五灵脂味苦、甘，性温，归肝经。有活血散瘀止痛之作用，可用于瘀血阻滞所致的痛经、经闭、产后瘀阻腹痛，以及胸痛、脘腹疼痛等瘀血诸症。

②五灵脂能化瘀止血，可用于出血而内有瘀滞的病证，如妇女崩漏经多，见色紫多块、少腹刺痛等瘀血出血证。

[兼治病证]

五灵脂可解蛇虫毒，可配合其他药物用于治疗蛇、蝎、蜈蚣咬伤。

[常用配伍]

①五灵脂用于治疗瘀血阻滞所致的痛经、经闭、产后瘀阻腹痛，以及胸痛等症，常与蒲黄配伍。

②五灵脂用于治疗脘腹疼痛，常与延胡索、乳香、没药等配伍。

③五灵脂用于治疗出血而内有瘀滞的病证，如妇女崩漏经多，见色紫多块，少腹刺痛者，炒用能化瘀止血，常与三七、生地黄、丹皮等配伍。

［注意事项］

①孕妇慎服。

②人参畏五灵脂。

③五灵脂常用剂量为3~10g。

［药性歌括］

五灵味甘,血痢腹痛,止血用炒,行血用生。

(Ⅱ)活血调经药

1. 丹　参

［主治病证］

①丹参味苦,性微寒,归心、心包、肝经。有活血祛瘀、凉血之作用,可用于瘀血导致的月经不调、血滞经闭、产后瘀滞腹痛、心腹疼痛、癥瘕积聚,以及肢体疼痛等瘀滞诸症。

②丹参既能凉血,又能散瘀,还可凉血消痈,可配合其他药物用于治疗各种疮痈肿痛。

［兼治病证］

丹参既以活血凉血见长,又能养血安神,可配合其他药物用于治疗温热病热入营血,症见高热、时有谵语、烦躁不寐,或斑疹隐隐、舌红绛等,以及心悸、怔忡、失眠等。

［常用配伍］

①丹参用于血瘀气滞所致的心腹、胃脘疼痛,常与行气之品檀香、砂仁配伍。

②丹参用于治疗疮痈肿痛,常与清热解毒药,如金银花、连翘等配伍,有助于消除痈肿。

③丹参用于治疗温热病热入营血,症见高热、时有谵语、烦躁不寐,或斑疹隐隐、舌红绛等,常与生地黄、玄参、竹叶心等配伍,即取其凉营血而安神之功。

［注意事项］

①丹参反藜芦。

②丹参常用剂量为10~15g。

［药性歌括］

丹参活血,祛瘀止痛,调经恶尽,养血安神。

2. 红　花

［主治病证］

红花味辛、性温,归心、肝经。有活血祛瘀、通调经脉之作用,可用于痛经、血滞经闭、产后瘀阻腹痛、癥瘕积聚、跌打损伤瘀痛，以及关节疼痛等瘀血诸症。

[兼治病证]

红花可活血祛瘀以化滞消斑，可配合其他药物用于治疗因热郁血滞所致的斑疹色暗者。

[常用配伍]

①红花用于治疗痛经、血滞经闭、产后瘀阻腹痛、癥瘕积聚、跌打损伤瘀痛，以及关节疼痛等，常与桃仁、当归、川芎等活血祛瘀药配伍。

②红花用于治疗因热郁血滞所致的斑疹色暗，常与当归、紫草、大青叶等活血凉血、泄热解毒之品配伍。

[注意事项]

①孕妇忌服。

②红花常用剂量为3~10g。

[药性歌括]

红花辛温，最消瘀热，多则通经，少则养血。

3. 桃　仁

[主治病证]

桃仁味苦，性平，归心、肝、肺、大肠经。有活血祛瘀之作用，可用于痛经、血滞经闭、产后瘀滞腹痛、癥瘕、跌打损伤、瘀阻疼痛，以及肺痈、肠痈等瘀滞诸症。

[兼治病证]

①桃仁有润燥滑肠之功，可配合其他药物用于治疗肠燥便秘证。

②桃仁有止咳平喘之作用，可配合其他药物用于治疗咳嗽气喘。

[常用配伍]

①桃仁用于治疗瘀血阻滞之妇科病证及癥瘕痞块，常与红花、当归、川芎、赤芍等配伍。

②桃仁用于治疗肺痈、肠痈初起，可活血祛瘀以消痈。治肺痈，常与芦根、冬瓜子、薏苡仁配伍；治肠痈，常与大黄、牡丹皮、冬瓜子、芒硝配伍。

③桃仁用于治疗肠燥便秘，常与火麻仁等配伍。

[注意事项]

①孕妇忌服。

②桃仁常用剂量为5~10g。

[药性歌括]

桃仁甘寒，能润大肠，通经破瘀，血瘕堪尝。

4. 益　母　草

[主治病证]

①益母草味辛、苦,性微寒,归心、肝、膀胱经。有活血祛瘀调经之作用,可用于妇女血脉阻滞之月经不调、经行不畅、小腹胀痛、经闭、产后瘀阻腹痛、恶露不尽,以及跌打损伤、瘀血作痛等瘀血诸症。

②益母草有利尿消肿作用,可用于小便不利、水肿,尤适治水瘀互阻的水肿。

[兼治病证]

益母草能清热解毒,可配合其他药物用于治疗疮痈肿毒、皮肤痒疹。

[常用配伍]

①益母草用于治疗妇女血脉阻滞之月经不调、经行不畅、小腹胀痛、经闭,常与当归、川芎等配伍。

②益母草用于治疗产后瘀阻腹痛、恶露不尽,常与当归、川芎、乳香等配伍。

③益母草用于治疗小便不利、水肿,常与鲜茅根配伍,以增强利尿消肿之效。

[注意事项]

①孕妇忌服。

②益母草常用剂量为9~30g,鲜品12~40g。

[药性歌括]

益母草甘,女科为主,产后胎前,生新祛瘀。

5. 泽　兰

[主治病证]

泽兰味苦、辛,性微温,归肝、脾经。有祛瘀散结而不伤正气之作用,可用于血滞经闭、经行腹痛、月经不调、腹中包块、产后瘀滞腹痛等瘀滞痛证。

[兼治病证]

泽兰有利水消肿之作用,对瘀血阻滞、水瘀互阻之水肿尤为适宜。

[常用配伍]

①泽兰用于治血滞经闭、经行腹痛、月经不调等症,常与当归、香附等配伍。

②泽兰治疗损伤瘀血肿痛,常与当归、川芎、红花、桃仁等配伍;治疗胸胁痛,常与丹参、郁金、白蒺藜等配伍;治疗疮痈肿块未消,常与当归、金银花、甘草等品配伍。

③泽兰治疗产后小便不利,身面浮肿,常与防己配伍以消水肿。

[注意事项]

①血虚及无瘀滞者慎用。

②泽兰常用剂量为 6~12g。

[药性歌括]

泽兰甘苦,痈肿能消,打仆伤损,肢体虚浮。

6. 牛　膝

[主治病证]

①牛膝味苦、酸,性平,归肝、肾经。有活血祛瘀之作用,可用于瘀血阻滞的月经不调、痛经、闭经、产后瘀阻腹痛,以及跌打伤痛等瘀血诸症。

②牛膝既能补肝肾,强筋骨,又能通血脉而利关节,性善下走,尤善治下半身腰膝关节酸痛,可用于腰膝酸痛、下肢无力等症。

[兼治病证]

①牛膝能利尿、行瘀以通淋,可配合其他药物用于治疗尿血、小便不利、尿道涩痛等症。

②牛膝功擅苦泄下降,能引血下行,以降上炎之火,可配合其他药物用于治疗吐血、衄血、齿痛、口舌生疮,以及头痛眩晕等症。

③牛膝能引血下行,可配合其他药物用于治疗难产。

[常用配伍]

①牛膝用于治疗瘀血阻滞的月经不调、痛经、闭经、产后瘀阻腹痛等症,常与红花、桃仁、当归等配伍,以通利经脉。

②牛膝用于治疗肝肾不足所致的腰腿酸痛,常与杜仲、续断、桑寄生、木瓜等配伍;若虚损较甚,痿软无力者,常与熟地黄、龟板、锁阳等配伍;若因湿热下行引起的腰膝关节酸痛、脚气肿痛等症,常与苍术、黄柏、薏苡仁配伍;若属风湿所致的下肢关节疼痛,常与木瓜、汉防己、萆薢、独活等配伍。

③牛膝用于治疗尿血、小便不利、尿道涩痛等症,常与当归、瞿麦、通草、滑石等配伍。

④牛膝用于治疗上部血热妄行之证,常与白茅根、小蓟、山栀等配伍,以凉血止血;对阴虚火旺引起的齿痛、口疮,常与地黄、生石膏、知母等配伍,以清热降火;对阴虚阳亢、肝风内动所致的头痛眩晕,常与代赭石、生牡蛎、生龙骨、白芍等配伍,以潜阳摄阴,镇肝息风。

⑤牛膝用于治疗难产,常与当归、川芎、龟板等配伍。

[注意事项]

①牛膝有生牛膝和酒炙牛膝之别,活血通经、利水通淋、引火下行宜生用;补肝肾、强筋骨宜酒炙用。

②牛膝有川牛膝和怀牛膝之分,川牛膝长于活血通经,怀牛膝长于补肝肾、强筋骨。

③孕妇慎用。

④常用剂量为5~12g。

[药性歌括]

牛膝味苦,除湿痹痿,腰膝酸痛,小便淋沥。

7. 鸡 血 藤

[主治病证]

鸡血藤味苦、微甘,性温,归肝经。有活血补血、调经之作用,可用于月经不调、经行不畅、痛经、血虚经闭等瘀滞诸症。

[兼治病证]

鸡血藤有舒筋活络的作用,可配合其他药物用于治疗经脉不畅、络脉不和病证。

[常用配伍]

①鸡血藤用于治疗月经不调、经行不畅、痛经、血虚经闭,常与当归、川芎、白芍、熟地黄等配伍。

②鸡血藤用于治疗关节酸痛、手足麻木、肢体瘫痪、风湿痹痛等症,常随证配伍补肝肾、强筋骨或祛风、活血、通络药。

[注意事项]

①阴虚火旺者慎用。

②鸡血藤常用剂量为9~15g。

[药性歌括]

鸡血藤苦,微甘性温,行血补血,舒筋活络。

8. 王不留行

[主治病证]

①王不留行味苦,性平,归肝、胃经。有活血通经之作用,可用于痛经、经闭、难产等症。

②王不留行有下乳消痈之功,可用于产后乳汁不下,以及乳痈等症。

[兼治病证]

王不留行能利尿又能活血,以之配伍利水通淋、活血消肿之品,可用于治疗泌尿道结石及前列腺炎等。

[常用配伍]

①王不留行用于治疗痛经、经闭等症,常与当归、川芎、红花、香附等配伍。

②王不留行用于治疗乳汁不通,常与穿山甲配伍以增强通乳之力。

[注意事项]

①孕妇慎用。

②王不留行常用剂量为5~10g。

[药性歌括]

王不留行,催产调经,除风痹痛,乳痈当啖。

9. 月季花

[主治病证]

月季花味甘,性温,归肝经。有活血调经之作用,可用于肝郁失于疏泄、经脉阻滞所致的经行不畅、胸腹胀痛,以及闭经等症。

[兼治病证]

月季花能活血消肿,可配合其他药物用于治疗瘰疬肿痛未溃者。

[常用配伍]

①月季花用于肝郁失于疏泄、经脉阻滞所致的经行不畅、胸腹胀痛,以及闭经等症,常与当归、茺蔚子、香附等配伍。

②月季花用治瘰疬肿痛未溃者,常与夏枯草、贝母、牡蛎等配伍。

[注意事项]

①多用久服可能引起便溏腹泻,故对脾胃虚弱者宜慎用,孕妇亦不宜服用。②月季花常用剂量为3~6g。

[药性歌括]

月季花温,调经宜服,瘰疬可治,又消肿毒。

10. 凌霄花

[主治病证]

凌霄花味辛,性微寒,归肝、心包经。有破瘀通经之作用,可用于血滞经闭、癥瘕积聚、跌打损伤等瘀滞证。

[兼治病证]

凌霄花性寒泄热,有凉血祛风之功效,可配合其他药物用于治疗血热生风,周身瘙痒,外涂治皮肤湿癣。

[常用配伍]

①凌霄花用于治疗血滞经闭,常与当归、红花、赤芍等配伍。

②凌霄花用于治疗癥瘕,常与鳖甲、䗪虫、丹皮等配伍。

③凌霄花用于治疗血热生风,周身瘙痒,可单味应用,亦可与生地黄、丹皮、白蒺藜、蝉蜕等配伍。

④凌霄花用于治疗皮肤湿癣,常与黄连、白矾、雄黄等外涂。

[注意事项]

①孕妇忌服。

②凌霄花常用剂量为5~9g。

[药性歌括]

凌霄花辛,调经止痛,崩中带下,癥瘕通用。

(Ⅲ)活血疗伤药

1. 土鳖虫(䗪虫)

[主治病证]

土鳖虫味咸,性寒,有小毒,归肝经。有破血逐瘀、续筋接骨之作用,可用于跌打损伤、筋伤骨折、瘀肿疼痛等症。

[兼治病证]

土鳖虫入肝经血分,可配合其他药物用于治疗血瘀经闭、产后瘀滞腹痛、积聚痞块等症。

[常用配伍]

①土鳖虫用于治疗跌打损伤、筋伤骨折、瘀肿疼痛等症时,常与自然铜、骨碎补、乳香等配伍。

②土鳖虫用于治疗骨折筋伤后期时,常与续断、杜仲等配伍。

③土鳖虫用于治疗血瘀经闭、产后瘀滞腹痛时,常与大黄、桃仁等配伍;用于治疗积聚痞块时,常与柴胡、桃仁、鳖甲等配伍。

[注意事项]

①孕妇忌服。

②土鳖虫常用剂量为3~10g。

[药性歌括]

䗪虫活血,破瘀入肝,经闭不调,筋伤骨断。

2. 自 然 铜

[主治病证]

自然铜味辛,性平,归肝经。有行血化滞、散瘀止痛之作用,能接骨以疗折伤,为伤科要药,可用于跌仆骨折、瘀阻肿痛等症。

[常用配伍]

自然铜用于治疗跌仆骨折、瘀阻肿痛等症,常与活血和营、化瘀止痛之品如当归、泽兰、赤芍、地鳖虫等配伍。

[注意事项]

①孕妇慎用;阴虚火旺、血虚无瘀者禁用。

②自然铜常用剂量为3~9g;多入丸、散剂,每次用量0.3~0.5g。

[药性歌括]

自然铜辛,接骨续筋,既散瘀血,又善止疼。

3. 苏 木

[主治病证]

苏木味甘、咸,微辛,性平,归心、肝、脾经。有活血通经、散瘀止痛之作用,可用于血滞经闭、产后瘀阻腹痛,以及跌打损伤等瘀血诸症。

[常用配伍]

①苏木用于治妇科血滞瘀阻之证,常与红花、桃仁、当归等配伍。

②苏木用于治疗伤科折跌瘀痛,常与乳香、没药、血竭、自然铜等配伍。

[注意事项]

①孕妇忌服。

②苏木常用剂量为3~10g。

[药性歌括]

苏木甘咸,归心肝脾,活血通经,散瘀止痛。

4. 骨 碎 补

[主治病证]

骨碎补味苦,性温,归肝、肾经。有活血续伤之作用,可用于跌打损伤、创伤、筋骨损伤、瘀滞肿痛等症。

[兼治病证]

骨碎补苦温入肾,能温补肾阳、强健筋骨,可配合其他药物用于治疗肾虚出现腰痛脚弱、耳鸣耳聋、牙痛、久泻等。

[常用配伍]

①骨碎补用于治疗跌仆损伤,可单用本品浸酒服,或与没药、自然铜等配伍。

②骨碎补用于治疗肾虚证时,常与补骨脂、牛膝等配伍。

[注意事项]

骨碎补常用剂量为6~9g。

[药性歌括]

骨碎补温,折伤骨节,风雪积疼,最能破血。

5. 血　竭

[主治病证]

血竭味甘、咸,性平,归肝经。有活血定痛、化瘀止血之作用,可用于跌打损伤、瘀滞心腹疼痛即外伤出血等。

[兼治病证]

血竭有敛疮生肌之功效,可配合其他药物用于治疗疮疡久溃不敛证。

[常用配伍]

血竭用于治疗跌打损伤、瘀滞心腹疼痛、外伤出血、疮疡久溃不敛证时,常与乳香、没药、儿茶等配伍。

[注意事项]

血竭多入丸、散;内服常用剂量为 1~2g,研末冲服;外用适量。

[药性歌括]

血竭味咸,跌仆损伤,恶毒疮痈,破血有谁。

6. 刘　寄　奴

[主治病证]

刘寄奴味苦,性温,归心、脾经。有破血通经、散瘀止痛之作用,可用于血滞经闭、产后瘀阻腹痛、折跌损伤,以及创伤出血等症。

[兼治病证]

刘寄奴气芳香而醒脾开胃,又有消食化积之功,可配合其他药物用于治疗食积不化,脘腹胀痛。

[常用配伍]

①刘寄奴用于治疗经闭、产后瘀阻,常与当归、红花等配伍。

②刘寄奴用于治疗折跌损伤,常与骨碎补、延胡索配伍。

③刘寄奴用于治疗创伤出血,可用本品研末外敷。

④刘寄奴用于治疗食积不化,脘腹胀痛,可单用煎服,或与消食导滞药配伍。

[注意事项]

①孕妇忌服。

②刘寄奴常用剂量为 6~9g。

[药性歌括]

刘寄奴苦,温通行瘀,消胀定痛,止血外敷。

(Ⅳ)破血消癥药

1. 莪　术

[主治病证]

莪术味辛、苦,性温,归肝、脾经。有破血祛瘀、行气止痛之作用,可用于气滞血瘀所致的经闭腹痛及癥瘕积聚等诸般瘀滞痛证。

[兼治病证]

莪术行气消积之力较为峻猛,且能止痛,可配合其他药物用于治疗饮食不节、脾运失常所致的积滞不化、脘腹胀满疼痛之证。

[常用配伍]

①莪术用于治疗气滞血瘀所致的经闭腹痛,常与三棱、川芎、牛膝等配伍。

②莪术用于癥瘕积聚,常与三棱、当归、香附等配伍。

③莪术用于治疗饮食不节、脾运失常所致的积滞不化、脘腹胀满疼痛之证,常与青皮、槟榔等配伍。

[注意事项]

①月经过多及孕妇忌用。

②莪术常用剂量为6~9g。

[药性歌括]

莪术温苦,善破疢癖,止渴消瘀,通经最宜。

2. 三　棱

[主治病证]

三棱味苦,性平,归肝、脾经。有破血祛瘀、行气止痛之作用,可用于气滞血瘀所致的经闭腹痛及癥瘕积聚等瘀滞痛证。

[兼治病证]

三棱能行气消积,可配合其他药物用于治疗饮食不节、脾运失常所致的积滞不化、脘腹胀满疼痛之证。

[常用配伍]

①三棱用于治疗气滞血瘀所致的经闭腹痛及癥瘕积聚等症,常与莪术配伍。

②三棱用于治疗食积气滞,脘腹胀痛,常与莪术、青皮、麦芽等配伍。

[注意事项]

①三棱常与莪术同用,破血作用比莪术强,而行气止痛之力则较逊。

②月经过多及孕妇忌用。

③三棱常用剂量为5~10g。

[药性歌括]

三棱味苦,利血消癖,气滞作痛,虚者当忌。

3. 穿山甲

[主治病证]

穿山甲味咸,性微寒,归肝、胃经。有活血消癥、通经之作用,可用于血滞经闭、癥瘕痞块，以及风湿痹痛等瘀滞诸症。

[兼治病证]

①穿山甲有下乳之功，为治疗产后乳汁不下之要药。

②穿山甲有消肿排脓之功，尤其用于治疗痈肿初起或脓成未溃，以及瘰疬等症。

[常用配伍]

①穿山甲用于治疗血瘀经闭，常与当归、川芎、红花等配伍，以活血通经。

②穿山甲用于治疗癥瘕，常与鳖甲、赤芍、大黄等配伍。

③穿山甲用于治疗产后乳汁不下，常与王不留行配伍，可增强通乳作用。

④穿山甲用于消除痈肿，常与皂角刺、金银花等配伍。

[注意事项]

①孕妇忌服。

②穿山甲常用剂量为5~10g。

[药性歌括]

穿山甲毒，痔癣恶疮，吹奶肿痛，通经排脓。

4. 水　蛭

[主治病证]

水蛭味咸、苦，性平，有小毒，归肝经。有破血通经、逐瘀消癥之作用，可用于血滞经闭、癥瘕积聚，以及跌打损伤等瘀血阻滞之证。

[常用配伍]

水蛭用于治疗经闭、癥瘕，常与桃仁、三棱、苏木等配伍以增强消散瘀结之力，对体虚者尚须佐以益气养血药，以防伤正。

[注意事项]

①孕妇忌服。

②水蛭常用剂量为1~3g。

[药性歌括]

水蛭味咸，除积瘀坚，通经堕胎，折伤可痊。

5. 虻　虫

[主治病证]

虻虫味苦，性微寒，有小毒，归肝经。有破血逐瘀之作用，可用于血滞经闭、癥瘕积聚，以及跌打损伤等瘀滞诸症。

[常用配伍]

虻虫用于治疗月经不通，瘀结成块，常与水蛭、䗪虫、桃仁等配伍。

[注意事项]

①孕妇忌服。

②䗪虫常用剂量为1.5~3g。

[药性歌括]

䗪虫微寒,逐瘀散结,癥瘕蓄血,药性猛烈。

II. 血瘀证常用方剂

1. 桃核承气汤

[主治病证] 桃核承气汤具有逐瘀泻热之功效,主治下焦蓄血证,症见少腹急结、小便自利、神志如狂,甚则烦躁谵语、至夜发热,以及血瘀经闭、痛经、脉沉实而涩等。

[处方依据] 应用本方以少腹急结、小便自利、神志如狂,或烦躁谵语、至夜发热,伴或不伴血瘀经闭、痛经、脉沉实而涩等主症及脉象为主要依据。

[适用范围] 急性盆腔炎、胎盘残留、附件炎、宫外孕、子宫肌瘤、肠梗阻、急性坏死性肠炎、精神分裂症、急性脑出血、脑外伤后头痛、骨折后肠麻痹、慢性前列腺炎、前列腺增生等,属于瘀热互结证者,可用本方加减治疗。

[方剂组成] 桃仁12g,大黄12g(后下),桂枝6g,芒硝6g(烊化),炙甘草6g。

[服用方法] 水煎服。

[方剂歌诀] 桃核承气五药施,甘草硝黄并桂枝,瘀热互结小腹胀,如狂蓄血功效奇。

2. 血府逐瘀汤

[主治病证] 血府逐瘀汤具有活血化瘀、行气止痛之功效,主治胸中血瘀证,症见胸痛、头痛、日久不愈、痛如针刺而有定处,或呃逆日久不止,或饮水即呛、干呕,或内热瞀闷,或心悸怔忡、失眠多梦、急躁易怒、入暮潮热、唇暗或两目暗黑,舌质暗红,或舌有瘀斑、瘀点,脉涩或弦紧等。

[处方依据] 应用本方以胸痛、痛有定处或舌有瘀斑、瘀点、脉涩或弦紧等主症及脉象为主要依据。

[适用范围] 冠心病心绞痛、风湿性心脏病、肋软骨炎、胸部软组织挫伤、肝硬化、脑震荡后遗症、颈椎病、偏头痛、神经衰弱症、子宫内膜异位症、慢性盆腔炎等,属于血瘀气滞证者,可用本方加减治疗。

[方剂组成] 桃仁12g,当归9g,桂枝6g,红花9g,赤芍6g,牛膝9g,川芎5g,桔梗5g,柴胡3g,枳壳6g,生地黄9g,甘草6g。

[服用方法] 水煎服。

［方剂歌诀］血府当归生地桃，红花甘草壳赤芍，柴胡芎桔牛膝等，血化下行不作劳。

常用中成药：［血府逐瘀丸］［血府逐瘀胶囊］［血府逐瘀口服液］。

3. 补阳还五汤

［主治病证］补阳还五汤具有补气、活血、通络之功效，主治中风之气虚血瘀证，症见半身不遂、口眼㖞斜、语言謇涩、口角流涎、小便频数或遗尿失禁、舌暗淡、苔白、脉缓无力等。

［处方依据］应用本方以半身不遂或单瘫、截瘫、舌暗淡苔白、脉缓或虚弱等主症及脉象为主要依据。

［适用范围］脑梗死、脑血栓形成、脑动脉硬化症、血管神经性头痛、血管性痴呆、坐骨神经痛、椎动脉型颈椎病、腰椎间盘突出症、外伤性不全性截瘫、慢性肾衰竭、冠心病等，属于气虚血瘀证者，可用本方加减。

［方剂组成］黄芪 120g，当归尾 6g，赤芍 6g，川芎 5g，红花 3g，桃仁 3g，地龙 3g。

［服用方法］水煎服。

［方剂歌诀］补阳还五赤芍芎，归尾通经佐地龙，四两黄芪为君药，补气活血经络通。

［注］中风：中医内科病名，指因气血逆乱、脑脉痹阻或血溢于脑所致的以突然昏仆、半身不遂、肢体麻木、舌謇不语、口舌㖞斜、偏身麻木等为主要表现的病证。与表证中的中风表虚证不同。相当于西医的脑血管意外。

4. 复元活血汤

［主治病证］复元活血汤具有活血祛瘀、疏肝通络之功效，主治跌打损伤、瘀血阻滞证，症见胁肋瘀肿、痛不可忍等。

［处方依据］应用本方以胁肋瘀肿、疼痛较甚等主症为主要依据。

［适用范围］胸胁软组织损伤、肋软骨炎、肋间神经痛、乳腺增生、肋骨骨折等，属于瘀血停滞证者，可用本方加减治疗。

［方剂组成］柴胡 9g，桃仁 9g，当归 9g，瓜蒌根 9g，红花 6g，甘草 6g，穿山甲 6g（先煎）。

［服用方法］加黄酒适量（酒水比为 1∶3），水煎服。

［方剂歌诀］复元活血用柴胡，大黄花粉桃红入，当归山甲与甘草，跌打损伤瘀痛除。

5. 温 经 汤

[主治病证] 温经汤具有温经散寒、养血祛瘀之功效，主治冲任虚寒、瘀血阻滞证，症见漏下不止、血色暗而有块、淋漓不畅，月经超前或延后，或逾期不止，或一月再行，或经停不至，而见少腹里急、腹满、傍晚发热、手心烦热、唇口干燥、舌质暗红、脉细而涩，亦治妇人宫冷、久不受孕等。

[处方依据] 应用本方以月经不调、经来有块、色紫而淡、小腹冷痛、舌暗红、脉细涩等主症及脉象为主要依据。

[适用范围] 功能失调性子宫出血、围绝经期综合征、痛经、不孕症、月经不调、慢性盆腔炎、子宫肌瘤等，属于冲任虚寒、瘀血阻滞证者，可用本方加减治疗。

[方剂组成] 吴茱萸5g，桂枝6g，当归6g，芍药6g，阿胶6g（烊化），麦冬9g，川芎6g，牡丹皮6g，人参6g，半夏6g，生姜3片，甘草6g。

[服用方法] 水煎服。

[方剂歌诀] 温经汤用桂萸芎，归芍丹皮姜夏冬，参草阿胶调气血，暖宫祛瘀在温通。

6. 生 化 汤

[主治病证] 生化汤具有养血祛瘀、温经止痛之功效，主治血虚寒凝、瘀血阻滞证，症见产后恶露不行、小腹冷痛、脉迟细或涩等。

[处方依据] 应用本方以恶露不行、小腹冷痛、脉迟细或涩等主症及脉象为主要依据。

[适用范围] 胎盘残留、子宫复旧不良、产后缺乳、人工流产及引产后阴道不规则性出血、子宫内膜炎、产后尿潴留等，属于血虚有寒瘀滞证者，可用本方加减。

[方剂组成] 当归24g，川芎9g，桃仁6g，黑姜2g，炙甘草2g。

[服用方法] 水煎服，或加入黄酒适量同煎。

[方剂歌诀] 生化汤宜产后尝，归芎桃草酒炮姜，恶露不行少腹痛，温养活血最见长。

7. 失 笑 散

[主治病证] 失笑散具有活血祛瘀、散结止痛之功效，主治瘀血停滞证，症见心腹刺痛，或产后恶露不行，或月经不调、少腹急痛等。

[处方依据] 应用本方以胸腹疼痛、少腹急痛、舌质紫暗或舌边有瘀斑、脉涩或弦等主症及脉象为主要依据。

[适用范围] 冠心病心绞痛、痛经、慢性胃炎、非化脓性肋软骨炎等，属于

瘀血停滞证者,可用本方加减治疗。

[方剂组成] 五灵脂6g,蒲黄6g。

[服用方法] 共研细末,每服6g,水冲服。

[方剂歌诀] 失笑灵脂蒲黄同,等量为散酽醋冲,瘀血停滞心腹痛,祛瘀止痛建奇功。

[注] 恶露:中医妇产科名词术语,指产妇分娩后随子宫蜕膜特别是胎盘附着物处蜕膜的脱落,含有血液、坏死蜕膜等组织经阴道的排出物。正常情况下,产后4~6周恶露即可排净,如果恶露增多,持续时间延长,或伴有臭味,即为产后"恶露不绝"。

8. 大黄䗪虫丸

[主治病证] 大黄䗪虫丸具有祛瘀生新之功效,主治五劳虚极,症见形体羸瘦、腹满不能饮食、肌肤甲错、两目黯黑,或潮热、妇人经闭不行、舌质紫暗或边有瘀斑、脉象迟涩等。

[处方依据] 应用本方以瘀积日久、体瘦食少、两目黯黑、脉涩等主症及脉象为主要依据。

[适用范围] 肝硬化、脂肪肝、慢性活动性肝炎、脑栓塞、慢性白血病、再生障碍性贫血,以及肺癌、肝癌等,属于正气亏损、瘀血内停证者,可用本方加减治疗。

[方剂组成] 大黄3g,䗪虫3g,水蛭3g,虻虫3g,蛴螬5g,干漆3g,桃仁12g,黄芩6g,杏仁12g,干地黄30g,芍药12g,甘草9g。

[服用方法] 水煎服。

[方剂歌诀] 大黄䗪虫芩芍桃,地黄杏草漆蛴螬,水蛭虻虫和丸服,去瘀生新干血疗。

常用中成药:[大黄䗪虫丸]。

9. 膈下逐瘀汤

[主治病证] 膈下逐瘀汤具有活血祛瘀、行气止痛之功效,主治瘀在膈下、形成积块,或小儿痞块,症见肚腹疼痛、痛处不移或卧则腹坠似有物者等。

[处方依据] 应用本方以膈下瘀阻气滞、形成痞块、痛处不移、卧则腹坠等主症为主要依据。

[适用范围] 慢性活动性肝炎、血卟啉病、糖尿病、宫外孕、不孕症等,属于血瘀气滞证者,可用本方加减治疗。

[方剂组成] 五灵脂6g(包煎),当归9g,川芎6g,桃仁9g,丹皮6g,赤芍6g,乌药6g,延胡索3g,甘草9g,香附4.5g,红花9g,枳壳4.5g。

[服用方法] 水煎服。

[方剂歌诀] 膈下逐瘀桃牡丹，赤芍乌药玄胡甘，归芎灵脂红花壳，香附开郁血亦安。

10. 身痛逐瘀汤

[主治病证] 身痛逐瘀汤具有活血化瘀通络、祛风除湿止痛之功效，主治瘀血夹风湿证，可见肩痛、臂痛、腰腿痛或周身疼痛，或有关节畸形、强直、不能屈伸，舌质暗红，或紫暗，或有瘀点、瘀斑，苔白腻、脉细涩等经久不愈诸症。

[处方依据] 应用本方以周身关节肌肉疼痛反复不愈、按之加重、唇舌青紫或有瘀斑、脉细涩等主症及脉象为主要依据。

[适用范围] 坐骨神经痛、腰腿痛、腰部扭伤、类风湿关节炎等，属于瘀血夹风湿证者，可用本方加减治疗。

[方剂组成] 秦艽 3g，川芎 6g，桃仁 9g，红花 9g，羌活 3g，没药 6g，当归 9g，五灵脂 6g（包煎），香附 3g，牛膝 9g，地龙 6g，甘草 6g。

[服用方法] 水煎服。

[方剂歌诀] 身痛逐瘀桃归芎，脂艽附羌与地龙，牛膝红花没药草，通络止痛力量雄。

11. 通窍活血汤

[主治病证] 通窍活血汤具有活血通窍之功效，主治瘀阻头面证，症见头痛昏晕，或耳聋、脱发、面色青紫，以及妇女干血劳、小儿疳积、酒渣鼻、白癜风等。

[处方依据] 应用本方以血瘀性头痛、痛处固定不移、口唇紫暗、唇甲发绀等主症及脉象为主要依据。

[适用范围] 偏头痛、脱发、酒渣鼻、久聋、紫白癜风、牙疳、妇女干血劳、小儿疳证等，属于瘀阻头窍证者，可用本方加减治疗。

[方剂组成] 赤芍 3g，川芎 3g，桃仁 9g，红花 9g，鲜姜 9g，麝香 0.15g（冲服），生姜 3 片，大枣 2 枚，老葱 3g。

[服用方法] 加黄酒适量，水煎服。

[方剂歌诀] 通窍全凭好麝香，桃红大枣与葱姜，川芎黄酒赤芍药，表里通经第一方。

12. 少腹逐瘀汤

[主治病证] 少腹逐瘀汤具有活血祛瘀、温经止痛之功效，主治寒凝血瘀

证，症见少腹瘀血积块，疼痛或不痛；或痛而无积块；或少腹胀满；或经期腰酸、小腹胀；或月经一月见三五次，接连不断，断而又来，其色或紫或黑，或有血块；或崩或漏，兼少腹疼痛，或粉红兼白带者，或瘀血阻滞，久不受孕等。

[处方依据] 应用本方以瘀血结于下焦少腹、寒凝气滞，疏泄不畅，血瘀不适，少腹积块作痛或月经不调等主症为主要依据。

[适用范围] 妇科多种疾病，如少腹积块疼痛、经痛而喜按、经水过多或断续淋漓不止等，属于寒凝血瘀证者，可用本方加减治疗。

[方剂组成] 小茴香(炒)7g，干姜(炒)0.6g，延胡索3g，没药(研)6g，当归9g，川芎6g，肉桂3(后下)g，赤芍6g，蒲黄9g(包煎)，五灵脂(炒)6g(包煎)。

[服用方法] 水煎服。

[方剂歌诀] 少腹茴香与炒姜，元胡灵脂没芎当，蒲黄肉桂赤芍药，调经种子第一方。

常用中成药：[少腹逐瘀丸] [少腹逐瘀胶囊] [少腹逐瘀颗粒]。

13. 七 厘 散

[主治病证] 七厘散具有活血散瘀、定痛止血之功效，主治跌打损伤、筋断骨折、瘀血肿痛，可用于刀伤出血、无名肿毒、烧伤烫伤、金疮、血流不止、金刃伤重、汤泡火灼、闪腰挫气、筋骨疼痛、瘀血凝结等。

[处方依据] 应用本方以一切无名肿毒之疮肿瘀、烧伤烫伤等主症为处方依据。

[适用范围] 跌打损伤、筋断骨折、刀伤出血等，属于瘀血肿痛，可用本方加减治疗。

[方剂组成] 朱砂4g，麝香0.4g，梅花冰片0.4g，净乳香5g，红花5g，没药5g，血竭30g，儿茶7.5g。

[服用方法] 共研极细末，密闭贮存备用，每服0.21~1.5g，黄酒或温开水送服；外用适量，以酒调敷伤处。

[方剂歌诀] 七厘散治跌打伤，血竭红花冰麝香，乳没儿茶朱共末，外敷内服均见长。

[注] 厘：重量单位，1厘约等于0.03g，七厘即0.21g，因本方每次服用剂量为7厘，所以方名"七厘散"。

常用中成药：[七厘胶囊] [大七厘片] [跌打七厘片] [接骨七厘片]。

14. 活络效灵丹

[主治病证] 活络效灵丹具有活血祛瘀、通络止痛之功效，主治气血瘀滞，症见心腹疼痛、腿臂疼痛、跌打瘀肿、内外疮疡，以及癥瘕积聚等。

[处方依据] 本方适用于各种瘀血阻滞之痛症,尤适合跌打损伤,以伤处疼痛、伤筋动骨或麻木酸胀、内伤血瘀、心腹疼痛、肢臂疼痛等主症为主要依据。

[适用范围] 冠心病心绞痛、宫外孕、脑血栓形成、坐骨神经痛等,属于气血瘀滞、经络受阻证者,可用本方加减治疗。

[方剂组成] 当归15g,丹参15g,乳香9g,没药9g。

[服用方法] 水煎服。

[方剂歌诀] 活络效灵主丹参,当归乳香没药存,癥瘕积聚腹中痛,煎服此方可回春。

15. 抵 当 汤

[主治病证] 抵当汤具有破血下瘀之功效,主治下焦蓄血证,症见发狂或如狂、少腹硬满、小便自利、喜忘、大便色黑易解、脉沉结,及妇女经闭、少腹硬满拒按等。

[处方依据] 应用本方以瘀血日久深重之急症、脉沉结等主症及脉象为主要依据。

[适用范围] 顽固性的瘀血,由瘀血导致经闭,严重的可发生狂躁、精神类疾病等,属于下焦蓄血证者,可用本方加减治疗。

[方剂组成] 水蛭3g,虻虫3g,大黄9g(后下),桃仁5g。

[服用方法] 水煎服。

[方剂歌诀] 抵当汤用桃仁黄,水蛭虻虫共合方,蓄血胞宫少腹痛,破坚非此莫相当。

16. 丹 参 饮

[主治病证] 丹参饮具有活血祛瘀、行气止痛之功效,主治血瘀气滞、心胃诸痛,症见胸胁胀闷、走窜疼痛、急躁易怒、胁下痞块、刺痛拒按等。

[处方依据] 应用本方以心胃诸痛兼胸闷脘痞等主症为主要依据。

[适用范围] 慢性胃炎、胃及十二指肠溃疡、胃神经官能症以及心绞痛等,属于气滞血瘀证者,可用本方加减治疗。

[方剂组成] 丹参30g,檀香4.5g(后下),砂仁4.5g(打碎后下)。

[服用方法] 水煎服。

[方剂歌诀] 丹参饮中用檀香,砂仁合用成妙方,血瘀气滞两相结,心胃诸痛用之良。

17. 桂枝茯苓丸

[主治病证] 桂枝茯苓丸具有活血化瘀、缓消癥块之功效,主治瘀血留阻胞宫证,症见妇人素有癥块、妊娠漏下不止,或胎动不安、血色紫黑晦暗、腹痛拒按,或经闭腹痛,或产后恶露不尽而腹痛拒按者,舌质暗或有瘀点、脉沉涩等。

[处方依据] 应用本方以下血色紫黑晦暗、或腹痛拒按、舌质暗或有瘀点、脉沉涩等主症及脉象为主要依据。

[适用范围] 子宫肌瘤、子宫内膜炎、附件炎、卵巢囊肿、胎盘残留、子宫内膜异位症、前列腺肥大、盆腔淤血综合征等,属于瘀血留阻胞宫者,可用本方加减治疗。

[方剂组成] 桂枝 9g,茯苓 9g,牡丹皮 9g,芍药 9g,桃仁 9g。

[服用方法] 水煎服。

[方剂歌诀] 金匮桂枝茯苓丸,桃仁芍药和牡丹,等份为末蜜丸服,缓消癥块胎可安。

[注] 胞宫:中医名词术语,即子宫。

常用中成药:[桂枝茯苓丸]　[桂枝茯苓片]　[桂枝茯苓胶囊]。

18. 桃红四物汤

[主治病证] 桃红四物汤具有养血活血之功效,主治血虚兼血瘀证,症见妇女经期超前、血多有块、色紫稠黏、腹痛等。

[处方依据] 应用本方以经行不畅、血瘀有块、颜色紫暗、腹痛固定不移等主症为主要依据。

[适用范围] 脑梗死、偏头痛、红斑性皮肤病等,属于血虚兼血瘀证者,可用本方加减治疗。

[方剂组成] 熟地黄 15g,当归 15g,白芍 10g,川芎 10g,桃仁 9g,红花 10g。

[服用方法] 水煎服。

[方剂歌诀] 四物归地芍川芎,营血虚滞此方宗,四物汤内桃红加,逐瘀养血均有功。

(三)食积证处方用药

【食积证概念】

食积证是指因饮食不节,暴饮暴食或脾虚饮食难消导致食积胃肠,脾运失司所产生的证候。临床常见不思饮食、腹胀嗳腐、舌苔厚腻、脉滑或虚弱等,兼见大便酸臭、面黄体瘦、倦怠乏力、便秘或大便溏薄等。

【食积证治则】

食积证的治疗根据程钟龄《医学心悟》"消法,去其壅也,脏腑、经络、肌肉之间,本无此物,而忽有之,必为消散,乃得其平"、朱震亨《丹溪心法》"凡积病……当用消积药使之融化"及张元素"养正而积自除"的原则立法,用消食药为主组成具有消食化积、健脾和胃等作用的方剂来治疗。

【消食中药】

治疗食积证所用的药物称为消食药,又称消导药或助消化药。即以消食化积为主要作用的药物,消食药的主要作用为消食导滞,某些消食药除具有消食导滞作用外还有健脾开胃、行气、和中等作用。消食药主要适用于食积停滞所致的脘腹胀满、嗳气反酸、恶心呕吐、不思饮食、泄泻或便秘等。部分消食药还可以用于脾胃虚弱、消化不良等。

应用消食药应注意:①消食药大都性味甘平或甘温,归脾、胃经。本类药物药性虽多数较缓,但仍不乏耗气之弊,故气虚而无积滞者慎用。②本类药物多属于渐消缓散之品,适用于病情较缓,积滞不甚者。然而食积者多有兼证,常根据不同病情而配伍其他药物同用。如脾胃虚弱者,可配健胃补脾药;脾胃有寒者,可配温中暖胃药;湿浊内阻者,可配芳香化湿药;气滞者,可配理气药;便秘者,可配通便药;若积滞化热,则又当配合苦寒清热药同用。

【消食方剂】

治疗食积证的方剂称为消食方或消食剂,即具有消食健脾、消痞化积作用,用以治疗食积停滞的方剂,属于"八法"中"消法"范畴。消食方剂主要作用为消食导滞,某些方剂兼有健脾开胃、行气和中等作用。消食方剂主要用于治疗食积停滞所致的脘腹胀满、嗳气反酸、恶心呕吐、不思饮食、大便失常等。另如腹痛、痞满、泄泻等兼有食积证者也可选用。

消食方剂根据饮食停积的原因不同,一般分为消食化滞剂与健脾消食剂两类。因食积内停,气机失畅,致使脾胃升降功能失司,故临床常见脘腹胀满、恶食呕逆、泄泻等。食积停滞,治宜消食化滞;食积内停,易伤脾胃,脾胃虚弱,运化无力,又可导致食积内停,脾虚食滞,治当健脾消食,消补兼施。

应用消食剂应注意:①消食剂与泻下剂均能消除体内有形之实邪,但在运用时两者应有所区别。消食剂多属渐消缓散之剂,适用于病势较缓的食积证;而泻下剂多属攻逐之剂,适用于病势较急、积滞较重之食积证。若当用泻法而误用消法,则病重而药轻,其疾难瘳;若当用消法而误用泻法,则病轻药重,易伤正气,病反深锢。故朱震亨在《丹溪心法》中指出:"凡积病不可用下药,徒损真气,病亦不去,当用消积药使之融化,则根除矣。"②消食剂虽功力较缓和,但终属攻伐之方,故不宜长期服用,而纯虚无实者更当禁用或慎用。③食积内停易使气机阻滞,气机阻滞又可导致积滞不化,故消食剂中常配伍理气药理气而消积;④脾胃虚弱者,应消补兼施。

I．食积证常用中药

1．山　楂

[主治病证]

山楂味酸、甘，性微温，归脾、胃、肝经。有消食化积、行气散瘀之作用，可用于治疗各种饮食积滞证，尤为消化油腻肉食积滞之要药。

[兼治病证]

①山楂入肝经，能行气散结止痛，炒用兼能止血止痢，可配合其他药物用于治疗泄泻腹痛、疝气痛者。

②山楂性温，兼入肝经，能通行气血，有活血祛瘀止痛的作用，可配合其他药物用于治疗瘀阻胸腹痛、痛经等症。

[常用配伍]

①山楂用于治疗饮食积滞证时，常单用或与神曲、莱菔子配伍以增强消化油腻肉食积滞之功。

②山楂用于治疗泻痢腹痛、疝气痛，可用焦山楂水煎服，亦可与木香、槟榔、枳壳等配伍。

③山楂用于治疗瘀阻胸腹痛、痛经等症可单用本品加糖水煎服，或常与当归、香附、红花等配伍。

[注意事项]

①生山楂、炒山楂多用于消食散瘀，焦山楂、山楂炭多用于止泻。

②脾胃虚弱而无积滞者或胃酸分泌过多者均慎用。

③山楂常用剂量为9~12g。

[药性歌括]

山楂味甘，磨消肉食，疗疝催疮，消膨健胃。

2．神　曲

[主治病证]

神曲味甘、辛，性温，归脾、胃经。有辛散消食、甘温健脾开胃之作用，可用于食滞脘腹胀满、食少纳呆、肠鸣腹泻等。

[兼治病证]

神曲可通过发散风寒之功而发挥解表退热的作用，可配合其他药物用于治疗外感表证兼食滞。

[常用配伍]

①神曲用于治疗食积不化，症见胸闷脘痞、食欲不振者，常与麦芽、山楂、莱菔子等配伍，以增强消食化积之力。

②神曲用于治疗脾胃虚弱证时，常与党参、白术、麦芽等配伍。

③神曲用于治疗外受暑湿秽浊之气，兼夹食滞，症见头昏花胸闷、恶心呕吐、大便泄泻、不思饮食者，常与藿香、佩兰、苍术、厚朴等配伍，以化湿消食。

④神曲用于治疗肠腑湿热，积滞不化，症见腹痛里急、下痢赤白不爽者，常与大黄、黄连、焦山楂等配伍，以增强泻热导滞消食之力。

[注意事项]

①脾阴虚、胃火盛者不宜用，孕妇宜少食。

②神曲常用剂量为6~15g。

[药性歌括]

神曲味甘，开胃进食，破结逐痰，调中下气。

3. 麦　芽

[主治病证]

①麦芽味甘，性平，归脾、胃、肝经。有消食健胃之作用，尤其能促进淀粉性食物的消化，可用于食积不消等。

②麦芽有回乳消胀之作用，可用于妇女断乳或乳汁郁积、乳房胀痛等。

[兼治病证]

麦芽可通过疏肝气发挥疏肝解郁作用，可配合其他药物用于治疗肝气郁滞或肝胃不和之胁痛。

[常用配伍]

①麦芽用于治疗米面薯蓣食滞证时，常与山楂、神曲、鸡内金等配伍；治疗小儿乳食停滞，单用本品煎服或者研末服有效；治疗脾虚食少，食后饱胀，常与白术、陈皮等配伍。

②麦芽用于治疗乳房胀痛或断乳时单用生麦芽或炒麦芽120g（或生、炒麦芽各60g）煎服有效。

③麦芽用于治疗肝气郁滞或肝胃不和之胁痛、脘腹痛等，常与其他疏肝理气药配伍。

[注意事项]

①哺乳期妇女不宜使用。

②脾胃虚者不宜用。

③炒麦芽功偏消食健脾，生麦芽多用于回乳消胀。

④麦芽常用剂量为10~15g。

[药性歌括]

麦芽甘温，能消宿食，心腹膨胀，行血散滞。

4. 莱菔子

[主治病证]

莱菔子味辛、甘,性平,归肺、脾、胃经。有消食除胀之作用,可用于饮食停滞出现脘腹胀痛、大便秘结、积滞泻痢等。

[兼治病证]

莱菔子可降气化痰、止咳平喘,多用于咳喘痰壅、胸闷兼食滞者。

[常用配伍]

①莱菔子用于治疗食积气滞时,常与山楂、神曲、陈皮等配伍,以增强消食化积、行气消胀之功。

②莱菔子用于治疗咳喘痰多、胸闷食少时,常与白芥子、苏子配伍。

[注意事项]

①莱菔子辛散耗气,故气虚无食积、痰滞者慎用。不宜与人参同用。

②莱菔子常用剂量为5~12g。

[药性歌括]

莱菔子辛,喘咳下气,倒壁冲墙,胀满消去。

5. 鸡内金

[主治病证]

①鸡内金味甘,性寒,归脾、胃、小肠、膀胱经。有消食健胃助消化之作用,可用于治疗食积胀满、呕吐反胃、小儿疳积等。

②鸡内金有涩精止遗之作用,可用于肾虚遗精、遗尿。

[兼治病证]

鸡内金入膀胱经,有化坚消石之功效,可配合其他药物用于治疗砂石淋证、胆结石等症。

[常用配伍]

①鸡内金用于治疗砂石淋证、胆结石,常与金钱草配伍,鸡内金化坚消食而运脾,金钱草利水通淋而排石,二者配伍具有消石排石、运脾利水之功效,用于治疗湿热内蕴之结石。

②鸡内金用于治疗小儿脾虚疳积,常与白术、山药、使君子等配伍。

③鸡内金用于治疗遗尿,常与菟丝子、桑螵蛸等配伍。

[注意事项]

①脾虚无积滞者慎用。

②鸡内金常用剂量为3~10g。

[药性歌括]

鸡内金寒,溺遗精泄,禁痢漏崩,更除烦热。

Ⅱ. 食积证常用方剂

1. 保 和 丸

[主治病证] 保和丸具有消食和胃之功效,主治食滞胃脘证,症见脘腹痞满胀痛、嗳腐吞酸、恶食呕吐,或大便泄泻、舌苔厚腻、脉滑等。

[处方依据] 应用本方以脘腹胀满、嗳腐厌食、苔厚腻、脉滑等主症及脉象为主要依据。

[适用范围] 急慢性胃炎、急慢性肠炎、消化不良、婴幼儿腹泻等,属于食积内停证者,可用本方加减治疗。

[方剂组成] 山楂18g,神曲6g,半夏9g,茯苓9g,陈皮3g,连翘3g,莱菔子3g。

[服用方法] 水煎服。

[方剂歌诀] 保和神曲与山楂,苓夏陈翘菔子加,炊饼为丸白汤下,消食和胃效堪夸。

常用中成药:[保和丸(浓缩丸)] [保和丸(水丸)] [加味保和丸]。

2. 枳 实 导 滞 丸

[主治病证] 枳实导滞丸具有消食导滞、清热祛湿之功效,主治湿热食积证,症见脘腹胀痛、下痢泄泻或大便秘结、小便短赤、舌苔黄腻、脉沉有力等。

[处方依据] 应用本方以脘腹胀满、大便失常、苔黄腻、脉沉有力等主症及脉象为主要依据。

[适用范围] 胃肠功能紊乱、慢性痢疾等,属于湿热积滞者,可用本方加减治疗。

[方剂组成] 大黄9g(后下),枳实9g,神曲9g,茯苓9g,黄芩6g,黄连6g,白术9g,泽泻6g。

[服用方法] 水煎服。

[方剂歌诀] 枳实导滞首大黄,芩连白术茯苓襄,泽泻蒸饼糊丸服,湿热积滞力能攘。

常用中成药:[枳实导滞丸]。

3. 健 脾 丸

[主治病证] 健脾丸具有健脾和胃、消食止泻之功效,主治脾虚食积证,症见食少难消、脘腹痞闷、大便溏薄、苔腻微黄、脉象虚弱等。

[处方依据] 应用本方以脘腹痞满、食少难消、大便溏薄、苔腻微黄、脉虚弱等主症及脉象为主要依据。

[适用范围] 慢性胃肠炎、消化不良等,属于脾虚食滞者,可用本方加减治疗。

[方剂组成] 白术 15g, 木香 9g(后下), 黄连 6g, 茯苓 12g, 人参 15g, 神曲 9g, 陈皮 9g, 砂仁 6g(打碎后下), 麦芽 15g, 山楂 9g, 山药 12g, 肉豆蔻 6g, 甘草 9g。

[服用方法] 水煎服。

[方剂歌诀] 健脾参术苓草陈, 肉蔻香连合砂仁, 楂肉山药曲麦炒, 消补兼施此方寻。

常用中成药: [健脾丸] [人参健脾丸] [开胃健脾丸] [参苓健脾丸] [消食健脾丸] [参术健脾丸] [小儿健脾丸] [小儿参术健脾丸] [小儿化滞健脾丸]。

4. 枳实消痞丸

[主治病证] 枳实消痞丸具有行气消痞、健脾和胃之功效, 主治脾虚气滞、寒热互结证, 症见心下痞满、不欲饮食、倦怠乏力、大便不畅、苔腻而微黄、脉弦等。

[处方依据] 应用本方以心下痞满、食少倦怠、苔腻微黄、脉弦等主症及脉象为主要依据。

[适用范围] 慢性胃炎、慢性支气管炎、胃肠神经官能症等, 属于脾虚气滞、寒热互结者, 可用本方加减治疗。

[方剂组成] 干姜 6g, 麦芽 6g, 茯苓 6g, 白术 6g, 半夏曲 9g, 人参 9g, 厚朴 12g, 枳实 15g, 黄连 15g, 炙甘草 6g。

[服用方法] 水煎服。

[方剂歌诀] 枳实消痞四君全, 麦芽夏曲朴姜连, 蒸饼糊丸消积满, 消中有补两相兼。

(四)便秘证处方用药

【便秘证概念】

便秘证是指由肠胃积热、气机郁滞、气血不足、阳气虚弱等原因导致肠道传导功能失常所产生的证候, 临床常见大便排出困难, 排便时间或排便间隔时间延长, 或欲大便而艰涩不畅等症状, 兼见腹胀腹痛、头晕头胀、嗳气食少、肛裂出血、汗出、气短乏力、心悸头晕等。便秘既是一种独立的病证, 也是一个在多种急慢性疾病过程中经常出现的症状, 多发于中老年和女性。

【便秘证治则】

便秘证的治疗根据程钟龄《医学心悟·大便不通》将便秘分为实秘、虚秘、热秘、冷秘四种类型, 实证以祛邪为主, 据热、冷、气秘之不同, 以泻热、温散、理气的原则立法; 虚证以扶正为主, 依据阴阳气血亏虚的不同, 采取滋阴养血、益气温阳的原则立法, 用通便药为主组成具有峻下攻积、泻热通便、润肠通便等作用的方剂来治疗。

【泻下中药】

治疗便秘证所用的药物称为泻下药,即以促进排便为主要作用的药物。泻下药的主要作用为泻下通便。某些泻下药除具有泻下通便作用外还有清热泻火、解毒、活血化瘀等作用。泻下药主要用于大便秘结、胃肠积滞、实热内结等里证,部分泻下药还可用于疮疡肿毒及瘀血等症。

泻下药根据其药物性能和临床应用,一般分为攻下药、润下药、峻下逐水药三大类。凡是性味苦寒沉降,具有较强的攻下通便、清热泻火作用,主要适用于大便秘结、燥屎坚结及实热积滞的实证便秘的药物,叫作攻下药。凡是富含油脂,味甘质润,具有润滑作用,主要适用于血虚津枯所致的虚证便秘的药物,叫作润下药。凡是性味苦寒,药力峻猛,可引起剧烈腹泻作用,主要适用于寒邪食积便秘证的药物,叫作峻下逐水药。

应用泻下药应注意:①泻下药要根据里实证的兼证及患者的体质,进行适当配伍。②泻下药对妇女妊娠期忌用、妇女月经期及哺乳期慎用,以免损害胎儿和孕妇。③对于峻猛而有毒的泻下药,应严格注意其炮制、配伍禁忌、用法及用量的特殊要求,确保用药安全有效。④泻下药容易损伤正气或脾胃,小儿、老人及体虚患者使用时应攻补兼施。

【泻下方剂】

治疗便秘的方剂称为泻下方或泻下剂,即具有通导大便、排除胃肠积滞、荡涤实热或攻逐水饮、寒积等作用,用以治疗便秘的方剂。泻下方剂的主要作用为通导大便,某些方剂兼有清泄里热、消肿散结等作用,主要用于大便秘结、腹部胀满疼痛、舌苔厚腻、脉实等,另如里热实证之热厥、痉病或发狂、肠痈等里热证,也可选用。

泻下方剂根据治疗寒热、虚实的不同,一般分为寒下剂、温下剂、润下剂、逐水剂。如果患者兼见病后伤津或亡血者,或年老体弱、孕妇、产后、经期等还需配合补益扶正方法,使用补益药物,以扶正祛邪,即攻补兼施剂。

应用泻下方剂应注意:①服药期间应注意调理饮食,少食或忌食油腻或不易消化的食物,以免重伤胃气。②泻下方剂大都易伤胃气,使用时应得效即止,慎勿过剂。

I. 便秘证常用中药

(Ⅰ)峻下药

巴　豆

[主治病证]

①巴豆味辛,性热,有大毒,归胃、大肠经。有峻下冷积之作用,可用于寒积便秘出现大肠艰涩、小便清长、四肢不温、喜热怕冷、舌淡、苔白、脉沉

迟等。

②巴豆峻泻，有较强的逐水退肿之功效，现代研究表明可用于肝硬化腹水。

[兼治病证]

①巴豆可涌吐痰涎，可配合其他药物用于治疗各种病因所致喉痹痰阻证。

②巴豆外用有蚀腐肉、疗疮毒的作用，可配合其他药物用于治疗痈肿未溃、疥癣恶疮等症。

[常用配伍]

①巴豆用于治疗寒积便秘证时，常用巴豆霜入胶囊，或与大黄、干姜配伍，以增强温中散寒通便之力。

②巴豆外用用于治疗痈肿时，常与乳香、没药、土鳖虫、雄黄等配伍，治恶疮，或单用巴豆炸油，以油调雄黄、轻粉末，外涂疮面。

③巴豆用于治疗喉痹痰阻证时，常与贝母、桔梗配伍。

④巴豆用于治疗肝硬化腹水时，常与绛矾、神曲配伍。

[注意事项]

①孕妇及体弱者忌用，巴豆畏牵牛子。

②巴豆多数制成巴豆霜用，以减低毒性。

③巴豆常用剂量为 0.1~0.3g。

[药性歌括]

巴豆辛热，除胃寒积，破癥消痰，大能通利。

(Ⅱ)攻下药

1. 大 黄

[主治病证]

大黄味苦，性寒，归脾、胃、大肠、肝、心包经。有泻下攻积、清热泻火之作用，可用于实热便秘出现大便干结、小便短赤、面红身热、口干口臭、舌红苔黄、脉滑数等。

[兼治病证]

①大黄苦降，性寒，有凉血解毒、逐瘀通经之功效，内服可配合其他药物用于治疗血热吐衄、目赤、咽肿、肠痈、疔疮等热入营血证，外用可配合其他药物用于治疗痈肿疔毒、烫火伤等。

②大黄性寒，入肝经，有活血逐瘀通经之功效，可配合其他药物用于治疗瘀血诸症。

③大黄味苦，性寒，能燥湿，能泻热，有导湿热外出之功效，可配合其他药物用于便秘之湿热蕴结之证。

[常用配伍]

①大黄用于治疗实热便秘证时,常与芒硝、厚朴、枳实配伍。

②大黄用于治疗里实热结而正气虚者,常与人参、当归等配伍。

③大黄用于治疗大便秘结伴有津伤者,常与生地黄、玄参、麦冬等配伍。

④大黄用于治疗阳虚寒积便秘证时,常与附子、干姜等配伍。

⑤大黄用于治疗吐血、咯血之热入血分证时,常与黄芩、黄连配伍。

⑥大黄外用用于治疗热毒痈肿疔疮时,常与天花粉、甘草等配伍。

⑦大黄用于治疗跌打损伤、瘀血肿痛之瘀血证,常与当归、红花、穿山甲等配伍。

[注意事项]

①大黄有生大黄、酒大黄、大黄炭之别,生大黄入汤剂应后下,或者开水泡服,泻下力强,久煎泻下力减弱;酒大黄活血作用较好,泻下力弱;大黄炭止血作用强,多用于出血症。

②脾胃虚弱者慎用;妇女怀孕、月经期、哺乳期应忌用。

③大黄常用剂量为3~15g。

[药性歌括]

大黄苦寒,实热积聚,蠲痰逐水,疏通便闭。

2. 芒 硝

[主治病证]

芒硝味咸、苦,性寒,归胃、大肠经。有泻下攻积、润燥软坚之作用,可用于大便燥结者之实热积滞便秘证。

[兼治病证]

芒硝外用有清热消肿之功效,可配合其他药物用于治疗咽痛、口疮、目赤及痈疮肿痛。

[常用配伍]

①芒硝用于治疗实热便秘证时,常与大黄、厚朴、枳实配伍。

②芒硝外用用于治疗咽喉肿痛、口舌生疮时,常与硼砂、冰片、朱砂配伍。

③芒硝外用用于治疗乳痈初起,可用纱布包裹外敷。

[注意事项]

①孕妇及哺乳期妇女忌用或慎用。

②芒硝常用剂量为6~12g。

[药性歌括]

芒硝味咸,润燥软坚,性寒降火,泻积通便。

3. 番 泻 叶

[主治病证]

①番泻叶味甘、苦,性寒,归大肠经。有泻下通便之作用,可用于实热便秘出现大便干结、小便短赤、面红身热、口干口臭、舌红苔黄、脉滑数等。

②番泻叶苦寒降泄可用于习惯性便秘及老年便秘。

[兼治病证]

番泻叶能泻下行水消胀,可配合其他药物用于治疗腹水肿胀。

[常用配伍]

①番泻叶用于治疗实热便秘证时大多单味泡服,也可与枳实、厚朴等配伍。

②番泻叶用于治疗腹水肿胀可单味泡服,也可与牵牛子、大腹皮等配伍。

[注意事项]

①妇女哺乳期、月经期及孕妇忌用。

②番泻叶常用剂量为2~6g。

[药性歌括]

番泻叶寒,泻下通便,秘结难下,泡服则安。

4. 芦 荟

[主治病证]

芦荟味苦,性寒,归肝、胃、大肠经。有泻下通便之作用,可用于实热便秘出现大便干结、小便短赤、面红身热、口干口臭、舌红苔黄、脉滑数等。

[兼治病证]

①芦荟有清肝火之功效,可配合其他药物用于治疗肝经火盛所致便秘溲赤、头晕头痛、烦躁易怒、惊痫抽搐等症。

②芦荟有杀虫疗疳功效,可配合其他药物用于治疗虫积腹痛、面色萎黄、形瘦体弱的小儿疳积证。

[常用配伍]

①芦荟用于治疗肝经实火证时,常与龙胆、栀子、青黛等配伍。

②芦荟用于治疗热结便秘证,兼见心肝火旺时,常与朱砂配伍。

③芦荟用于治疗小儿疳积证时,常与使君子、人参、白术等配伍。

④芦荟外用可单药治疗癣疮,现代临床研究以芦荟制成芦荟膏对皮肤粗糙、雀斑、疮肿都有疗效。

[注意事项]

①脾胃虚弱,食少便溏及孕妇忌用。

②芦荟常用剂量为9~15g。

[药性歌括]

芦荟气寒,热结便难,肝经实热,疳积顽癣。

(Ⅲ)润下药

1. 火麻仁

[主治病证]

火麻仁味甘,性平,归脾、胃、大肠经。有润肠通便之作用,可用于气血津液亏虚出现肠燥便秘、排便困难、排便无力,伴有气短、乏力、头晕、心悸、舌淡、苔薄、脉细无力等。

[常用配伍]

①火麻仁治疗肠燥便秘证单药研碎煮粥有效。

②火麻仁治疗肠燥便秘证时,常与枳实、大黄等配伍。

[注意事项]

①火麻仁食入大量可引起中毒。

②火麻仁常用剂量为10~15g,打碎入煎。

[药性歌括]

麻仁甘平,大肠脾经,润肠通便,燥秘畅行。

2. 郁 李 仁

[主治病证]

郁李仁味甘、辛、苦,性平,归脾、大肠、小肠经。有润肠通便、行气降泄之作用,可用于排便困难、排便无力,伴有气短、乏力、头晕、心悸、舌淡、苔薄、脉细无力等气血津液亏虚所致肠燥便秘证兼气滞者。

[兼治病证]

郁李仁有利水消肿的作用,可配合其他药物用于治疗水肿胀满、脚气浮肿等症。

[常用配伍]

①郁李仁用于治疗肠燥便秘时,常与火麻仁、柏子仁、苦杏仁等配伍。

②郁李仁用于治疗肠胃燥热、大便秘结证时,常与朴硝、当归、生地黄配伍。

③郁李仁用于治疗水肿胀满时,常与桑白皮、赤小豆等配伍。

[注意事项]

①孕妇慎用。

②郁李仁常用剂量为6~10g。

[药性歌括]

郁李仁平,大小肠经,利水通便,肿消便行。

3. 松 子 仁

[主治病证]

松子仁味甘,性温,归肺、肝、大肠经。有润肠通便之作用,可用于排便困难、排便无力,伴有气短、乏力、头晕、心悸、舌淡、苔薄、脉细无力等气血津液亏虚所致肠燥便秘证。

[兼治病证]

松子仁味甘,入肺经,有润肺止咳的作用,可配合其他药物用于治疗肺燥咳嗽证。

[常用配伍]

①松子仁治疗肠燥便秘证时,常与火麻仁、柏子仁等配伍。

②松子仁治疗肺燥干咳证,常与胡桃仁配伍,捣成膏状,加蜂蜜,饭后米汤送服。

[注意事项]

①便溏者、湿痰者禁用。

②松子仁常用剂量为5~10g。

[药性歌括]

松子仁甘,药性平和,润肠通便,润肺止咳。

Ⅱ. 便秘证常用方剂

1. 大 承 气 汤

[主治病证] 大承气汤具有峻下热结之功效,主治阳明腑实证,症见大便不通、频转矢气、脘腹痞满、腹痛拒按、按之则硬、舌苔黄燥起刺或焦黑燥裂、脉沉实等。

[处方依据] 应用本方以痞、满、燥、实四症,舌红苔黄、脉沉实等主症及脉象为主要依据。

[适用范围] 急性单纯性肠梗阻、粘连性肠梗阻、蛔虫性肠梗阻、急性胆囊炎、急性胰腺炎、幽门梗阻,以及某些热性病过程中出现高热、神昏谵语、惊厥、发狂等,属于阳明腑实者,可用本方加减治疗。

[方剂组成] 大黄12g(后下),厚朴24g,枳实12g,芒硝9g(烊化)。

[服用方法] 水煎服。

[方剂歌诀] 大承气汤用硝黄,配以枳朴泻力强,阳明腑实真阴灼,峻下热结此方良。

2. 大黄牡丹汤

[主治病证] 大黄牡丹汤具有泻热破瘀、散结消肿之功效，主治肠痈初起、湿热瘀滞证，症见右少腹疼痛拒按，按之其痛如淋，甚则局部肿痞，或时时发热、自汗恶寒，舌苔薄腻而黄、脉滑数等。

[处方依据] 应用本方以右下腹疼痛拒按、舌苔黄腻、脉滑数等主症及脉象为主要依据。

[适用范围] 急性单纯性阑尾炎、肠梗阻、急性胆道感染、胆道蛔虫、胰腺炎、急性盆腔炎、输卵管结扎后感染等，属于湿热瘀滞者，可用本方加减治疗。

[方剂组成] 大黄 12g(后下)，牡丹皮 3g，桃仁 9g，冬瓜仁 30g(捣碎)，芒硝 9g(烊化)。

[服用方法] 水煎服。

[方剂歌诀] 金匮大黄牡丹汤，桃仁芒硝冬瓜仁，肠痈初起腹按痛，尚未成脓服之消。

3. 大黄附子汤

[主治病证] 大黄附子汤具有温里散寒、通便止痛之功效，主治寒积里实证，症见腹痛便秘、胁下偏痛、发热、手足厥冷、舌苔白腻、脉弦紧等。

[处方依据] 应用本方以腹痛便秘、手足厥冷、苔白腻、脉弦紧等主症及脉象为主要依据。

[适用范围] 急性阑尾炎、急性肠梗阻、睾丸肿痛、胆绞痛、胆囊术后综合征、慢性痢疾、尿毒症等，属于寒积里实证者，可用本方加减治疗。

[方剂组成] 大黄 9g(后下)，附子 12g(先煎)，细辛 3g。

[服用方法] 水煎服。

[方剂歌诀] 大黄附子细辛汤，胁下寒凝偏痛方，冷积内停成实证，温下寒实可复康。

4. 温脾汤

[主治病证] 温脾汤具有攻下冷积、温补脾阳之功效，主治阳虚寒积证，症见腹痛便秘、脐下绞结、绕脐不止、手足不温、苔白不渴、脉沉弦而迟等。

[处方依据] 应用本方以腹痛、便秘、手足不温、苔白、脉沉弦等主症及脉象为主要依据。

[适用范围] 急性单纯性肠梗阻或不全梗阻等，属于中阳虚寒、冷积内阻者，可用本方加减治疗。

[方剂组成] 大黄 10g(后下)，当归 9g，干姜 9g，附子 6g(先煎)，人参 6g，芒硝 6g(烊化)，甘草 6g。

［服用方法］水煎服。

［方剂歌诀］温脾附子与干姜，甘草人参及大黄，寒热并进补兼泻，攻下冷积振脾阳。

5. 麻子仁丸

［主治病证］麻子仁丸具有润肠泄热、行气通便之功效，主治胃肠燥热、脾约便秘证，症见大便干结、小便频数、舌苔微黄少津、脉浮涩等。

［处方依据］应用本方以大便秘结、小便频数、舌苔微黄少津、脉浮涩等主症及脉象为主要依据。

［适用范围］虚人及老人肠燥便秘、习惯性便秘、产后便秘、痔疮术后便秘等，属于胃肠燥热者，可用本方加减治疗。

［方剂组成］麻子仁 20g（捣碎），芍药 9g，枳实 9g，大黄 12g（后下），厚朴 9g，杏仁 10g。

［服用方法］水煎服。

［方剂歌诀］麻子仁丸治脾约，燥热津亏便下难，枳朴大黄蜜杏芍，润肠泄热便下来。

常用中成药：［麻仁丸］［麻仁润肠丸］［麻仁滋脾丸］［麻仁软胶囊］。

［注］脾约：中医内科病名，指脾虚津耗、肠液枯燥所致大便艰涩的病证。脾约也为形成便秘的原因之一。

6. 济川煎

［主治病证］济川煎具有温肾益精、润肠通便之功效，主治肾阳虚弱、精津不足证，症见大便秘结、小便清长、腰膝酸软、头目眩晕、舌淡苔白、脉沉迟等。

［处方依据］应用本方以大便秘结、小便清长、腰膝酸软、舌淡苔白、脉沉迟等主症及脉象为主要依据。

［适用范围］习惯性便秘、老年便秘、产后便秘等，属于肾虚精亏肠燥者，可用本方加减治疗。

［方剂组成］当归 9g，牛膝 6g，肉苁蓉 9g，泽泻 5g，升麻 3g，枳壳 3g。

［服用方法］水煎服。

［方剂歌诀］济川归膝肉苁蓉，泽泻升麻枳壳从，便结体虚难下夺，寓通于补法堪宗。

7. 黄龙汤

［主治病证］黄龙汤具有攻下通便、补气养血之功效，主治阳明腑实、气血不足证，症见自利清水、色纯青，或大便秘结、脘腹胀满、腹痛拒按、身热口

渴、神疲少气、谵语，甚则循衣摸床、撮空理线、神昏肢厥、舌苔焦黄或焦黑、脉虚等。

［处方依据］应用本方以大便秘结或自利清水、脘腹胀满、身热口渴、神倦少气、舌苔焦黄或黑、脉虚等主症及脉象为主要依据。

［适用范围］伤寒、副伤寒、流行性脑脊髓膜炎、乙型脑炎、老年性肠梗阻等，属于阳明腑实，而兼气血不足者，可用本方加减治疗。

［方剂组成］大黄9g（后下），芒硝12g（烊化），枳实6g，厚朴3g，当归9g，人参6g，甘草3g。

［服用方法］水煎服。

［方剂歌诀］黄龙汤枳朴硝黄，参归甘桔枣生姜，阳明腑实气血弱，攻补兼施效力强。

8. 增液承气汤

［主治病证］增液承气汤具有滋阴增液、泻热通便之功效，主治热结阴亏证，症见燥屎不行、下之不通、脘腹胀满、口干唇燥、舌红苔黄、脉细数等。

［处方依据］应用本方以燥屎不行、下之不通、口干唇燥、苔黄、脉细数等主症及脉象为主要依据。

［适用范围］急性传染病高热、便秘、津液耗伤较重，以及痔疮日久，大便燥结不通，属于热结阴亏者，可用本方加减治疗。

［方剂组成］玄参30g，麦冬24g，细生地黄24g，大黄9g（后下），芒硝4.5g（烊化）。

［服用方法］水煎服。

［方剂歌诀］增液承气用黄硝，玄参麦地五药挑，热结阴亏大便秘，增水行舟此方宜。

（五）痰证处方用药

【痰证概念】

痰证是因体内水液代谢失常而产生一系列证候的一类病证。一般有广义之痰和狭义之痰之分。狭义之痰指呼吸道的分泌物，咳之可出，有形质可辨者，又称有形之痰；广义之痰多为无形之痰，表现症状纷繁，不易被查知。

临床上根据痰饮成因、证候和部位的不同，又分为风痰、寒痰、湿痰、燥痰、热痰、虚痰、实痰、气痰等病证。临床常见咳嗽痰多、痰质黏稠、胸脘痞闷、呕恶、纳呆，或头晕目眩，或形体肥胖，或神昏而喉中痰鸣等，或神志错乱而为癫、狂、痴、痫，或某些部位出现圆滑柔韧的包块，舌苔腻、脉滑等。

【痰证治则】

痰证的治疗根据仲景"病痰饮者，当以温药和之"的原则立法，用化痰药为主组成具有祛痰、化痰等作用的方剂来治疗。

【化痰中药】

治疗痰证所用的药物称为化痰（祛痰）药，即以祛痰、消痰为主要作用的药物。化痰药的主要作用为祛痰、消痰，某些化痰药除具有化痰作用外还有止呕、散结、解毒、祛风等作用。化痰药主要用于咳痰、咳喘、痰核、眩晕、昏厥等痰饮证，部分化痰药还可用于瘰疬肿痛、蛇虫咬伤、呕吐等症兼有痰证者。

化痰药根据其药物性能和临床应用，一般分为温化寒痰药与清化热痰药两类。凡是味多辛苦，性多温燥，主归肺、脾、肝经，具有温肺祛寒、燥湿化痰之作用，主要适用于咳嗽气喘、痰多色白、苔腻等寒痰、湿痰证的药物，叫作温化寒痰药。凡是药性多寒凉，具有清化热痰之作用，主要适用于咳嗽气喘、痰黄黏稠为主症，可伴发热、痰干黏稠、难咳、干咳等热痰、燥痰证的药物，叫作清化热痰药。

应用化痰药应注意：①分清不同痰证而选用不同的化痰药。②应根据成痰之因，审因论治。"脾为生痰之源"，脾虚不能运化水湿而湿聚生痰，故常配伍健脾燥湿药同用。因痰易阻滞气机，"气滞则痰凝，气行则痰消"，故常配伍理气药同用，以加强化痰之功。③化痰药每兼止咳、平喘作用，应根据痰、咳、喘的不同病因病机而配伍，如外感而致者，当配伍解表散邪药；火热而致者，应配伍清热泻火药；虚劳者配伍补虚药；如眩晕、惊厥可配伍开窍、平肝息风药等。④温燥之性的温化寒痰药，不宜用于热痰、燥痰之证；药性寒凉的清热化痰药、润燥化痰药，则寒痰与湿痰证不宜用。⑤某些温燥之性强烈的刺激性化痰药，凡痰中带血等有出血倾向者，宜慎用。

【祛痰方剂】

治疗痰证的方剂称为祛痰方或祛痰剂，即具有祛痰、化痰等作用，用以治疗痰证的方剂。祛痰剂的主要作用为消除痰涎，某些方剂还兼有理气、和中、止咳等作用。主要用于痰证引起的咳嗽、喘促、头痛、眩晕等，另如食滞、癫痫、发狂等兼有痰证者，也可选用。

祛痰方剂根据治疗痰证性质的不同，一般分为燥湿化痰、清热化痰、温化寒痰、润燥化痰、治风化痰五类。因脾失健运，聚湿成痰者，治宜燥湿化痰；火热内郁、灼津成痰，治宜清热化痰；肺燥阴虚，虚火灼津成痰，治宜润燥化痰；脾肾阳虚、寒饮内停或肺寒留饮者，治宜温化寒痰；痰浊内生，肝风内动，风痰上扰者，治宜化痰息风。

应用祛痰方时应注意：①首先应辨别痰的性质，即寒热燥湿的不同，同时还应分清标本缓急。②痰由湿生，湿责之于脾，所以治痰剂中常配伍健脾祛湿之品；痰随气而升降，故治痰剂中常配伍理气药。③对于痰流经络、肌腠而为瘰疬、痰核者，常结合软坚散结之法。④有咯血倾向者，不宜用燥烈之剂，以免引起大量咯血；表邪未解或痰多者，慎用滋润之品，以防壅滞留邪。

Ⅰ. 痰证常用中药
（Ⅰ）温化寒痰药

1. 半　夏

[主治病证]

①半夏味辛、甘，性温，有毒，归脾、胃、肺经。有燥湿化痰之作用，可用于痰湿阻肺出现咳嗽、气逆、痰多的寒痰证、湿痰证。

②半夏有降逆止呕之功效，可用于各种呕吐。

[兼治病证]

①半夏辛开散结，化痰消痞，可配合其他药物用于治疗心下痞、结胸、梅核气等。

②半夏内服可消痰散结，外用能消肿止痛，可配合其他药物用于治疗瘿瘤瘰疬、痈疽肿毒、毒蛇咬伤等。

[常用配伍]

①半夏用于治疗湿痰阻肺所致的湿痰证时，常与陈皮、茯苓等配伍，以增强燥湿化痰之力。

②半夏用于治疗寒饮阻肺所致的咳喘证时，常与细辛、干姜等配伍。

③半夏用于治疗风邪壅肺所致的风痰证时，常与天麻、白术等配伍。

④半夏用于治疗痰饮及胃寒所致的呕吐证时，常与生姜配伍。

⑤半夏用于治疗寒热互结于心下所致的胃痞证时，常与干姜、黄连、黄芩等配伍。

[注意事项]

①半夏曲有化痰消食之功。

②半夏一般宜制用，制半夏有姜半夏、法半夏等，姜半夏长于降逆止呕，法半夏长于燥湿且温性较弱。竹沥半夏药性由温变凉，能清热化痰，主治热痰、风痰之证。

③半夏其性温燥，阴虚燥咳、血证、热痰、燥痰应慎用，然经过配伍热痰亦可用之，生品内服宜慎。

④半夏反乌头，不宜与川乌、制川乌、草乌、制草乌、附子同用。

⑤半夏常用剂量为3~9g；外用适量。

[药性歌括]

半夏味辛，健脾燥湿，痰厥头疼，嗽呕堪入。

2. 天 南 星

[主治病证]

①天南星味苦、辛,性温,有毒,归肺、肝、脾经。有燥湿化痰之作用,可用于咳嗽痰多等湿痰、寒痰证,祛痰之力较半夏强。

②天南星专走经络,善祛风痰而解痉,可用于风痰证,症见眩晕、中风痰壅、口眼㖞斜、半身不遂、手足麻痹、破伤风等。

[兼治病证]

天南星外用有消肿止痛之功,可配合其他药物用于治疗痈疽肿痛、毒蛇咬伤等。

[常用配伍]

①天南星用于治疗顽痰阻肺所致的痰证时,常与半夏配伍,以增强燥湿化痰之力。

②天南星用于治疗破伤风角弓反张、痰涎壅盛,常与白附子、天麻、防风等配伍。

③天南星用于治疗风痰阻络所致的中风证时,常与川乌、白芥子等配伍。

[注意事项]

①胆南星为天南星用牛胆汁拌制而成的加工品。味苦,性微辛、凉,归肝、胆经,功能清热化痰、息风定惊,主治中风、癫痫、惊风、痰火咳喘等。煎服,每日 1.5~6g。

②阴虚燥痰及孕妇忌用;生品内服宜慎。

③天南星常用剂量为 3~9g,内服制用;外用生品适量,研末以醋或酒调敷患处。

[药性歌括]

南星辛温,燥湿化痰,祛风止痉,散结消肿。

3. 禹 白 附

[主治病证]

禹白附味辛、甘,性大温,有毒,归胃、肝二经。有祛风痰、燥湿痰、止痉、止痛之作用,可用于治中风、惊风、癫痫、破伤风、偏头痛等风痰头面诸疾。

[兼治病证]

禹白附有解毒散结之功,可单用本品外敷,或配合其他药物用于治疗瘰疬、痰核、毒蛇咬伤。

[常用配伍]

①禹白附用于治疗风痰壅盛、口眼㖞斜,常与全蝎、僵蚕配伍。

②禹白附用于治疗破伤风时,常与天南星、天麻、防风等配伍。

[注意事项]

①禹白附辛温燥烈,阴虚血虚动风或热动肝风,以及孕妇,均不宜用。

②生品一般不内服。

③禹白附常用剂量为3~5g。

[药性歌括]

白附辛温,治面百病,血痹风疮,中风痰症。

4. 皂荚（皂角）

[主治病证]

皂荚味辛、咸,性温,有小毒,归肺、大肠经。有祛顽痰、通窍开闭之作用,可用于咳喘痰多、中风口噤、痰涎壅盛、神昏不语、癫痫、喉痹等。

[兼治病证]

①皂荚熬膏外敷可治疮肿未溃者,有散结消肿之功。

②皂荚用陈醋浸泡后研末调涂可治皮癣,有祛风杀虫止痒之功。

[常用配伍]

①皂荚用于治疗顽痰阻塞,胸闷咳喘,咳痰不爽,可单用。

②皂荚用于治疗卒然昏迷,卒然昏厥,不省人事,用本品同细辛研末,吹鼻取嚏。

③皂荚治中风牙关紧闭,用本品与明矾研末,温水调灌,取吐。

[注意事项]

①皂荚辛散走窜之性极强,非顽痰实证体壮者不宜轻投。孕妇、气虚阴亏及有出血倾向者忌用。

②皂荚内服剂量不宜过大,过量易引起呕吐、腹泻。

③皂荚内服常用剂量为1~1.5g;外用适量。

[药性歌括]

皂荚味辛,通关利窍,敷肿痛消,吐风痰妙。

5. 旋覆花

[主治病证]

旋覆花味苦、辛、咸,性微温,归肺、胃经。有降气化痰、降逆止呕之作用,可用于风寒咳嗽、痰饮蓄结、喘咳痰多、胸膈痞满等。

[兼治病证]

①旋覆花不仅降肺气,还善降胃气,可配合其他药物用于治疗痰浊中阻、胃气上逆所致的噫气、呕吐、胃脘痞硬。

②旋覆花有活血通络的作用,可配合其他药物用于治疗胸胁痛。

[常用配伍]

①旋覆花用于治疗寒痰咳喘，兼有表证者，常与生姜、半夏、细辛等配伍。

②旋覆花用于治疗脾胃气虚、痰湿上逆所致的呕吐噫气、心下痞满之证，常与代赭石、半夏、生姜、人参等配伍。

[注意事项]

①阴虚痨嗽、津伤燥咳者忌用。

②本品有绒毛，易刺激咽喉作痒而致呛咳呕吐，故须布包入煎。

③旋覆花常用剂量为3~9g。

[药性歌括]

旋覆花温，消痰止嗽，明目祛风，逐水尤妙。

6. 白 芥 子

[主治病证]

白芥子味辛，性温，无毒，归肺、胃经。有温肺化痰、利气散结、通络止痛之作用，可用于寒痰壅肺出现喘咳、胸闷、痰多、冷哮等。

[兼治病证]

白芥子温通经络，善散"皮里膜外之痰"，能祛经络之痰，又能消肿散结、通络止痛，可配合其他药物用于治疗阴疽流注、痰湿阻滞经络之肢体麻木或关节肿痛等症。

[常用配伍]

①白芥子用于治疗寒痰壅肺，症见咳喘胸闷、痰多不利者，常与紫苏子、莱菔子配伍。

②白芥子用于治疗悬饮喘咳胸满胁痛者，常与甘遂、大戟配伍以逐饮。

③白芥子用于治疗阴疽流注，常与鹿角胶、肉桂、熟地黄等配伍，以温阳通滞、消痰散结。

[注意事项]

①白芥子辛温走散，耗气伤阴，久咳肺虚及阴虚火旺者忌用；对皮肤黏膜有刺激，易发疱；有消化道溃疡、出血者以及皮肤过敏者忌用；用量不宜过大，以免引起腹痛腹泻。

②白芥子不宜久煎。

③白芥子常用剂量为3~6g，外用适量，研末调敷，或作发疱用。

[药性歌括]

白芥子辛，专攻胁痰，疟蒸痞块，服之能安。

7. 白 前

[主治病证]

白前味辛、苦,性微温,归肺经。有降气、祛痰、止咳之作用,可用于肺气失降出现咳嗽、咳痰、气喘等痰湿或寒痰阻肺证。

[兼治病证]

白前长于祛痰,降肺气以平咳喘,无论属寒属热、外感内伤、新嗽久咳均可用之,尤以痰湿或寒痰阻肺、肺气失降者为宜。

[常用配伍]

①白前用于治疗外感风寒之咳嗽证时,常与荆芥、桔梗等配伍,以增强宣肺解表之力。

②白前用于治疗痰饮壅肺之咳喘证时,常与紫菀、半夏、大戟配伍,以增强逐饮平喘之力。

③白前用于治疗热邪壅肺之咳喘证时,常与桑白皮、葶苈子等配伍,以增强清泻肺热之力。

④白前用于治疗肺气阴两虚之咳喘证时,常与黄芪、沙参等配伍,以增强益气润肺之力。

[注意事项]

①肺虚喘咳者慎用。生品用量过大,对胃有一定刺激。

②白前常用剂量为3~10g。

[药性歌括]

白前微温,降气下痰,咳嗽喘满,服之皆安。

(Ⅱ)清热化痰药

1. 浙 贝 母

[主治病证]

浙贝母味苦,性寒,归肺、心经。有清热化痰止咳之作用,可用于外感风热及痰热郁肺出现的咳嗽、咳痰不利、痰黄黏稠、口干口渴、舌红、苔黄、脉滑数等风热、燥热、痰热咳嗽证。

[兼治病证]

浙贝母苦泄清热毒、开郁散结,可配合其他药物用于治疗痰火郁结之瘰疬痰核、瘿瘤、疮痈等。

[常用配伍]

①浙贝母用于治疗痰热咳嗽证时,常与川贝母配伍,以增强清肺化痰止咳之力。

②浙贝母用于治疗痰热郁结所致的瘰疬证时,常与玄参、牡蛎配伍,以增

强清肺散结之力。

③浙贝母用于治疗肺痈成脓时，常与鱼腥草、鲜芦根、薏苡仁配伍，以增强解毒散结消痈之力。

[注意事项]

①贝母有川贝母与浙贝母之分，二者均可用于肺热燥咳，但浙贝母消肿散结之功强于川贝母。川贝母味苦、甘，性微寒，有清热化痰、润肺止咳、散结消肿之作用，主要用于治疗虚劳咳嗽、肺热燥咳，瘰疬疮肿、乳痈、肺痈。

②贝母反乌头，不宜与川乌、草乌、附子同用。

③寒痰、湿痰及脾胃虚寒者慎服贝母。

④浙贝母常用剂量为3~10g。川贝母研末服时常用剂量为1~2g。

[药性歌括]

贝母微寒，止嗽化痰，肺痈肺痿，开郁除烦。

2.桔　梗

[主治病证]

①桔梗味苦、辛，性平，归肺经。有宣肺化痰作用，可用于肺气不宣出现咳嗽痰多、胸闷不畅，无论寒热皆可应用。

②桔梗有利咽之功效，可用于咽喉肿痛、失声。

[兼治病证]

①桔梗性善上行，能利肺气以排壅肺之脓痰，可配合其他药物用于治疗肺痈咳吐脓痰。

②桔梗开宣肺气而通二便，可配合其他药物用于治疗癃闭、便秘。

[常用配伍]

①桔梗用于治疗风寒所致咳嗽、痰多者，常与紫苏、杏仁等配伍。

②桔梗用于治疗风热所致咳嗽者，常与桑叶、菊花等配伍。

③桔梗用于治疗肺痈咳而胸痛，时而浊唾腥臭，久久吐脓者，常与甘草、鱼腥草、冬瓜仁等配伍，以加强清肺排脓之效。

[注意事项]

①桔梗性升散，气机上逆不宜用；阴虚火旺咯血不宜用；用量过大易致恶心呕吐。

②桔梗常用剂量为3~10g。

[药性歌括]

桔梗味苦，疗咽肿痛，载药上升，开胸利壅。

3. 前　胡

[主治病证]

前胡味辛、苦,性微寒,归肺经。有降气、祛痰、宣散风热之作用,可用于痰热阻肺、肺气失降出现咳嗽、痰多色黄等。

[兼治病证]

前胡能发散风热,宣肺气,化痰止咳,可配合其他药物用于治疗外感风热咳嗽有痰者。

[常用配伍]

①前胡用于治疗肺热出现咳嗽、痰壅、气喘不安,常与贝母、白前等配伍,以清热化痰。

②前胡用于治疗风热攻头面,常与黄芩、防风等配伍。

[注意事项]

①气虚血少者、阴虚火旺者禁用。

②前胡恶皂荚、畏藜芦。

③前胡常用剂量为3~10g。

[药性歌括]

前胡微寒,宁嗽化痰,寒热头痛,痞闷能安。

4. 瓜　蒌

[主治病证]

①瓜蒌味甘、微苦,性寒,归肺、胃、大肠经。有清热化痰之作用,可用于痰热内结、咳嗽痰喘之证。

②瓜蒌既能清热化痰,又能宽胸散结,可用于痰热结胸、痰浊痹阻、胸阳不振之胸痹等。

[兼治病证]

①瓜蒌能消肿散结,可配合其他药物用于治疗肺痈、乳痈、肠痈等。

②瓜蒌有润肠通便之功,可配合其他药物用于治疗肠燥便秘。

[常用配伍]

①瓜蒌用于治疗痰热内结、咳痰黄稠、胸闷而大便不畅者,常与黄芩、胆南星、枳实等配伍。

②瓜蒌用于治疗痰浊痹阻、胸阳不振之胸痹,常与薤白配伍。

③瓜蒌用于治疗乳痈初起,红肿热痛,常与当归、乳香等配伍。

[注意事项]

①瓜蒌即栝楼,根:中药名天花粉;果:中药名瓜蒌实;果皮:中药名瓜蒌皮;种子:中药名瓜蒌仁。天花粉清热生津、润燥降火,消肿排脓;瓜蒌皮偏于

利气宽胸；瓜蒌仁偏于润燥化痰、润肠通便。

②瓜蒌生用偏于清化热痰，姜汁炙用偏于和胃止呕。

③寒痰咳嗽、胃寒呕逆及脾虚泄泻者禁服。

④瓜蒌反乌头。

⑤瓜蒌仁打碎入煎。

⑥常用剂量为：全瓜蒌为10~20g；瓜蒌皮6~12g；瓜蒌仁10~15g。

[药性歌括]

瓜蒌仁寒，宁嗽化痰，伤寒结胸，解渴止烦。

5. 胖 大 海

[主治病证]

胖大海味甘，性寒，归肺、大肠经。有清热化痰、利咽开音之作用，可用于风热犯肺所致的发热、咽痛、口干等表实证。

[兼治病证]

①胖大海上入肺经清宣肺气，可配合其他药物用于治疗肺气不宣、肺气郁闭之声哑、咽喉肿痛，为喉科之要药。

②胖大海下归大肠经清肠通便，可配合其他药物用于治疗热结便秘所致的上部火毒证，因药力较弱，只适用于轻证。

[常用配伍]

①胖大海用于治疗肺热郁闭证时，常与苦桔梗、生甘草、蝉蜕、薄荷、金银花、麦冬等配伍，以增强清宣肺气、润肺化痰之功。

②胖大海用于治疗兼有外感风热证时，常与蝉蜕配伍，以增强利咽开音之功。

③胖大海用于治疗热结便秘轻证时，可单用泡汁饮服，重证常与大黄、芒硝等清热利泻药配伍。

[注意事项]

①胖大海含胖大海素、西黄芪胶粘素及收敛性物质。它的浸出液可明显增加肠蠕动，有催泻、利尿作用。若老年人突然失声、脾虚便溏者，盲目使用胖大海，会导致脾胃虚弱、大便溏薄、饮食减少、胸闷、身体消瘦等不良反应而有损身体健康。因此，不可将胖大海泡水作为日常保健饮品长期服用。

②胖大海常用剂量为2~3枚，沸水泡服或煎服。

[药性歌括]

胖大海淡，清热开肺，咳嗽咽疼，音哑便秘。

6. 竹　茹

[主治病证]

①竹茹味甘,性微寒,归肺、胃、心、胆经。有清热化痰之作用,可用于痰热壅盛出现咳嗽、惊悸不宁、心烦失眠、咳痰黄稠等的痰热证。

②竹茹有除烦止呕之功效,可用于胃热呕吐、妊娠恶阻、胎动不安证。

[兼治病证]

①肺为贮痰之器,竹茹可通过宣肺而发挥清热化痰的作用,可配合其他药物用于治疗痰热内扰证者。

②取竹茹清热化痰的作用,可配合其他药物用于治疗中风痰迷、舌强不语等症。

③竹茹还有凉血止血的作用,可配合其他药物用于治疗吐血、崩漏等。

[常用配伍]

①竹茹用于治疗肺热咳嗽证时,常与黄芩、瓜蒌配伍,以增强清化热痰之力。

②竹茹用于治疗痰火内扰之咳痰证时,常与枳实、姜半夏等配伍。

③竹茹用于治疗热邪壅胃所致的呕吐证,常与黄连、生姜等配伍。

[注意事项]

①竹茹生用偏于清化热痰,姜汁炙用偏于和胃止呕。

②寒痰咳嗽、胃寒呕逆及脾虚泄泻者禁服。

③竹茹常用剂量为6~10g。

[药性歌括]

竹茹止呕,能除寒热,胃热呕哕,不寐安歇。

7. 竹　沥

[主治病证]

竹沥味甘,性寒,归心、肺、肝经。有清热豁痰之作用,可用于痰热壅盛出现咳嗽、喘息、痰稠难咳、顽痰胶结等。

[兼治病证]

竹沥入心肝经,善涤痰泄热而开窍定惊,可配合其他药物用于治疗中风口噤、小儿惊风等症。

[常用配伍]

①竹沥用于治疗痰热咳喘证时,常与黄芩、半夏等配伍。

②竹沥用于治疗不知人事,口不能言,常与姜汁配伍。

[注意事项]

①竹沥性寒滑,对寒痰及便溏者忌用。

②不能久藏，但可熬膏瓶贮。

③竹沥常用剂量为30~50g。

［药性歌括］

竹沥味甘，阴虚痰火，汗热烦渴，效如开锁。

Ⅱ. 痰证常用方剂

（Ⅰ）燥湿化痰剂

1. 二 陈 汤

［主治病证］二陈汤具有燥湿化痰、理气和中之功效，主治湿痰之证，症见痰湿犯肺之咳嗽痰多、色白易咳、痰阻气滞，胃失和降之胸膈胀满、恶心呕吐，阴浊凝聚、阻遏清阳致眩晕心悸、肢体困倦，舌苔白润、脉滑等。

［处方依据］应用本方以咳嗽、呕恶、痰多色白易咳、舌苔白腻、脉滑等主症及脉象为主要依据。

［适用范围］慢性支气管炎、慢性胃炎、梅尼埃病、神经性呕吐等，属于湿痰证者，可用本方加减治疗。

［方剂组成］半夏9g，橘红9g，茯苓6g，乌梅9g，炙甘草3g，生姜3片。

［服用方法］水煎服。

［方剂歌诀］二陈汤用半夏陈，益以茯苓甘草臣，利气和中燥湿痰，煎加生姜与乌梅。

常用中成药：［二陈丸］。

2. 温 胆 汤

［主治病证］温胆汤具有理气化痰、清胆和胃之功效，主治胆郁痰扰证，症见胆怯易惊、虚烦不眠，或呕吐呃逆，以及惊悸不宁、癫狂惊痫，舌苔腻、脉弦等。

［处方依据］应用本方以心烦不寐、眩悸呕恶、苔白腻、脉弦滑等主症及脉象为主要依据。

［适用范围］神经官能症、急慢性胃炎、消化性溃疡、慢性支气管炎、梅尼埃病、围绝经期综合征、癫痫等，属于胆郁痰扰证者，可用本方加减治疗。

［方剂组成］半夏6g，竹茹6g，枳实6g，陈皮9g，炙甘草3g，茯苓4.5g，生姜5片，大枣1枚。

［服用方法］水煎服。

［注意事项］食前服。

［方剂歌诀］温胆汤中苓半草，枳实竹茹陈姜枣，虚烦不眠证多端，此系胆虚痰热扰。

3. 茯苓丸

[主治病证] 茯苓丸具有燥湿行气、软坚化痰之功效，主治痰停中脘证，症见两臂疼痛、手不得上举，或左右时复转移，或两手疲软，或四肢浮肿，舌苔白腻、脉沉细或弦滑等。

[处方依据] 应用本方以两臂疼痛、四肢浮肿、舌苔白腻、脉沉细或弦滑等主症及脉象为主要依据。

[适用范围] 慢性支气管炎、上肢血管性水肿等，属于湿痰证者，可用本方加减治疗。

[方剂组成] 半夏9g，茯苓6g，枳壳3g，风化朴硝3g(烊化)。

[服用方法] 水煎服。

[方剂歌诀] 指迷茯苓丸半夏，风硝枳壳姜汤下，中脘停痰肩臂痛，气行痰消痛自罢。

(Ⅱ)清热化痰剂

1. 清气化痰丸

[主治病证] 清气化痰丸具有清热化痰、理气止咳之功效，主治痰热内结证，症见咳嗽气喘、咳痰黄稠、胸膈痞满，甚则气急呕恶、烦躁不宁，舌质红、苔黄腻、脉滑数等。

[处方依据] 应用本方以咳痰黄稠、胸膈痞闷、舌红苔黄腻、脉滑数等主症及脉象为主要依据。

[适用范围] 肺炎、支气管炎见有痰稠色黄，属于痰热内结证者，可用本方加减治疗。

[方剂组成] 陈皮6g，杏仁6g，枳实6g，酒炒黄芩6g，瓜蒌仁6g(捣碎)，茯苓6g，胆南星9g，制半夏9g。

[服用方法] 水煎服。

[方剂歌诀] 清气化痰星夏橘，杏仁枳实瓜蒌实，芩苓姜汁糊丸服，气顺火消痰自失。

常用中成药：[清气化痰丸]。

2. 小陷胸汤

[主治病证] 小陷胸汤具有清热化痰、宽胸散结之功效，主治痰热互结证，症见胸脘痞闷、按之则痛、咳痰黄稠、舌苔黄腻、脉浮滑或滑数等。

[处方依据] 应用本方以胸脘痞闷、按之则痛、舌苔黄腻、脉滑数等主症及脉象为主要依据。

[适用范围] 急性胃炎、胸膜炎、胸膜粘连、急性支气管炎、肋间神经痛

等,属痰热互结证者,可用本方加减治疗。

　　[方剂组成] 黄连6g,半夏9g,瓜蒌实30g。

　　[服用方法] 水煎服。

　　[方剂歌诀] 小陷胸汤连半蒌,宽胸开结涤痰优,膈上热痰痞满痛,舌苔黄腻服之休。

3. 滚 痰 丸

　　[主治病证] 滚痰丸具有泻火逐痰之功效,主治痰热内结证,症见癫狂,惊悸,怔忡,昏迷,或咳喘痰稠,或胸脘痞闷,或眩晕耳鸣,或绕项结核,或口眼蠕动,或不寐,或梦寐奇怪之状,大便秘结、舌苔黄腻、脉滑数有力等。

　　[处方依据] 应用本方以实热老痰上蒙清窍、内蕴于肺、留于关节经络,舌苔黄厚,脉滑数有力等主症及脉象为主要依据。

　　[适用范围] 精神分裂症、癫痫、偏头痛、神经官能症等,属于痰热内结、实热老痰胶固者,可用本方加减治疗。

　　[方剂组成] 大黄9g(后下),黄芩9g,沉香2g(后下),礞石3g(先煎)。

　　[服用方法] 水煎服。

　　[注意事项] 临卧食后服。

　　[方剂歌诀] 滚痰丸用青礞石,大黄黄芩与沉香,百病皆因痰作祟,顽痰怪证力能匡。

(Ⅲ)润燥化痰剂

贝母瓜蒌散

　　[主治病证] 贝母瓜蒌散具有润肺清热、理气化痰之功效,主治燥痰证,症见燥痰咳嗽、咳嗽有痰、黏稠难咳、咽喉干痛、咽干口燥、上气喘促、舌红苔白而干等。

　　[处方依据] 应用本方以咳嗽呛急、咳痰难出、咽喉干燥、舌红苔白而干、脉浮细或浮数等主症及脉象为主要依据。

　　[适用范围] 肺结核、肺炎、急慢性支气管炎、咽喉炎等,属于肺经燥热、痰少难咳者,可用本方加减治疗。

　　[方剂组成] 贝母9g,瓜蒌9g,天花粉9g,茯苓9g,橘红9g,桔梗9g。

　　[服用方法] 水煎服。

　　[方剂歌诀] 贝母瓜蒌花粉研,陈皮桔梗茯苓添,呛咳咽干痰难咳,清肺润燥化痰涎。

(Ⅳ)温化寒痰剂

1. 三子养亲汤

[主治病证]三子养亲汤具有降气消食、温化痰饮之功效,主治痰壅气逆食滞证,症见咳嗽喘逆、痰多胸闷、食少难消、舌苔白腻、脉滑等。

[处方依据]应用本方以咳喘、胸闷、食少脘痞、苔白腻、脉滑等主症及脉象为主要依据。

[适用范围]慢性支气管炎、肺气肿等,属于痰壅气滞证者,可用本方加减治疗。

[方剂组成]白芥子6g(捣碎),苏子9g(捣碎),莱菔子9g(捣碎)。

[服用方法]水煎服。

[方剂歌诀]三子养亲祛痰方,芥苏莱菔共煎汤,大便实硬加熟蜜,冬寒更可加生姜。

2. 苓甘五味姜辛汤

[主治病证]苓甘五味姜辛汤具有温肺化饮之功效,主治寒饮之阳虚阴盛、水饮内停证,症见寒饮咳嗽、咳痰量多、清稀色白、胸膈不快、舌苔白滑、脉弦滑等。

[处方依据]应用本方以咳嗽痰稀色白、舌苔白滑、脉弦滑等主症及脉象为主要依据。

[适用范围]慢性支气管炎、肺气肿等,属于寒饮之阳虚阴盛、水饮内停证者,可用本方加减治疗。

[方剂组成]茯苓12g,甘草6g,干姜9g,细辛3g,五味子5g。

[服用方法]水煎服。

[方剂歌诀]苓甘五味姜辛汤,痰饮咳嗽常用方,气降仍咳胸犹满,速化寒饮保安康。

(Ⅴ)治风化痰剂

1. 半夏白术天麻汤

[主治病证]半夏白术天麻汤具有燥湿化痰、平肝息风之功效,主治风痰上扰证,症见眩晕、头痛、胸闷呕恶、舌苔白腻、脉弦滑等。

[处方依据]应用本方以眩晕、头痛、呕恶、舌苔白腻、脉弦滑等主症及脉象为主要依据。

[适用范围]耳源性眩晕、神经性呕吐、风痰头痛、脑血栓形成、癫痫、甲状腺囊肿、突发性耳聋、食管贲门失弛缓症、鼻窦炎、高血压、癔病性失明等,属于风痰上扰者,可用本方加减治疗。

[方剂组成] 半夏 9g，天麻 6g，茯苓 6g，橘红 6g，白术 15g，甘草 3g，生姜 1片，大枣 2枚。

[服用方法] 水煎服。

[方剂歌诀] 半夏白术天麻汤，苓草橘红大枣姜，眩晕头痛风痰证，热盛阴亏切莫尝。

2. 定 痫 丸

[主治病证] 定痫丸具有涤痰息风之功效，主治痰热内扰证，症见忽然发作、眩仆倒地、不省人事，甚则抽搐、口眼㖞斜、痰涎直流、叫喊作声、舌苔白腻微黄或脉滑略数等。

[处方依据] 应用本方以痫证发作有时、舌苔白腻微黄、脉滑略数等主症及脉象为主要依据。

[适用范围] 癫痫属于痰热内扰证者，可用本方加减治疗。

[方剂组成] 明天麻 6g，川贝母 6g，姜半夏 6g，茯苓 6g，茯神 6g，胆南星 3g，石菖蒲 3g，全蝎 3g，僵蚕 3g，真琥珀 3g（研末冲服），灯草 1.5g，辰砂 2g（冲服），陈皮 4.5g，远志 4.5g，丹参 12g，麦冬 12g。

[服用方法] 水煎服。

[方剂歌诀] 定痫二茯贝天麻，丹麦陈远菖蒲夏，胆星蝎蚕草竹沥，姜汁琥珀与朱砂。

附：止咳平喘常用中药

咳喘证是肺系疾患的一种常见病证，是指由外感、内伤等因素导致肺气失于宣降所产生的证候，临床常见呼吸困难、张口抬肩、鼻翼煽动、不能平卧等症状，兼见烦躁不安、面青唇紫等。

咳喘证的治疗根据明代王纶《明医杂著》指出的"治法须分新久虚实，新病风寒则散之，火热则清之，湿热则泻之，久病便属虚、属郁，气虚则补气，血虚则补血，兼郁则开郁，滋之、润之、敛之则治虚之法也"及清代叶天士《临证指南医案》所说的"实喘治肺，虚喘治肾"的原则立法，用止咳平喘药为主，组成具有宣肺、清肺、润肺、降肺、敛肺及化痰、止咳、平喘等作用的方剂来治疗。

应用止咳平喘药应注意：①止咳平喘药主治咳喘证，病情复杂，有外感内伤之别，寒热虚实之异，临床应用时应审证求因，随证选用不同的止咳平喘药，并配伍相应的有关药物。不可见咳治咳，见喘治喘。②表证、麻疹初起，不能单投止咳平喘药，当以疏解宣发为主，少佐止咳药物，更不能过早使用敛肺止咳药。③个别麻醉镇咳定喘药，因易成瘾，易恋邪，用之宜慎。

1. 苦 杏 仁

[主治病证]

苦杏仁味苦,性微温,有小毒,归肺、大肠经。有止咳平喘之作用,可用于多种咳嗽气喘证。

[兼治病证]

①苦杏仁取其质润多脂,味苦而下气,有润肠通便之功效,可配合其他药物用于治疗肠燥便秘证。

②苦杏仁外用,可用于治蛲虫病、外阴瘙痒。

[常用配伍]

①苦杏仁用于治疗风寒咳喘,胸闷气逆,常与麻黄、甘草配伍,以散风寒宣肺平喘。

②苦杏仁用于治疗风热咳嗽,发热汗出,常与桑叶、菊花等配伍,以散风热宣肺止咳。

③苦杏仁用于治疗燥热咳嗽,痰少难咳,常与桑叶、贝母、沙参等配伍,以清肺润燥止咳。

④苦杏仁用于治疗肺热咳喘,常与石膏等配伍,以清肺泄热宣肺平喘。

⑤苦杏仁用于治疗肠燥便秘,常与柏子仁、郁李仁等配伍。

[注意事项]

①阴虚咳喘及大便溏泻者忌用。

②本品有小毒,用量不宜过大。

③婴儿慎用。

④苦杏仁常用剂量为3~10g。

[药性歌括]

杏仁苦温,宣肺止咳,降气平喘,便通不塞。

2. 紫 苏 子

[主治病证]

紫苏子味辛,性温,归肺、大肠经。有降气化痰、止咳平喘之作用,可用于痰壅气逆、咳嗽气喘、久咳痰喘等。

[兼治病证]

紫苏子能润燥滑肠,又能降泄肺气以助大肠传导之功效,可配合其他药物用于治疗肠燥便秘证。

[常用配伍]

①紫苏子用于治疗痰壅气逆、咳嗽气喘、痰多胸痞,甚则不能平卧之症,常与白芥子、莱菔子配伍。

②紫苏子用于治疗上盛下虚之久咳痰喘,常与肉桂、当归、厚朴等温肾化痰下气之品配伍。

③紫苏子用于治疗肠燥便秘,常与火麻仁配伍。

[注意事项]

①阴虚喘咳及脾虚便溏者慎用。

②紫苏子常用剂量为5~10g。

[药性歌括]

苏子辛温,肠燥能润,善平咳喘,亦除痰盛。

3.百　部

[主治病证]

百部味甘、苦,性微温,归肺经。具有润肺止咳之作用,可用于新久咳嗽、百日咳、肺痨咳嗽等症。

[兼治病证]

百部具有杀虫灭虱之功效,可配合其他药物用于治疗蛲虫、阴道滴虫、疥癣等。

[常用配伍]

①百部用于治疗风寒咳嗽,常与荆芥、桔梗、紫菀等配伍。

②百部用于治疗久咳不已、气阴两虚者,常与黄芪、沙参、麦冬等配伍。

③百部用于治肺痨咳嗽属阴虚者,常与沙参、麦冬、川贝母等配伍。

[注意事项]

①久咳虚嗽宜蜜炙用。

②百部常用剂量为5~15g。

[药性歌括]

百部甘苦,咳嗽得安,能杀诸虱,蛲虫亦堪。

4.紫　菀

[主治病证]

紫菀味苦、甘、辛,性微温,归肺经。有润肺化痰止咳之作用,可用于咳嗽有痰证。

[兼治病证]

取紫菀开宣肺气之力,可配合其他药物用于治疗肺痈、胸痹及小便不通等。

[常用配伍]

①紫菀用于治疗风寒犯肺、咳嗽咽痒、咳痰不爽,常与荆芥、桔梗、百部等配伍。

②紫菀用于治疗阴虚劳嗽、痰中带血,常与阿胶、贝母等配伍,以养阴润肺、化痰止嗽。

[注意事项]

①外感暴咳生用,肺虚久咳蜜炙用。

②紫菀常用剂量为5~10g。

[药性歌括]

紫菀润肺,下气化痰,诸般咳嗽,有此不难。

5. 款 冬 花

[主治病证]

款冬花味辛、微苦,性温,归肺经。有润肺下气、止咳化痰之作用,可用于肺寒咳嗽、肺热咳嗽、肺气虚而咳、阴虚燥咳、咳喘日久,痰中带血,肺痈咳吐脓痰等。

[常用配伍]

①款冬花用于治疗咳嗽偏寒,常与干姜、紫菀、五味子配伍。

②款冬花用于治疗肺热咳喘,常与知母、桑叶、川贝母等配伍。

③款冬花用于治疗肺气虚弱、咳嗽不已,常与人参、黄芪等配伍。

④款冬花用于治疗阴虚燥咳,常与沙参、麦冬等配伍。

⑤款冬花用于治疗喘咳日久痰中带血,常与百合配伍。

⑥款冬花用于治疗肺痈咳吐脓痰者,常与桔梗、薏苡仁等配伍。

[注意事项]

①外感暴咳生用,肺虚久咳蜜炙用。

②款冬花常用剂量为5~10g。

[药性歌括]

冬花辛温,善治咳嗽,润肺下气,紫菀相投。

6. 枇 杷 叶

[主治病证]

枇杷叶味苦,性微寒,归肺、胃经。有清肺化痰止咳之作用,可用于燥热咳嗽、肺虚久咳证。

[兼治病证]

①枇杷叶具有降逆止呕之功效,可配合其他药物用于治疗胃热呕吐、呃逆等症。

②枇杷叶具有清胃止渴之功效,可配合其他药物用于治疗热病口渴及消渴。

［常用配伍］

①枇杷叶味苦能降,性寒能清,具有清降肺气之功,可单用制膏服用,或与黄芩、桑白皮、栀子等配伍。

②枇杷叶用于治疗燥热咳喘之咳痰不爽、口干舌红者,宜与宣燥润肺之品桑叶、麦冬、阿胶等配伍。

［注意事项］

①止咳宜炙用,止呕宜生用。

②用量不宜过大,以免引起呕吐。

③虚寒喘咳及脾虚便溏者禁服,胃弱者慎服。

④枇杷叶常用剂量为5~10g。

［药性歌括］

枇杷叶苦,降逆止呕,善治咳嗽,注意配伍。

7. 桑 白 皮

［主治病证］

桑白皮味甘,性寒,归肺经。有泻肺平喘之作用,可用于肺热咳喘、水饮停肺、肺虚有热等症。

［兼治病证］

①取桑白皮泻降肺气、通调水道而发挥利水消肿之功效,可配合其他药物用于治疗风水、皮水等阳水实证。

②桑白皮有止血清肝之功效,可配合其他药物用于治疗衄血、咯血及肝阳肝火偏旺之高血压症。

［常用配伍］

①桑白皮用于治疗肺热咳喘,常与地骨皮配伍。

②桑白皮用于治疗水饮停肺、胀满喘急,常与麻黄、杏仁、葶苈子等宣肺逐饮药配伍。

③桑白皮用于治疗肺虚有热而咳喘气短、潮热、盗汗者,常与人参、五味子、熟地黄等配伍。

④桑白皮用于治疗全身水肿、面目肌肤水肿、胀满喘急、小便不利者,常与茯苓皮、大腹皮、陈皮等配伍。

［注意事项］

①桑白皮泻肺利水、平肝清火宜生用;肺虚咳嗽宜蜜炙用。

②桑白皮的常用剂量为5~15g。

［药性歌括］

桑皮甘辛,止嗽定喘,泻肺火邪,其功不浅。

8. 葶苈子

[主治病证]

葶苈子味苦、辛，性大寒，归肺、膀胱经。有泻肺平喘之作用，可用于痰涎壅盛、咳喘不得平卧证。

[兼治病证]

①葶苈子有利水消肿之功效，可配合其他药物用于治疗水肿、悬饮、胸腹积水、小便不利等症。

②葶苈子有强心之功效，可配合其他药物用于治疗肺心病心力衰竭。

[常用配伍]

①葶苈子用于治疗肺中水饮及痰火之喘咳，常佐大枣以缓其性。

②葶苈子用于治疗腹水肿满属湿热蕴阻者，常与防己、椒目、大黄等配伍。

③葶苈子用于治疗结胸、胸水、腹水肿满等症，常与杏仁、大黄、芒硝配伍。

[注意事项]

葶苈子常用剂量为3~10g。

[药性歌括]

葶苈辛苦，利水消肿，痰咳癥瘕，治喘肺痈。

9. 白 果

[主治病证]

白果味甘、苦、涩，性平，有毒，归肺经。有敛肺化痰定喘之作用，可用于哮喘痰嗽、带下、白浊、尿频、遗尿。

[兼治病证]

①白果有止带缩尿之功效，可配合其他药物用于治疗带下、白浊、尿频、遗尿等。

②白果具有免疫抑制及抗过敏作用。

[常用配伍]

①白果用于治疗哮喘痰嗽时，若治寒喘常与麻黄配伍；若治肺肾两虚之虚喘，常与五味子、胡桃肉等配伍；若治外感风寒而内有蕴热之喘者，常与麻黄、黄芩等配伍；若治肺热燥咳、喘咳无痰者，常与天门冬、麦门冬、款冬花等配伍。

②白果用于治疗妇女带下，属脾肾亏虚、色清质稀者最宜，常与山药、莲子等健脾益肾之品配伍；若属湿热带下，色黄腥臭者，常与黄柏、车前子等配伍，以化湿清热止带；若治小便白浊，可单用或与萆薢、益智仁等配伍；若治遗精、尿频、遗尿，常与熟地黄、山萸肉、覆盆子等配伍，以补肾固涩。

[注意事项]

①本品有毒，不可多用，小儿尤当注意。过食白果可致中毒，出现腹痛、

吐泻、发热、发绀以及昏迷、抽搐,严重者可呼吸麻痹而死亡。

②白果常用剂量为 5~10g。

[药性歌括]

白果甘苦,喘嗽白浊,点茶压酒,不可多嚼。

10. 矮 地 茶

[主治病证]

矮地茶味苦、辛,性平,归肺、肝经。有止咳平喘之作用,可用于咳喘证。

[兼治病证]

①矮地茶有清利湿热之功效,可配合其他药物用于治疗湿热黄疸、水肿等。

②矮地茶有活血化瘀、通经止痛之功效,可配合其他药物用于治疗痛经、风湿痹痛、跌打损伤等。

[常用配伍]

①矮地茶用于治疗肺热咳喘痰多,可单用,或与枇杷叶、金银花、猪胆汁等配伍。

②矮地茶用于治疗寒痰咳喘,常与麻黄、细辛、干姜等温肺化痰、止咳平喘药配伍。

③矮地茶用于治疗急、慢性黄疸,常与茵陈、虎杖等配伍。

④矮地茶用于治疗水肿尿少,常与泽泻、茯苓等配伍;治热淋,常与车前草、萹蓄等配伍。

⑤矮地茶用于治疗脾虚带下证,常与白扁豆、山药、椿白皮等配伍。

[注意事项]

矮地茶常用剂量为 10~30g。

[药性歌括]

地茶辛苦,止咳平喘,清热利湿,活血化瘀。

11. 罗 汉 果

[主治病证]

罗汉果味甘,性凉,归肺、大肠经。有清肺利咽、化痰止咳之作用,可用于咳喘、咽痛等症。

[兼治病证]

罗汉果有生津润肠通便之功效,可配合其他药物用于治疗肠燥便秘。

[常用配伍]

①罗汉果用于治疗痰嗽、气喘,可单味煎服,或配伍百部、桑白皮。

②罗汉果用于治疗咽痛失声,可单用泡茶饮。

③罗汉果用于治疗肠燥便秘，可配蜂蜜泡饮。

④罗汉果用于治疗颈部淋巴结结核，常与浙贝母、山慈菇等配伍。

[注意事项]

罗汉果常用剂量为10~30g。

[药性歌括]

罗汉甘凉，清肺利咽，止咳化痰，润肠通便。

（六）湿证处方用药

【湿证概念】

湿证是指湿邪侵袭人体或体内水液运化失常而形成湿浊，阻遏气机与清阳所产生的证候，临床常见恶寒发热、头胀身重、肢节酸痛、面目水肿、脘腹胀满、呕恶泄利、水肿淋浊、黄疸、痿痹等症状，兼见食欲不振、倦怠乏力、头目昏眩等。

【湿证治则】

湿证的治疗根据《素问·至真要大论》"诸湿肿满，皆属于脾"、《素问·水热穴论》"故其本在肾，其末在肺"的原则立法，用祛湿药为主组成具有化湿利水、通淋泄浊等作用的方剂来治疗。

【祛湿中药】

治疗湿证所用的药物称为祛湿药，即以祛除湿邪为主要作用的药物。祛湿药的主要作用为化湿利水，某些祛湿药除具有化湿利水作用外还有解暑、辟秽、开窍、截疟、利尿通淋、利湿退黄等作用。祛湿药主要用于脘腹痞满、呕吐反酸、大便溏薄、食少体倦、口甘多涎、小便不利、水肿、泄泻、痰饮、淋证、黄疸、湿疮、带下、舌苔白腻等水湿所致的各种病证，部分祛风湿药还可用于湿温、暑湿等症。

祛湿药根据其药物性能和临床应用，一般分为化湿药和利水渗湿药，其中利水渗湿药分为利水消肿药、利尿通淋药、利湿退黄药三类。凡是气味芳香，具有化湿运脾等作用，主要适用于脘腹痞满、呕吐反酸、大便溏薄、食少体倦、口甘多涎、舌苔白腻等症的药物，叫化湿药。凡是味多甘淡，具有利水消肿、利尿通淋、利湿退黄作用，主要适用于小便不利、水肿、泄泻、痰饮、淋证、黄疸、湿疮、带下、湿温等水湿所致的各种病证，叫利水渗湿药；其中凡是性味甘淡平或微寒，具有利水消肿作用，主要适用于水湿内停之水肿、小便不利，以及泄泻、痰饮等证的药物，叫利水消肿药；凡是性味多苦寒，或甘淡而寒，具有利尿通淋作用，主要适用于小便短赤、热淋、血淋、石淋及膏淋等症的药物，叫利尿通淋药；凡是性味多苦寒，具有利湿退黄作用，主要适用于湿热黄疸、湿热痈肿等症的药物，叫利湿退黄药。

应用祛湿药应注意：①使用化湿药，应根据湿困的不同情况及兼证，如湿阻气滞、湿阻而偏于寒湿、脾虚湿阻、湿温、湿热、暑湿的不同，正确选用行气、温中祛寒、补气健脾、清热燥湿、解暑、利湿的药物。②化湿药物气味芳香，多含挥发油，一般作为散剂服用疗效较好，如入汤剂宜后下，且不应久煎，以免其挥发性有效成分逸失而降低疗效。③化湿药多属辛温香燥之品，易于耗气伤阴，故阴虚血燥及气虚者宜慎用。④使用利水渗湿药，须视表证、脾肾阳虚、湿热、寒湿、热伤血络的不同，正确选用解表、温补脾肾、清热、温里祛寒、凉血止血药作适当配伍。⑤气行则水行，气滞则水停，故利水渗湿药还常与行气药配伍使用，以提高疗效。⑥利水渗湿药，易耗伤津液，对阴亏津少、肾虚遗精遗尿者，宜慎用或忌用，有些药物有较强的通利作用，孕妇应慎用。

【祛湿方剂】

治疗湿证的方剂称为祛湿方或祛湿剂，即具有化湿利水、通淋泄浊等作用，用以治疗水湿病证的方剂。祛湿剂的主要作用为祛除水湿，某些方剂兼有燥湿和胃、清热祛湿、利水渗湿、温化寒湿等作用，主要用于湿邪侵袭人体引起的恶寒发热、头胀身重、肢节酸痛、面目水肿、脘腹胀满、呕恶泄利、水肿淋浊、黄疸、痿痹等。

祛湿剂根据治疗湿浊内阻、寒湿、湿热、水湿壅盛的不同，一般分为燥湿和胃剂、温化寒湿剂、清热祛湿剂、利水渗湿剂。

应用祛湿方剂应注意：①湿邪侵袭，常与风、寒、暑、热相兼为患，且人的体质有虚实强弱之分，邪犯部位又有表里上下之别，湿邪伤人尚有寒化、热化之异，应正确辨证选取配伍之剂：如湿邪在外在上者，可从表微汗以解；在内在下者，可芳香苦燥而化，或甘淡渗利以除之；水湿壅盛，形气俱实者，又可攻下以逐之；从寒化者，宜温阳化湿；从热化者，宜清热祛湿；体虚湿盛者，又当祛湿与扶正兼顾。②湿与水异名而同类，水湿为病，与肺脾肾三脏密切相关，因此在治疗上须结合脏腑辨证施治；三焦、膀胱亦与水湿相关，因此通利三焦，助膀胱气化，均有利于祛除水湿。③湿为阴邪，其性重浊黏腻，最易阻碍气机，而气机阻滞，又使湿邪不得运化，故祛湿剂中应常配伍理气之品，以求气化则湿化。④祛湿剂多由芳香温燥或甘淡渗利之药组成，易于耗伤阴津，故素体阴虚津亏、病后体弱及孕妇均应慎用。

Ⅰ. 湿证常用中药
（Ⅰ）芳香化湿药

1. 藿　香

[主治病证]

①藿香味辛，性温，归脾、胃、肺经。有解暑祛湿之作用，可用于外感暑湿

引起的发热、胸闷、腹胀、吐泻等暑湿证及湿温证初起。

②藿香有芳香化浊、醒脾化湿之功效,可用于湿浊过盛、中气不运引起的脘腹胀满、食欲不振、恶心呕吐等湿阻中焦证。

[兼治病证]

①取藿香和胃止呕的作用,可配合其他药物用于治疗各种呕吐证。

②取藿香既能化湿又能解表的作用,可配合其他药物用于治疗外感风寒兼有湿阻中焦证。

[常用配伍]

①藿香用于治疗暑月外感风寒、内伤生冷证时,常与紫苏、半夏、厚朴等配伍。

②藿香用于治疗湿温初起、湿热并重证时,常与清热祛湿的滑石、黄芩、茵陈蒿等配伍。

③藿香用于治疗湿阻中焦证时,常与苍术、厚朴、半夏等配伍。

④藿香用于治疗呕吐证时,常与半夏配伍;偏于寒湿者,可配丁香、白豆蔻等;偏于湿热者,可配黄连、竹茹等;妊娠呕吐,可配砂仁、苏梗等;脾胃虚弱者,可配党参、白术等。

⑤藿香用于感风寒兼有湿阻中焦证,常与紫苏、陈皮等配伍。

[注意事项]

藿香常用剂量为5~10g,鲜品加倍。

[药性歌括]

藿香辛温,能止呕吐,发散风寒,霍乱为主。

[注] ①湿阻中焦:中医证候名称。中焦指脾胃,湿阻中焦即湿邪阻滞脾胃,影响其运化功能,症见头重、倦怠、脘闷、腹胀、纳呆、口黏渴、喜热饮、小便短赤,舌苔厚白或腻,脉缓等。

2. 佩　兰

[主治病证]

①佩兰味辛、性平,归脾、胃经。有醒暑化湿之作用,可用于外感暑湿证或湿温初起出现畏寒、发热、头胀、胸闷、纳呆等。

②佩兰有化湿醒脾之功效,可用于湿阻脾胃之证。

[兼治病证]

取佩兰化湿而不温燥的作用,可配合其他药物用于治疗口中甜腻、多涎、口气腐臭等脾经湿热证。

[常用配伍]

①佩兰用于治疗暑湿内蕴之证时,常与藿香配伍。

②佩兰用于治疗湿温病证时，常与滑石、薏苡仁、藿香等配伍。

[注意事项]

佩兰常用剂量为5~10g，鲜品加倍。

[药性歌括]

佩兰辛平，化湿和中，解暑止吐，芳香为功。

3. 苍　术

[主治病证]

①苍术味辛、苦，性温，归脾、胃、肝、肺经。有燥湿健脾之作用，可用于湿困脾胃所致的脘腹胀满、呕恶食少、吐泻乏力、舌苔白腻等湿阻中焦证，也可用于脾虚湿聚、水湿内停的痰饮证或外溢肌肤的水肿证。

②苍术有祛风燥湿之功效，可用于风寒湿邪外袭之风湿痹证，尤宜于湿邪较盛者。

[兼治病证]

①取苍术发汗解表的作用，可配合其他药物用于风寒表证夹湿者。

②苍术可配合其他药物用于治疗夜盲症。

[常用配伍]

①苍术用于治疗湿困脾胃所致的湿阻中焦证，常与陈皮、厚朴等配伍。

②苍术用于治疗脾虚湿聚、水湿内停的痰饮证或外溢肌肤的水肿证，常与茯苓、猪苓、泽泻等配伍。

③苍术用于治疗风湿所致的湿邪尤盛的痹证，常与祛风湿药配伍。

④苍术用于治疗湿热痹痛证，常与石膏、知母等配伍。

⑤苍术用于治疗湿热下注所致的痿证，常与清热燥湿药物配伍。

⑥苍术用于治疗风寒表证夹湿者，常与发散风寒药物配伍。

[注意事项]

①苍术辛香发散、苦温燥湿，因此阴虚内热、气虚汗多者忌用。

②苍术常用剂量为5~10g。

[药性歌括]

苍术苦温，健脾燥湿，发汗宽中，更去瘴翳。

4. 厚　朴

[主治病证]

①厚朴味苦、辛，性温，归脾、胃、肺、大肠经。有燥湿行气之作用，可用于湿阻中焦、气机失畅所致的脘腹痞满、不思饮食等湿阻中焦证。

②厚朴行气作用较强，为行气消胀要药，可用于各种气滞腹胀之证。

[兼治病证]

①取厚朴燥湿而化痰、下气而平喘的作用，可配合其他药物用于多种原因所致的痰饮喘咳证。

②取厚朴燥痰湿、散气结的作用，可配合其他药物用于治疗痰气互结所致的梅核气。

[常用配伍]

①厚朴用于治疗湿困脾胃所致的湿阻中焦证，常与陈皮、苍术等配伍。

②厚朴用于治疗胃肠积滞所致的便秘腹满时，常与大黄、枳实配伍。

③厚朴用于治疗热结肠腑所致的便秘证，常与大黄、芒硝、枳实配伍。

④厚朴用于治疗痰浊阻肺所致的咳喘胸闷时，常与半夏、生姜等配伍。

⑤厚朴用于治疗寒饮化热所致的胸闷气喘、喉间痰声辘辘、烦躁不安时，常与石膏、半夏等配伍。

⑥厚朴用于治疗素有喘病又新感风寒时，常与发散解表药物配伍。

⑦厚朴用于治疗痰气互结之梅核气证，常与半夏、茯苓等配伍。

[注意事项]

①厚朴苦燥辛散，行气之力较强，因此气血津亏及孕妇慎用。

②厚朴常用剂量为3~10g。

[药性歌括]

厚朴苦温，消胀泄满，痰气泻痢，其功不缓。

5. 白 豆 蔻

[主治病证]

①白豆蔻味辛，性温，归脾、胃、肺经。有化湿行气之作用，可用于湿阻中焦所致的湿阻气滞证。

②白豆蔻有辛散化浊之功效，可用于湿温初起、胸闷不饥的湿温证。

[兼治病证]

①取白豆蔻行气宽中、温胃止呕的作用，可配合其他药物用于治疗胃寒湿阻气滞所致的呕吐证。

②取白豆蔻温中止呕的作用，可配合其他药物用于治疗小儿胃寒吐乳不食证。

[常用配伍]

①白豆蔻用于治疗脾胃气滞、宿食不消所致的湿阻气滞证，常与行气开胃药配伍。

②白豆蔻用于治疗湿阻中焦证，常与化湿行气药物配伍。

③白豆蔻用于治疗寒湿偏盛、气机不畅所致的腹满胀痛证，常与温胃燥

湿药物配伍,如干姜、厚朴、苍术等。

④白豆蔻用于治疗脾虚湿阻气滞证,常与黄芪、人参等益气健脾药配伍。

⑤白豆蔻用于治疗湿温初起证,湿邪偏重者,常与薏苡仁、半夏等配伍。

⑥白豆蔻用于治疗湿温初起证,热重于湿者,常与黄芩、滑石等配伍。

⑦白豆蔻用于治疗胃寒湿阻气滞之呕吐证时,常与藿香、半夏等配伍。

[注意事项]

①白豆蔻性温易伤阴血,因此阴虚血燥者慎用。

②白豆蔻宜后下。

③白豆蔻常用剂量为3~6g。

[药性歌括]

白蔻辛温,能祛瘴翳,温中行气,止呕和胃。

6. 砂 仁

[主治病证]

①砂仁味辛,性温,归脾、胃、肾经。有化湿行气之作用,可用于湿阻中焦、脾胃气滞之湿阻气滞证。

②砂仁有温中止泻之功效,可用于脾胃虚寒之呕吐、泄泻等症。

[兼治病证]

取砂仁行气安胎的作用,可配合其他药物用于治疗妊娠恶阻、胎动不安等症。

[常用配伍]

①砂仁用于治疗湿阻脾胃证,常与燥湿行气药物配伍,如厚朴、陈皮、苍术等。

②砂仁用于治疗湿阻气滞证,脾胃气滞明显者,常与木香、枳实等配伍。

③砂仁用于治疗湿阻气滞证兼脾胃虚弱证时,常与党参、茯苓、白术等配伍。

④砂仁用于治疗脾胃虚寒所致的呕吐、泄泻证,可单独使用,也可配伍温中止呕止泻药物,如干姜、附子、炒白术等。

⑤砂仁用于治疗妊娠恶阻、胎动不安等症,可单用,或与苏梗、白术等配伍;若兼气血不足时常与黄芪、人参等配伍。

[注意事项]

①砂仁性温易伤阴血,因此阴虚血燥者慎用。

②砂仁宜后下。

③砂仁常用剂量为3~6g。

[药性歌括]

砂仁性温,养胃进食,止痛安胎,行气破滞。

7. 草 豆 蔻

[主治病证]

①草豆蔻味辛,性温,归脾、胃经。有燥湿行气之作用,可用于寒湿中阻气滞证。

②草豆蔻有温中止呕之功效,可用于寒湿中阻所致的呕吐。

[兼治病证]

取草豆蔻温燥寒湿、暖脾止泻的作用,可配合其他药物用于寒湿内盛、清浊不分所致的泻痢腹痛证。

[常用配伍]

①草豆蔻用于治疗寒湿中阻、气机失畅之寒湿中阻气滞证,常与厚朴、陈皮等配伍。

②草豆蔻用于治疗寒湿中阻所致的泛吐清涎时,常与厚朴、干姜等配伍。

③草豆蔻用于治疗气虚寒凝所致的呕逆不止时,常与人参、甘草等配伍。

④草豆蔻用于治疗寒湿内盛、清浊不分所致的泻痢腹痛证,常与燥湿行气药物配伍,如苍术、厚朴、木香等。

[注意事项]

①草豆蔻温燥之性易伤阴血,因此阴虚血燥者慎用。

②草豆蔻宜后下。

③草豆蔻常用剂量为3~6g。

[药性歌括]

草蔻辛温,治寒犯胃,作痛呕吐,不食能食。

8. 草 果

[主治病证]

草果味辛,性温,归脾、胃经。有燥湿温中之作用,可用于寒湿内阻出现脘腹冷痛、呕吐呃逆、舌苔浊腻的寒湿中阻证。

[兼治病证]

①取草果除痰截疟的作用,可配合其他药物用于治疗各型疟疾。

②取其燥湿温中的作用,可配合其他药物用于治疗寒湿泄泻证或肠胃冷热不和之下痢赤白证。

[常用配伍]

①草果用于治疗寒湿中阻证,常与温中散寒、降逆止呕药配伍,如吴茱萸、干姜、砂仁、半夏等。

②草果用于治疗寒湿泄泻证或肠胃冷热不和所致的下痢赤白证,常与地榆、枳壳等配伍。

③草果用于治疗疟疾寒战高热、休作有时,常与常山、知母、槟榔等配伍。

④草果用于治疗但热不寒或热多寒少的疟疾证,常与柴胡、黄芩等配伍。

⑤草果用于治疗寒疟不已时,常与附子、生姜等配伍。

[注意事项]

①草果气香浓烈、辛散温易伤阴血,因此阴虚血燥者慎用。

②草果去壳取仁捣碎用。

③草果常用剂量为3~6g。

[药性歌括]

草果味辛,消食除胀,截疟逐痰,解瘟辟瘴。

(Ⅱ)利水渗湿药

1. 茯　苓

[主治病证]

①茯苓味甘、淡,性平,归脾、肾、心经。有利水渗湿之作用,可用于寒热虚实所致的各种水肿、小便不利等症。

②茯苓有健脾之功效,可用于脾胃虚弱、食少纳呆以及脾虚湿盛所致的泄泻等脾虚证。

[兼治病证]

①取茯苓利水健脾的作用,可配合其他药物用于治疗脾失健运、水湿内停的痰饮证。

②取茯苓宁心安神的作用,可配合其他药物用于治疗心神不宁证。

[常用配伍]

①茯苓用于治疗水湿内停之水肿、小便不利等症,常与白术、泽泻等配伍。

②茯苓用于治疗脾肾阳虚所致的水肿证,常与附子、白术等配伍。

③茯苓用于治疗水热互结、热伤阴津所致的小便不利等症,常与阿胶、猪苓等配伍。

④茯苓用于治疗痰饮停于胸胁所致的胸胁胀满、心悸目眩、短气时,常与桂枝、白术等配伍。

⑤茯苓用于治疗饮邪停于胃肠所致的呕吐证,常与半夏、生姜配伍。

⑥茯苓用于治疗脾胃虚弱所致的食少纳呆时,常与补气药物配伍。

⑦茯苓用于治疗脾虚湿盛之泄泻证,常与人参、白术、山药等配伍。

⑧茯苓用于治疗心脾两虚、气血不足所致的心悸、失眠、健忘时,常与人参、远志、酸枣仁等配伍。

⑨茯苓用于治疗心气亏虚、惊恐不眠时,常与石菖蒲、远志等配伍。

[注意事项]

茯苓常用剂量为9~15g。

[药性歌括]

茯苓味淡，渗湿利窍，白化痰涎，赤通水道。

2. 薏 苡 仁

[主治病证]

①薏苡仁味甘、淡，性微寒，归脾、胃、肺、大肠经。有利水渗湿之作用，可用于水肿、小便不利、脚气等症，尤宜于脾虚湿盛者。

②薏苡仁有健脾止泻之功效，可用于脾虚湿盛之泄泻证。

[兼治病证]

①取薏苡仁渗湿、除痹的作用，可配合其他药物用于风湿痹证，因其性微寒，故尤宜于风湿热痹。

②取薏苡仁清热排脓的作用，可配合其他药物用于治疗肺痈、肠痈等症。

[常用配伍]

①薏苡仁用于治疗脾虚湿盛之水肿、小便不利等症，常与茯苓、白术、黄芪等配伍，以增强其健脾利水消肿之力；治疗脚气证，常与吴茱萸、槟榔、木瓜等配伍。

②薏苡仁用于治疗脾虚湿盛之泄泻证，常与人参、山药等配伍。

③薏苡仁用于治疗湿痹筋脉拘急时，常与羌活、独活等祛风湿、通经络药配伍。

④薏苡仁用于治疗风湿热痹证，常与滑石、连翘、山栀子等配伍。

⑤薏苡仁用于治疗风湿身痛发热时，常与麻黄、杏仁、甘草配伍。

⑥薏苡仁用于治疗肺痈证，常与苇茎、桃仁、冬瓜子配伍。

⑦薏苡仁用于治疗肠痈证，常与附子、败酱草配伍。

[注意事项]

①薏苡仁有生薏苡仁与炒薏苡仁之分，生用利水清热之力强，炒用健脾止泻力强。

②薏苡仁力量较缓，用量宜大，亦可作为食补。

③薏苡仁常用剂量为9~30g。

[药性歌括]

薏苡味甘，专除湿痹，筋节拘挛，肺痈肺痿。

3. 猪 苓

[主治病证]

①猪苓味甘、淡，性平，归肾、膀胱经。有利水渗湿之作用，可用于水湿停

滞之水肿、小便不利等症。

②猪苓有渗湿止泻之功效，可用于水湿内停、脾胃伤冷、肠胃寒湿所致的泄泻证。

［兼治病证］

①取猪苓利水渗湿的作用，可配合其他药物用于治疗膀胱湿热之小便淋痛证。

②取猪苓渗利下行的作用，可配合其他药物用于治疗带下证。

［常用配伍］

①猪苓用于治疗水肿、小便不利等症，常与白术、泽泻等配伍。

②猪苓用于治疗阴虚有热所致的小便不利证，常与茯苓、泽泻等配伍。

③猪苓用于治疗水湿内停之泄泻证，常与利水药物配伍。

④猪苓用于治疗春秋之间脾胃伤冷所致的泄泻证，常与厚朴、苍术等配伍。

⑤猪苓用于治疗肠胃寒湿、濡泻无度时，常与肉豆蔻等配伍。

⑥猪苓用于治疗膀胱湿热之小便淋痛证，常与滑石、茵陈等配伍。

⑦猪苓用于治疗带下证，常与清热燥湿利水药物配伍，如茯苓、车前子、黄柏等。

［注意事项］

①猪苓利水之力较强，故无水湿者忌用。

②猪苓常用剂量为6~12g。

［药性歌括］

猪苓味淡，利水通淋，消肿除湿，多服损肾。

4. 泽　泻

［主治病证］

①泽泻味甘、淡，性寒，归肾、膀胱经。有利水渗湿之作用，可用于水湿内停的水肿、小便不利等症。

②泽泻性寒，渗湿下行，有泄热之功效，可用于湿热蕴结膀胱之热淋证。

［兼治病证］

①取泽泻泄热的作用，可配合其他药物用于湿热下注所致的带下证。

②取泽泻泄下焦之火的作用，可配合其他药物用于治疗相火偏亢所致的遗精。

③取泽泻渗水湿、消痰饮的作用，可配合其他药物用于痰饮停聚、清阳不升之头目昏眩证。

［常用配伍］

①泽泻用于治疗水湿内停的水肿、小便不利等症，常与猪苓、茯苓等配伍。

②泽泻用于治疗妊娠水肿、喘息气促时,常与桑白皮、槟榔、赤茯苓等配伍。

③泽泻用于治疗湿热蕴结膀胱之热淋证,常与木通、车前子等配伍;治疗湿热下注之带下证,常与龙胆草、苦参、黄柏等清热燥湿药配伍。

④泽泻用于治疗相火偏亢所致的遗精证,常与熟地黄、山药、丹皮等配伍。

⑤泽泻用于治疗痰饮停聚、清阳不升之头目昏眩证,常与白术配伍。

[注意事项]

①泽泻为性寒通利药物,故肾虚精滑无湿热者忌用。

②泽泻常用剂量为6~10g。

[药性歌括]

泽泻甘寒,消肿止渴,除湿通淋,阴汗自遏。

(Ⅲ)利尿通淋药

1. 车 前 子

[主治病证]

①车前子味甘,性微寒,归肾、膀胱、肝、肺经。有利尿通淋之作用,可用于湿热蕴结膀胱、小便淋沥涩痛之淋证及水湿停滞所致的水肿、小便不利等症。

②车前子有渗湿止泻之功效,可用于湿邪内盛所致的泄泻证。

[兼治病证]

①取车前子清肝明目的作用,可配合其他药物用于治疗肝热目赤涩痛以及肝肾亏虚之眼目昏花等。

②取车前子清泄肺热、化痰止咳的作用,可配合其他药物用于治疗肺热咳嗽、痰多黄稠等。

[常用配伍]

①车前子用于治疗湿热蕴结膀胱、小便淋沥涩痛之淋证,常与木通、滑石、瞿麦等配伍。

②车前子用于治疗水湿停滞之水肿、小便不利等症,常与利水消肿药配伍,如猪苓、茯苓、泽泻等。

③车前子用于治疗脾肾亏虚之水肿证,常与熟地黄、附子等配伍。

④车前子用于治疗脾虚湿盛之泄泻证,常与茯苓、白术等健脾药配伍。

⑤车前子用于治疗夏季外感于寒、内伤于湿所致的暑湿泄泻证,常与茯苓、猪苓化湿、利湿药配伍。

⑥车前子用于治疗肝肾亏虚之眼目昏花时,常与菟丝子、干地黄配伍。

⑦车前子用于治疗肺热咳嗽、痰多黄稠时常与清肺化痰药物配伍,如瓜蒌、浙贝母、枇杷叶等。

［注意事项］

①车前子生用或者盐水炙用。

②车前子为性寒通利药物，故肾虚精滑无湿热者忌用。

③车前子宜包煎。

④车前子常用剂量为9~15g。

［药性歌括］

车前子寒，溺涩眼赤，小便能通，大便能实。

2. 滑　石

［主治病证］

①滑石味甘、淡，性寒，归胃、膀胱经。有清解暑热之作用，可用于暑热烦渴、湿热胸闷等暑湿证。

②滑石有利水通淋之功效，可用于小便不利、淋沥涩痛等湿热淋证。

［兼治病证］

取滑石清热收敛的作用，可单用或配合其他药物用于治疗湿疹、湿疮、痱子等皮肤病证。

［常用配伍］

①滑石用于治疗暑湿证时常与甘草配伍。

②滑石用于治疗小便不利、淋沥涩痛及湿热泄泻等症时，常与车前子、木通等配伍。

③滑石用于治疗湿疹、湿疮等皮肤病时，可单用，或与石膏、炉甘石、枯矾等配伍。

［注意事项］

①滑石须包煎。

②滑石常用剂量为10~20g；外用适量。

［药性歌括］

滑石清热，暑热烦渴，利水透疹，淋涩泻宜。

3. 木　通

［主治病证］

①木通味淡、苦，性寒，归心、小肠、膀胱经。有清热利尿之作用，可用于湿热下注、热结膀胱所致的小便淋沥涩痛之淋证，以及水湿内停所致的水肿证。

②木通有通经下乳之功效，可用于血瘀经闭、产后乳少或乳汁不通等症。

［兼治病证］

①取木通上清心火、下利湿热的作用，可配合其他药物用于治疗心火上

炎之口舌生疮，或心火下移小肠之尿赤、心烦等症。

②取木通清湿热的作用，可配合其他药物用于治疗湿热痹证。

[常用配伍]

①木通用于治疗湿热下注、热结膀胱所致的淋证，常与车前子、萹蓄、大黄、滑石等配伍。

②木通用于治疗水肿证，常与利水渗湿药物配伍，如茯苓、猪苓等，以增强其利水之功。

③木通用于治疗心火上炎之口舌生疮或心火下移小肠之尿赤、心烦等症时，常与生地黄、竹叶、甘草配伍。

④木通用于治疗血瘀经闭证，常与桃仁、红花、牛膝等活血通经药配伍；治疗产后乳少或乳汁不通等症，常与王不留行、穿山甲等通经下乳药配伍。

⑤木通用于治疗湿热痹证，常与祛风除湿、清热通络药配伍，如防己、桑枝、络石藤等。

[注意事项]

①木通通经作用较强，故孕妇忌用。

②木通常用剂量为3~6g。

[药性歌括]

木通性寒，小肠热闭，利窍通经，最能导滞。

4. 石　韦

[主治病证]

①石韦味甘、苦，性微寒，归肺、膀胱经。有利尿通淋作用，可用于膀胱湿热之淋证。

②石韦有清肺止咳之功效，可用于肺热咳喘痰多证。

③石韦有凉血止血的作用，可用于血热妄行的吐血、衄血、尿血、崩漏等症。

[兼治病证]

①取石韦利尿通淋的作用，可配合其他药物用于治疗水湿内停所致的水肿证。

②取石韦利尿通淋的作用，可配合其他药物用于治疗石淋证。

[常用配伍]

①石韦用于治疗膀胱湿热之淋证，常与清热利尿通淋药物配伍。

②石韦用于治疗石淋证，常与海金沙、金钱草、滑石、木通、瞿麦、冬葵子配伍。

③石韦用于治疗血淋，常与凉血止血药配伍。

④石韦用于治疗肺热咳喘痰多证，常与清热化痰药配伍，如鱼腥草、黄芩、瓜蒌等，若痰中带血，可加侧柏叶、白茅根等止血药物。

⑤石韦用于治疗血热妄行的吐血、衄血、尿血、崩漏等症，可单用，或与侧柏叶、槐花、栀子等配伍，以增强泻火凉血止血之功。

[注意事项]

石韦常用剂量为6~12g。

[药性歌括]

石韦味苦，通利膀胱，遗尿或淋，发背疮疡。

5. 萆 薢

[主治病证]

①萆薢味苦，性平，归胃经。有利湿浊之作用，可用于下焦湿浊所致的膏淋证。

②萆薢有祛风湿之功效，可用于风寒湿热之邪侵袭所致的风湿痹证。

[兼治病证]

取萆薢利湿的作用，可配合其他药物用于治疗湿浊下注所致的带下证。

[常用配伍]

①萆薢用于治疗下焦湿浊所致的膏淋证，常与石菖蒲、益智仁、乌药配伍。

②萆薢用于治疗湿浊下注所致的带下证，常与猪苓、泽泻、白术等燥湿利水药配伍。

③萆薢用于治疗风寒湿邪所致的寒湿痹证，常与牛膝、泽泻等配伍。

④萆薢用于治疗湿热痹证，常与清热燥湿、通络止痛药配伍，如黄柏、忍冬藤、防己等。

[注意事项]

萆薢常用剂量为9~15g。

[药性歌括]

萆薢分清，利湿去浊，祛风除痹，功效显著。

6. 海 金 沙

[主治病证]

海金沙味甘、淡，性寒，归膀胱、小肠经。有利尿通淋之作用，可用于膀胱湿热所致的淋证。

[兼治病证]

①取海金沙利尿通淋的作用，可配合其他药物用于治疗血淋、石淋、膏淋等症。

②取海金沙利尿的作用，可配合其他药物用于治疗水湿内停所致的水肿证。

[常用配伍]

①海金沙用于治疗血淋证，可单用研末吞服，或与清热通淋、凉血止血药配伍，如白茅根、大蓟、小蓟、地榆等；治疗石淋证，常与鸡内金、金钱草、牛膝等配伍；治疗热淋证，常与车前子、木通、甘草等配伍，以增强清热通淋之功；治疗膏淋证，常与滑石、麦冬、甘草等配伍。

②海金沙用于治疗水肿证，常与利尿消肿药配伍，如泽泻、猪苓、防己等。

[注意事项]

①肾阴亏虚者慎用。

②海金沙宜包煎。

③海金沙常用剂量为6~15g。

[药性歌括]

海金沙寒，淋病宜用，湿热可除，又善止痛。

7. 瞿　麦

[主治病证]

①瞿麦味苦，性寒，归心、小肠、膀胱经。有利尿通淋之作用，可用于热结膀胱所致的小便淋沥涩痛的热淋证。

②瞿麦有活血通经的功效，可用于血热瘀阻之经闭或月经不调等症。

[兼治病证]

取瞿麦利尿通淋的作用，可配合其他药物用于治疗血淋、石淋等症。

[常用配伍]

①瞿麦用于治疗湿热下注、热结膀胱所致的淋证，常与萹蓄、大黄、滑石等配伍。

②瞿麦用于治疗下焦热结、灼伤脉络的血淋证，常与山栀子、甘草、灯心草等配伍。

③瞿麦用于治疗石淋证，常与利尿通淋排石药配伍。

④瞿麦用于治疗血热瘀阻之经闭或月经不调等症，常与桃仁、红花等活血祛瘀药配伍。

[注意事项]

①瞿麦通经作用较强，故孕妇慎用。

②瞿麦常用剂量为9~15g。

[药性歌括]

瞿麦苦寒，利尿通淋，破瘀通经，淋证常用。

8. 萹　蓄

[主治病证]

①萹蓄味苦,性微寒,归膀胱经。有利尿通淋之作用,可用于膀胱湿热所致的小便淋沥涩痛的淋证。

②萹蓄有杀虫止痒的功效,可用于湿热下注所致的外阴瘙痒,以及湿疹、湿疮等症。

[兼治病证]

取萹蓄清利湿热的作用,可配合其他药物用于治疗湿热黄疸证。

[常用配伍]

①萹蓄用于治疗膀胱湿热所致的热淋证,常与大黄、滑石、瞿麦等配伍。

②萹蓄用于治疗血淋证,常与白茅根、大蓟、小蓟、地榆等凉血止血药配伍。

③萹蓄用于治疗湿热下注所致的外阴瘙痒以及湿疹、湿疮等症,可单用,或与地肤子、蛇床子、荆芥等配伍煎汤外洗。

④萹蓄用于治疗湿热黄疸证,常与茵陈蒿、栀子等配伍。

[注意事项]

①萹蓄性寒,故脾胃虚寒者慎用。

②萹蓄多服泄精气。

③萹蓄常用剂量为9~15g;外用适量。

[药性歌括]

萹蓄味苦,疥瘙疽痔,小儿蛔虫,女人阴蚀。

9. 地肤子

[主治病证]

①地肤子味苦,性寒,归肾、膀胱经。有清热利湿的作用,可用于膀胱湿热所致的小便淋沥涩痛的淋证。

②地肤子有祛风止痒的功效,可用于湿热蕴结皮肤或风湿之邪侵袭所致的湿疹、湿疮等症。

[兼治病证]

①取地肤子清热利湿的作用,可配合其他药物用于治疗湿热下注所致的带下证。

②取地肤子清湿热、止痒的作用,可配合其他药物用于治疗下焦湿热所致的外阴瘙痒症。

[常用配伍]

①地肤子用于治疗膀胱湿热之淋证,常与通草、黄芩等配伍。

②地肤子用于治疗湿热下注所致的带下证,常与黄柏、苦参、车前子等配伍,以增清热除湿止带之功。

③地肤子用于治疗湿热蕴结皮肤或风湿之邪侵袭所致的湿疹、湿疮等症,常与白鲜皮、蛇床子、蝉蜕、黄柏等燥湿祛风药配伍;用于下焦湿热所致的外阴瘙痒症,常与苦参、龙胆草、白矾等配伍煎汤外洗。

[注意事项]

①地肤子性寒,故脾胃虚寒者慎用。

②地肤子常用剂量为9~15g;外用适量。

[药性歌括]

地肤子痒,利尿通淋,清热利湿,鲜品加倍。

(Ⅳ)利湿退黄药

1. 茵　陈

[主治病证]

①茵陈味苦、辛,性微寒,归肝、胆经。有利胆退黄之作用,可用于湿热蕴结肝胆之黄疸证。

②茵陈有清热利湿的功效,可用于湿热蕴结所致的湿疮、湿疹及风瘙疥疮、风瘙瘾疹等症。

[兼治病证]

取茵陈清热解毒的作用,可配合其他药物用于治疗湿温证。

[常用配伍]

①茵陈用于治疗湿热蕴结肝胆所致的黄疸证,常与栀子、大黄配伍。

②茵陈用于治疗寒湿黄疸证,常与附子、干姜等配伍。

③茵陈用于治疗黄疸湿重热少、小便不利等症,常与茯苓、泽泻等配伍。

④茵陈用于治疗风瘙瘾疹证时常与燥湿止痒药配伍。

⑤茵陈用于治疗湿热蕴结所致的湿疮、湿疹等症,常与清热燥湿、祛风止痒药配伍;治疗风瘙疥疮证,常与黄柏、苦参、地肤子等配伍。

[注意事项]

茵陈常用剂量为6~15g;外用适量。

[药性歌括]

茵陈苦寒,利湿退黄,兼能止痒,解毒疗疮。

2. 金 钱 草

[主治病证]

①金钱草味甘、淡,性微寒,归肝、胆、肾、膀胱经。有利湿退黄之作用,

用于湿热蕴结肝胆之黄疸证。

②金钱草有利尿通淋之功效，可用于膀胱湿热之热淋证，以及石淋证。

[兼治病证]

①取金钱草利湿通利的作用，可配合其他药物用于治疗肝胆结石证。

②取金钱草解毒消肿的作用，可配合其他药物用于治疗热毒所致的恶疮肿毒、毒蛇咬伤等症。

[常用配伍]

①金钱草用于治疗湿热蕴结肝胆之黄疸证，常与茵陈蒿、栀子等配伍，以增其清利肝胆湿热之力。

②金钱草用于治疗石淋证，可单用，或与海金沙、鸡内金、滑石等通淋排石药配伍；治疗热淋证，常与车前子、瞿麦、萹蓄等清热利尿药配伍。

③金钱草用于治疗热毒所致的恶疮肿毒、毒蛇咬伤等症，可用鲜品捣汁内服、捣烂外敷，或与蒲公英、野菊花、紫花地丁等清热解毒药配伍。

④金钱草用于治疗肝胆结石时常与茵陈蒿、大黄、郁金等药配伍，以增强其利湿退黄、疏肝利胆之力。

[注意事项]

金钱草常用剂量为15~30g，大剂量30~60g；外用适量。

[药性歌括]

金钱草咸，利尿软坚，通淋消肿，结石可痊。

3. 虎　杖

[主治病证]

①虎杖味苦，性寒，归肝、胆、肺经。有利湿退黄之作用，可用于湿热黄疸证。

②虎杖有清热解毒之功效，可用于水火烫伤、湿毒蕴结肌肤所致的痈肿疮毒、毒蛇咬伤等症。

③虎杖有活血祛瘀之作用，可用于血瘀经闭、痛经、癥瘕积聚、跌打损伤等症。

④虎杖有祛痰止咳之功效，可用于肺热咳嗽证。

[兼治病证]

①取虎杖清利湿热的作用，可配合其他药物用于治疗湿热下注所致的带下证。

②取虎杖活血祛瘀、利湿的作用，可配合其他药物用于治疗风寒湿痹及风湿热痹证。

③取虎杖泻热通便、凉血止血的作用，可配合其他药物用于治疗热结便

秘以及血热之吐血、便血、痔疮出血等症。

[常用配伍]

①虎杖用于治疗湿热黄疸证,可单用,或与茵陈蒿、黄柏、栀子等配伍,以增其清热利湿退黄之力。

②虎杖用于治疗湿热蕴结膀胱之淋证,可单用,或与木通、车前子、瞿麦等利尿通淋药配伍。

③虎杖用于治疗湿热下注之带下证,常与黄柏、芡实、薏苡仁等清热燥湿药配伍。

④虎杖用于治疗水火烫伤,可单用,研末用麻油调敷,或与地榆、冰片等配伍研末外敷;若治疗湿毒蕴结肌肤所致的痈肿疮毒,常与金银花、连翘、蒲公英等清热解毒药配伍,亦可用鲜品捣汁外敷;治疗毒蛇咬伤,多用鲜品捣烂外敷。

⑤虎杖用于治疗血瘀经闭、痛经等症,常与川芎、红花、益母草、牛膝等活血通经药配伍;治疗癥瘕积聚证,常与牛膝、三棱、莪术等配伍;治疗跌打损伤、瘀肿疼痛等症,常与乳香、没药等活血消肿药配伍。

⑥虎杖用于治疗风寒湿痹证,常与当归、川芎等配伍。

⑦虎杖用于治疗风湿热痹证,常与秦艽、防己等祛风通络药配伍。

⑧虎杖用于治疗肺热咳嗽证,可单味煎服,也可与贝母、黄芩、瓜蒌、枇杷叶等配伍。

[注意事项]

①虎杖苦寒,入血分,活血祛瘀通经,故孕妇慎用。

②虎杖常用剂量为9~15g;外用适量。

[药性歌括]

虎杖通便,利湿退黄,解毒化痰,散瘀止痛。

Ⅱ. 湿证常用方剂

(Ⅰ)燥湿和胃剂

1. 平 胃 散

[主治病证]平胃散具有燥湿运脾、行气和胃之功效,主治湿滞脾胃证,症见脘腹胀满、不思饮食、口淡无味、恶心呕吐、嗳气吞酸、肢体沉重、怠惰嗜卧、常多自利、舌苔白腻而厚、脉缓等。

[处方依据]应用本方以脘腹胀满、不思饮食、嗳气吞酸、舌苔厚腻、脉缓等主症及脉象为主要依据。

[适用范围]慢性胃炎、消化道功能紊乱、胃及十二指肠溃疡等,属于湿滞脾胃证者,可用本方加减治疗。

［方剂组成］苍术 12g，厚朴 9g，陈皮 9g，甘草 6g，生姜 2 片，大枣 2 枚。

［服用方法］水煎服。

［注意事项］空心食前，入盐一捻，热服。

［方剂歌诀］平胃散内君苍术，厚朴陈草姜枣煮，燥湿运脾又和胃，湿滞脾胃胀满除。

常用中成药：［平胃丸］。

2. 藿香正气散

［主治病证］藿香正气散具有解表化湿、理气和中之功效，主治外感风寒、内伤湿滞证，症见恶寒发热、头痛、胸膈满闷、脘腹疼痛、恶心呕吐、肠鸣泄泻、舌苔白腻、脉浮滑以及山岚瘴疟等。

［处方依据］应用本方以恶寒发热、上吐下泻、舌苔白腻、脉浮滑等主症及脉象为主要依据。

［适用范围］急性胃肠炎、四时感冒等，属于湿滞脾胃、外感风寒证者，可用本方加减治疗。

［方剂组成］大腹皮 5g，白芷 5g（后下），紫苏 5g（后下），茯苓 5g，半夏曲 10g，白术 10g，陈皮 10g，厚朴 10g，桔梗 10g，藿香 9g，甘草 12g，生姜 3 片，大枣 1 枚。

［服用方法］水煎服。

［注意事项］热服。如欲出汗，衣被盖，再煎并服。

［方剂歌诀］藿香正气腹皮苏，甘桔陈苓朴白术，夏曲白芷加姜枣，风寒暑湿并能除。

常用中成药：［藿香正气丸］［藿香正气片］［藿香正气水］［藿香正气胶囊］［藿香正气滴丸］［藿香正气合剂］［藿香正气口服液］。

(Ⅱ)清热祛湿剂

1. 茵陈蒿汤

［主治病证］茵陈蒿汤具有清热、利湿、退黄之功效，主治湿热黄疸证，症见一身面目俱黄、黄色鲜明、发热、无汗或但头汗出、口渴欲饮、恶心呕吐、腹微满、小便短赤、大便不爽或秘结、舌红苔黄腻、脉沉数或滑数有力等。

［处方依据］应用本方以一身面目俱黄、黄色鲜明、舌苔黄腻、脉沉数或滑数有力等主症及脉象为主要依据。

［适用范围］急性黄疸型传染性肝炎、胆囊炎、胆石症、钩端螺旋体病等所引起的黄疸等，属于湿热内蕴证者，可用本方加减治疗。

[方剂组成] 茵陈18g, 栀子12g, 大黄6g(后下)。

[服用方法] 水煎服。

[方剂歌诀] 茵陈蒿汤大黄栀, 瘀热阳黄此方施, 便难尿赤腹胀满, 功在清热与利湿。

2. 八 正 散

[主治病证] 八正散具有清热泻火、利水通淋之功效, 主治湿热淋证, 症见尿频尿急、溺时涩痛、淋沥不畅、尿色浑赤, 甚则癃闭不通、小腹急满, 口燥咽干, 舌苔黄腻、脉滑数等。

[处方依据] 应用本方以尿频尿急、溺时涩痛、舌苔黄腻、脉滑数等主症及脉象为主要依据。

[适用范围] 膀胱炎、尿道炎、急性前列腺炎、泌尿系结石、肾盂肾炎、术后或产后尿潴留等, 属于湿热下注证者, 可用本方加减治疗。

[方剂组成] 车前子9g(包煎), 瞿麦9g, 萹蓄9g, 滑石9g(包煎), 山栀子仁9g, 炙甘草9g, 木通9g, 灯心草3g, 大黄9g(后下)。

[服用方法] 水煎服。

[注意事项] 食后、临卧前温服。

[方剂歌诀] 八正木通与车前, 萹蓄大黄栀滑研, 草梢瞿麦灯心草, 湿热诸淋宜服煎。

常用中成药: [八正合剂]。

3. 三 仁 汤

[主治病证] 三仁汤具有宣畅气机、清利湿热之功效, 主治湿温初起及暑湿夹热之湿重于热证, 症见头痛恶寒、身重疼痛、肢体倦怠、面色淡黄、胸闷不饥、午后身热、苔白不渴、脉弦细而濡等。

[处方依据] 应用本方以头痛恶寒、身重疼痛、午后身热、苔白不渴、脉弦细而濡等主症及脉象为主要依据。

[适用范围] 肠伤寒、胃肠炎、肾盂肾炎、布氏杆菌病、肾小球肾炎、关节炎等, 属于湿重于热者, 可用本方加减治疗。

[方剂组成] 杏仁9g, 飞滑石12g(包煎), 白通草6g, 白蔻仁6g(后下), 竹叶6g, 厚朴6g, 生薏苡仁18g, 半夏10g。

[服用方法] 水煎服。

[方剂歌诀] 三仁杏蔻薏苡仁, 朴夏通草滑竹存, 宣畅气机清湿热, 湿重热轻在气分。

4. 甘露消毒丹(普济解毒丹)

[主治病证] 甘露消毒丹具有利湿化浊、清热解毒之功效,主治湿温时疫、邪在气分、湿热并重证,症见发热倦怠、胸闷腹胀、肢酸咽痛、身目发黄、颐中口渴、小便短赤、泄泻、淋浊、舌苔白或厚腻或干黄、脉濡数或滑数等。

[处方依据] 应用本方以身热肢酸、口渴尿赤或咽痛身黄、舌苔白腻或微黄、脉濡数或滑数等主症及脉象为主要依据。

[适用范围] 肠伤寒、急性胃肠炎、黄疸型传染性肝炎、钩端螺旋体病、胆囊炎等,属于湿热并重证者,可用本方加减治疗。

[方剂组成] 飞滑石15g(包煎),淡黄芩10g,茵陈10g,石菖蒲6g,川贝母5g,木通5g,藿香4g,连翘4g,白蔻仁4g(后下),薄荷4g(后下),射干4g。

[服用方法] 水煎服。

[方剂歌诀] 甘露消毒蔻藿香,茵陈滑石木通菖,芩翘贝母射干薄,湿热时疫是主方。

常用中成药:[甘露消毒丸]。

5. 连 朴 饮

[主治病证] 连朴饮具有清热化湿、理气和中之功效,主治湿热霍乱证,症见上吐下泻、胸脘痞闷、心烦躁扰、小便短赤、舌苔黄腻、脉滑数等。

[处方依据] 应用本方以吐泻烦闷、小便短赤、舌苔黄腻、脉滑数等主症及脉象为主要依据。

[适用范围] 急性胃肠炎、肠伤寒、副伤寒等,属于湿热并重证者,可用本方加减治疗。

[方剂组成] 制厚朴6g,川连3g,石菖蒲3g,制半夏3g,香豉9g,焦栀9g,芦根18g。

[服用方法] 水煎服。

[方剂歌诀] 连朴饮用香豆豉,菖蒲半夏焦山栀,芦根厚朴黄连入,湿热霍乱此方施。

6. 当归拈痛汤

[主治病证] 当归拈痛汤具有利湿清热、疏风止痛之功效,主治湿热相搏、外受风邪证,症见遍身肢节烦痛,或肩背沉重,或脚气肿痛、脚膝生疮,舌苔白腻微黄、脉弦数等。

[处方依据] 应用本方以肢节沉重肿痛、舌苔白腻微黄、脉数等主症及脉象为主要依据。

[适用范围] 风湿性关节炎、类风湿关节炎等,属于湿热内蕴而兼风湿表

证者,可用本方加减治疗。

[方剂组成] 羌活 9g,防风 9g,升麻 3g,葛根 6g,白术 3g,苍术 9g,当归身 9g,人参 6g,甘草 6g,苦参 6g,黄芩 3g,知母 9g,茵陈 15g,猪苓 9g,泽泻 9g。

[服用方法] 水煎服。

[方剂歌诀] 当归拈痛猪苓泽,二术茵芩苦羌葛,升麻防风知参草,湿重热轻兼风邪。

常用中成药:[当归拈痛丸]。

7. 二 妙 散

[主治病证] 二妙散具有清热燥湿之功效,主治湿热下注证,症见筋骨疼痛,或两足萎软,或足膝红肿疼痛,或湿热带下,或下部湿疮、湿疹,小便短赤,舌苔黄腻、脉滑数等。

[处方依据] 应用本方以足膝肿痛、小便短赤、舌苔黄腻、脉滑数等主症及脉象为主要依据。

[适用范围] 风湿性关节炎、阴囊湿疹、阴道炎等,属于湿热下注证者,可用本方加减治疗。

[方剂组成] 黄柏 9g,苍术 9g。

[服用方法] 水煎服。

[方剂歌诀] 二妙散中苍柏煎,若云三妙牛膝添,四妙再加薏苡仁,湿热下注痿痹瘥。

常用中成药:[二妙丸]。

(Ⅲ)利水渗湿剂

1. 五 苓 散

[主治病证] 五苓散具有利水渗湿、温阳化气之功效,主治膀胱气化不利之蓄水证,症见小便不利、头痛微热、烦渴欲饮,甚则水入即吐,或脐下动悸、吐涎沫而头晕目眩,或短气而咳,或水肿、泄泻,舌苔白、脉浮或浮数等。

[处方依据] 应用本方以小便不利、舌苔白、脉浮或浮数等主症及脉象为主要依据。

[适用范围] 急慢性肾炎水肿、肝硬化腹水、心源性水肿、急性肠炎、尿潴留、脑积水等,属于水湿内停证者,可用本方加减治疗。

[方剂组成] 猪苓 9g,泽泻 15g,白术 9g,茯苓 9g,桂枝 6g。

[服用方法] 水煎服。

[注意事项] 多饮热水,取微汗。

［方剂歌诀］五苓散治太阳腑，白术泽泻猪苓茯，桂枝化气兼解表，小便通利水饮逐。

常用中成药：[五苓散]。

2. 猪 苓 汤

［主治病证］猪苓汤具有利水、养阴、清热之功效，主治水热互结证，症见小便不利、发热、口渴欲饮，或心烦不寐，或兼有咳嗽、呕恶、下利，舌红苔白或微黄、脉细数，或血淋、小便涩痛、点滴难出、小腹满痛等。

［处方依据］应用本方以小便不利、口渴、身热、舌红、脉细数等主症及脉象为主要依据。

［适用范围］泌尿系感染、肾炎、膀胱炎、产后尿潴留等，属于水热互结兼阴虚证者，可用本方加减治疗。

［方剂组成］猪苓 10g，茯苓 10g，泽泻 10g，阿胶 10g（烊化），滑石 10g（包煎）。

［服用方法］水煎服。

［方剂歌诀］猪苓汤内有茯苓，泽泻阿胶滑石并，小便不利兼烦渴，滋阴利水症自平。

3. 防己黄芪汤

［主治病证］防己黄芪汤具有益气祛风、健脾利水之功效，主治表虚不固之风水或风湿证，症见汗出恶风、身重微肿或肢节疼痛、小便不利、舌淡苔白、脉浮等。

［处方依据］应用本方以汗出恶风、小便不利、苔白、脉浮等主症及脉象为主要依据。

［适用范围］慢性肾小球肾炎、心源性水肿、风湿性关节炎等，属于风水、风湿而兼表虚证者，可用本方加减治疗。

［方剂组成］防己 12g，黄芪 15g，甘草 6g，白术 9g，生姜 4 片，大枣 1 枚。

［服用方法］水煎服。

［方剂歌诀］金匮防己黄芪汤，白术甘草加枣姜，益气祛风行水良，表虚风水风湿康。

4. 五皮散（五皮饮）

［主治病证］五皮散具有利水消肿、理气健脾之功效，主治脾虚湿盛、气滞水泛之皮水证，症见一身悉肿、肢体沉重、心腹胀满、上气喘急、小便不利、妊娠水肿、苔白腻、脉沉缓等。

[处方依据] 应用本方以一身悉肿、心腹胀满、小便不利、苔白腻、脉沉缓等主症及脉象为主要依据。

[适用范围] 肾炎水肿、心源性水肿、妊娠水肿等,属于脾虚水湿壅盛证者,可用本方加减治疗。

[方剂组成] 生姜皮9g,桑白皮9g,陈皮9g,大腹皮9g,茯苓皮9g。

[服用方法] 水煎服。

[方剂歌诀] 五皮散中生姜皮,桑皮陈皮苓腹皮,脾湿水肿喘胀满,利水消肿能理气。

[注] 皮水:中医内科病名,指水气泛溢皮肤而见水肿的病症。

(Ⅳ)温化寒湿剂

1. 苓桂术甘汤

[主治病证] 苓桂术甘汤具有温阳化饮、健脾利湿之功效,主治中阳不足之痰饮证,症见胸胁支满、目眩心悸、短气而咳、舌苔白滑、脉弦滑或沉紧等。

[处方依据] 应用本方以胸胁支满、目眩心悸、舌苔白滑、脉弦滑或沉紧等主症及脉象为主要依据。

[适用范围] 慢性支气管炎、支气管哮喘、心源性水肿、慢性肾小球肾炎水肿、梅尼埃病、神经官能症等,属于水饮停于中焦证者,可用本方加减治疗。

[方剂组成] 茯苓12g,桂枝9g,白术6g,甘草6g。

[服用方法] 水煎服。

[方剂歌诀] 苓桂术甘仲景剂,温阳化饮又健脾,中阳不足饮停胃,胸胁支满悸眩施。

2. 真 武 汤

[主治病证] 真武汤具有温阳利水之功效,主治阳虚水泛证,症见畏寒肢厥、小便不利、心下悸动不宁、头目眩晕、身体筋肉瞤动、站立不稳、四肢沉重疼痛、水肿、腰以下为甚,或腹痛、泄泻,或咳喘呕逆,舌质淡胖、边有齿痕、舌苔白滑、脉沉细等。

[处方依据] 应用本方以小便不利、肢体沉重或水肿、舌质淡胖、苔白、脉沉等主症及脉象为主要依据。

[适用范围] 慢性肾小球肾炎、心源性水肿、甲状腺功能低下、慢性支气管炎、慢性肠炎、肠结核等,属于脾肾阳虚、水湿内停证者,可用本方加减治疗。

[方剂组成] 茯苓9g,芍药9g,白术6g,生姜3片,附子9g(先煎)。

［服用方法］水煎服。

［方剂歌诀］真武附苓术芍姜,温阳利水壮肾阳,脾肾阳虚水气停,腹痛悸眩瞤惕羌。

3. 实脾散(实脾饮)

［主治病证］实脾散具有温阳健脾、行气利水之功效,主治脾肾阳虚、水气内停之阴水证,症见身半以下肿甚、手足不温、口中不渴、胸腹胀满、大便溏薄、舌苔白腻、脉沉弦而迟等。

［处方依据］应用本方以身半以下肿甚、胸腹胀满、舌淡苔腻、脉沉迟等主症及脉象为主要依据。

［适用范围］慢性肾小球肾炎、心源性水肿、肝硬化腹水等,属于脾肾阳虚气滞证者,可用本方加减治疗。

［方剂组成］厚朴 6g,白术 6g,木瓜 6g,木香 6g(后下),草果仁 6g,槟榔 6g,附子 6g(先煎),茯苓 6g,干姜 6g,甘草 3g,生姜 5 片,大枣 1 枚。

［服用方法］水煎服。

［方剂歌诀］实脾温阳行利水,干姜附苓术草随,木瓜香槟朴草果,阳虚水肿腹胀祟。

［注］ 阴水:中医病证名称,即阳虚引起的水肿,系由脾肾阳虚、阳不化水、水气内停所致,临床常见腰以下肿甚、畏寒肢冷、神疲气怯、面色㿠白、腰脊酸重、舌胖色淡苔白、脉沉细弱等症。

4. 萆薢分清饮

［主治病证］萆薢分清饮具有温肾利湿、分清化浊之功效,主治下焦虚寒之膏淋、白浊,症见小便频数、浑浊不清、白如米泔、凝如膏糊、舌淡苔白、脉沉等。

［处方依据］应用本方以小便浑浊频数、舌淡苔白、脉沉等主症及脉象为主要依据。

［适用范围］乳糜尿、慢性前列腺炎、慢性肾盂肾炎、慢性肾炎、慢性盆腔炎等,属于下焦虚寒、湿浊不化证者,可用本方加减治疗。

［方剂组成］益智仁 9g,川萆薢 9g,石菖蒲 9g,乌药 9g。(一方加茯苓、甘草)

［服用方法］水煎服。

［注意事项］入盐一捻,食前服。

［方剂歌诀］萆薢分清益智仁,菖蒲乌药盐煎成,下焦虚寒得温利,分清化浊效如神。

　　[注]①萆薢分清饮：本方出自《丹溪心法》，与《医学心悟》的另一首方剂名同而组成及功效主治不同。《医学心悟》的由川萆薢、石菖蒲、黄柏、白术、茯苓、莲子心、丹参、车前子组成，功能清热利湿，主治膏淋、白浊属于湿热下注者。

　　②膏淋：中医内科病名，属淋证（热淋、血淋、气淋、石淋、膏淋、劳淋）中的一种，临床常见小便浑浊，或如米泔，或如膏脂等症。

　　常用中成药：[萆薢分清丸]。

附 篇

一、风证处方用药

【风证概念】

风证是指风邪外袭、侵入机体或肝阳化风、热极生风、血虚生风等所导致的一系列证候,临床常见头痛、恶风、肌肤瘙痒、肢体麻木、筋骨挛痛、关节屈伸不利或眩晕、震颤、四肢抽搐,甚则颈项强直、角弓反张等。

【风证治则】

风证的治疗根据"肉不坚,腠理疏,则善病风"和"诸风掉眩,皆属于肝"的原则立法,用以疏散外风药为主组成具有疏风、除湿、止痛、化痰、通络、止痉等作用的方剂和用以育阴潜阳、平肝息风药为主组成具有凉肝息风、滋阴潜阳、清热化痰等作用的方剂治疗。

【治风中药】

治疗风证所用的药物称为治风药,即以疏散外风或平肝息风为主要作用的药物。疏散外风药的主要作用为祛散外风,某些疏散外风药物除具有疏散外风作用外还有活血止痛、化痰通络等作用。疏散外风药主要用于恶风、发热、汗出、头身疼痛、肌肤瘙痒等外风证。平肝息风药的主要作用为平肝潜阳、息风止痉,某些平肝息风药物除具有平肝潜阳、息风止痉作用外还有清肝明目、软坚散结、收敛固摄、清热利尿等作用。平肝息风药主要用于眩晕、震颤、四肢抽搐,甚则颈项强直、角弓反张等内风证。治风药根据其药物性能和临床应用,一般分为疏散外风药和平肝息风药两类。

应用治风药应注意:①首先要辨清外风与内风,外风宜疏散,内风宜平息,而忌用辛散。②应分辨病邪的兼夹以及病情的虚实,进行适当的配伍,才能直指病情。③外风与内风亦常相互影响,外风可以引动内风,内风又可兼夹外风,这种错综复杂的证候,应该分清主次。

【治风方剂】

治疗外感风邪或肝阳化风的方剂称为治风剂,即具有疏散外风或者平息内风作用,用以治疗风证的方剂。疏散外风方剂的主要作用为祛散外风,疏散外风方剂主要用于恶风、发热、汗出、头身疼痛等外风证,部分疏散外风方剂还可以用于皮肤瘙痒、水肿、关节屈伸不利、口眼㖞斜、角弓反张等兼有外风证者。平息内风方剂主要作用为平肝潜阳、息风止痉,平肝息风方剂主要用于眩晕、头痛、震颤、四肢抽搐,甚则颈项强直、角弓反张等内风证。治风方剂根据病因病机的不同,一般分为疏散外风剂和平肝息风剂。

应用治风剂应注意:①首先应辨别风邪是外来还是内生,其次要考虑主次,特别是内风,阴阳失衡或者热邪伤阴,导致经脉失养、动风。②外风宜疏散,内风宜平息,而忌用辛散。③风为百病之长,应兼顾病邪的兼夹,进行适当的配伍,更符合病情。④外风与内风亦常相互影响,外风可以引动内风,内风又可兼夹外风,应该分清主次,全面兼顾。

(一)外风证处方用药

【外风证概念】

外风证是指风邪外袭,侵入机体,病变在肌表、经络、肌肉、筋骨、关节等处所产生的证候,临床常见恶风、发热、汗出、头身疼痛,或鼻塞、喷嚏、咳嗽、咽喉痒痛、舌苔薄白、脉浮缓等,由于寒、湿、热邪常与风邪结合为患,还兼见皮肤瘙痒、水肿、发疹、肢体麻木、筋骨挛痛、关节屈伸不利、口眼㖞斜、角弓反张等。

【外风证治则】

外风证的治疗根据《素问·阴阳应象大论》"其有邪者,渍形以为汗;其在皮者,汗而发之"及"善治者治皮毛"的原则立法,用以疏散外风药为主组成具有疏风、除湿、止痛、化痰、通络、止痉等作用的方剂来治疗。

【疏散外风中药】

治疗外风证所用的药物称为疏散外风药,即以疏散外风为主要作用的药物。疏散外风药的主要作用为祛散外风,某些疏散外风药物除具有疏散外风作用外还有活血止痛、化痰通络、止痉等作用。疏散外风药主要用于恶风、发热、汗出、头身疼痛,或鼻塞、喷嚏、咳嗽、咽喉痒等外风证,部分疏散外风药物还可以用于皮肤瘙痒、水肿、发疹、肢体麻木、筋骨挛痛、关节屈伸不利、口眼㖞斜、角弓反张等兼有外风证者。

疏散外风药根据其药物性能和临床应用,一般分为祛风除湿、祛风清热、祛风散寒等三类。

应用疏散外风药应注意:①首先应辨别风病属内、属外。外风宜疏散,内风宜平息,而忌用辛散。②应分别病邪的兼夹以及病情的虚实,进行适当的配伍,才能切合病情。③外风与内风,亦常相互影响,外风可以引动内风,内风又可兼夹外风,这种错综复杂的证候,应该分清主次,全面兼顾。

【疏散外风方剂】

治疗外感风邪的方剂称为疏散外风方或疏散外风剂,即具有辛散祛风作用,用以治疗外风证的方剂。疏散外风方剂的主要作用为祛散外风,某些疏散外风方剂除具有疏散外风作用外还有活血止痛、化痰通络、止痉等作用。疏散外风方剂主要用于恶风、发热、汗出、头身疼痛,或鼻塞、喷嚏、咳嗽、咽喉痒等外风证,部分疏散外风方剂还可以用于皮肤瘙痒、水肿、发疹、肢体麻木、筋骨挛痛、关节屈伸不利、口眼㖞斜、角弓反张等兼有外风证者。

疏散外风方剂根据所治证候的不同,一般分为祛风除湿剂、祛风清热剂、祛风散寒剂。

应用疏散外风剂应注意:①首先应辨别风病属内、属外。外风宜疏散,内风宜平息,而忌用辛散。②应分别病邪的兼夹以及病情的虚实,进行适当的配伍,才能切合病情。③外风与内风亦常相互影响,外风可以引动内风,内风又可兼夹外风,这种错综复杂的证候,应该分清主次,全面兼顾。

Ⅰ. 外风证常用中药

详见"风寒表证常用中药"及"风热表证常用中药"部分。

Ⅱ. 外风证常用方剂

1. 川芎茶调散

[主治病证] 川芎茶调散具有疏风止痛之功效,主治外感风邪头痛证,症见偏正头痛或颠顶作痛,或见目眩鼻塞、恶寒发热、舌苔薄白、脉浮等。

[处方依据] 应用本方应以头痛、鼻塞、脉浮等主症及脉象为主要依据。

[适用范围] 偏头痛、血管神经性头痛、感冒、慢性鼻炎、面神经炎、过敏性鼻炎、颞下颌关节功能紊乱综合征、三叉神经痛等所引起的头痛,属于外感风邪者,可用本方加减治疗。

[方剂组成] 川芎 12g,荆芥 12g(后下),白芷 6g(后下),羌活 6g,甘草 6g,细辛 3g,防风 4.5g,薄荷 12g(后下)。

[服用方法] 水煎服。

[注意事项] 煎煮时间不宜过长。

[方剂歌诀] 川芎茶调散荆防,辛芷薄荷甘草羌,目昏鼻塞风攻上,偏正头痛悉能康。

常用中成药:[川芎茶调丸][川芎茶调散][川芎茶调片][川芎茶调颗粒][川芎茶调口服液]。

2. 大秦艽汤

[主治病证] 大秦艽汤有祛风清热、养血活血之功效,主治风邪初中经络证,症见口眼㖞斜、舌强不能言语、手足不能运动,或兼恶寒发热、肢节疼痛、苔白或黄、脉浮紧弦细等。

[处方依据] 应用本方以发病时间较短、口眼㖞斜、舌强不语、手足不能运动、脉浮等主症及脉象为主要依据。

[适用范围] 颜面神经麻痹、脑血管痉挛、缺血性中风、脑血栓形成、风湿或类风湿关节炎、面神经炎、急性感染性脱髓鞘性多发性神经病、反射性交感神经营养不良综合征、眼肌麻痹等,属于风邪阻络者,可用本方加减治疗。

[方剂组成] 秦艽 9g,甘草、川芎、当归、石膏(先煎)、川独活、白芍各 6g,细辛 2g,羌活、防风、黄芩、白芷(后下)、白术、生地黄、熟地黄、茯苓各 3g。

[服用方法] 水煎服。

[方剂歌诀] 大秦艽汤羌独防,芎芷辛芩二地黄,石膏归芍苓甘术,风邪散见可通尝。

3. 消 风 散

[主治病证] 消风散有疏风养血、清热除湿之功效,主治风疹、湿疹,症见皮肤疹出色红或遍身云片斑点、瘙痒、抓破后渗出津水、苔白或黄、脉浮数有力等。

[处方依据] 应用本方以皮肤瘙痒、疹出色红或遍身云片斑点、脉浮数等主症及脉象为主要依据。

[适用范围] 荨麻疹、玫瑰糠疹、药物性皮炎、神经性皮炎、春季卡他性结膜炎、皮肤瘙痒症、银屑病、扁平疣、疥疮、急性肾炎、咳嗽变异性哮喘等,属于风湿热毒者,可用本方加减治疗。

[方剂组成] 当归、生地黄、防风、蝉蜕、知母、苦参、胡麻仁、荆芥(后下)、苍术、牛蒡子、石膏(先煎)各 6g,甘草、木通各 3g。

[服用方法] 水煎服。

[注意事项] 服药期间忌辛辣、鱼腥、烟酒、浓茶等。

[方剂歌诀] 消风散内有荆防,蝉蜕胡麻苦参苍,知膏蒡通归地草,风疹湿疹服之康。

常用中成药:[消风止痒颗粒]。

4. 牵 正 散

[主治病证] 牵正散有祛风化痰、通络止痉之功效,主治风痰阻络、口眼㖞斜证,症见卒然口眼㖞斜或面肌抽动、舌淡红、苔白、脉象浮或细弦等。

[处方依据] 应用本方以卒然口眼㖞斜、舌淡红、苔白、脉象浮或细弦等主症及脉象为主要依据。

[适用范围] 颜面神经麻痹、三叉神经痛、血管性头痛、偏头痛、面神经炎、中风后遗症、眼肌麻痹、颞颌关节紊乱症、百日咳等,属于风痰阻络者,可用本方加减治疗。

[方剂组成] 白附子、僵蚕各 6g,全蝎 3g。

[服用方法] 上为细末,热酒调服;也可水煎服。

[方剂歌诀] 牵正散是杨家方,全蝎僵蚕白附襄,服用少量热酒下,口眼㖞斜疗效彰。

5. 玉 真 散

[主治病证] 玉真散有祛风化痰、定搐止痉之功效,主治风毒痰阻之破伤风,症见牙关紧急、口撮唇紧、身体强直、角弓反张,甚则咬牙缩舌,脉弦紧等。

[处方依据] 应用本方以牙关紧急、身体强直、角弓反张、脉弦紧等主症及脉象为主要依据。

[适用范围] 破伤风、神经根型颈椎病、面神经炎、血管性头痛、舞蹈病、帕金森病、三叉神经痛、颞下颌关节功能紊乱综合征、外伤顽固性头痛、特发性眼肌痉挛、腱鞘炎、顽固性荨麻疹、新生儿脐风等,属于风痰阻络者,可用本方加减治疗。

[方剂组成] 天南星、防风、白芷、天麻、羌活、白附子各 6g。

[服用方法] 上为细末,热酒调服;也可水煎服;亦可外用敷伤处。

[方剂歌诀] 玉真散治破伤风,牙关紧急反张弓,星麻白附羌防芷,外敷内服一方通。

6. 小活络丹

[主治病证] 小活络丹有祛风除湿、化痰通络、活血止痛之功效,主治风寒湿痹,症见肢体筋脉疼痛、麻木拘挛、关节屈伸不利、疼痛游走不定,亦治中风、手足不仁、日久不愈,经络中湿痰瘀血而见腰腿沉重,或腿臂间作痛,脉涩。

[处方依据] 应用本方应以肢体筋脉挛痛、关节屈伸不利、舌淡紫、苔白、脉涩等主症及脉象为主要依据。

[适用范围] 风湿性关节炎、类风湿关节炎、坐骨神经痛、骨质增生等,属于风寒湿血瘀者,可用本方加减治疗。

[方剂组成] 天南星、制川乌、制草乌、地龙各 3g,乳香(制)5g,没药(制)5g。

[服用方法] 水煎服。

[方剂歌诀] 小活络丹天南星，二乌乳没地龙并，中风手足皆麻木，风痰瘀血闭在经。

常用中成药：[小活络丸] [小活络片] [复方小活络丸]。

（二）内风证处方用药

【内风证概念】

内风是指风气内动，是体内阳气亢逆变动生风所产生的证候。因其病变似外感六淫中风邪的急骤、动摇和多变之性，而称内风。"内风"与肝的关系较为密切，故又称为肝风内动或肝风。临床常见高热烦闷、抽搐惊厥、眩晕头痛，甚则卒然昏仆、口眼㖞斜、半身不遂或筋脉拘挛、手足蠕动、眩晕耳鸣等。

【内风证治则】

内风证的治疗，根据《素问·至真要大论》"诸风掉眩，皆属于肝"的病机及《素问·三部九候论》"虚则补之，实则泻之"的原则立法，以平肝息风药为主组成具有平肝息风、滋阴潜阳等作用的方剂来治疗。

【平肝息风中药】

治疗内风证所用的药物称为平肝息风药，即以平肝潜阳、息风止痉为主要作用的药物。平肝息风药的主要作用为平肝潜阳、息风止痉，某些平肝息风药除具有平肝潜阳、息风止痉作用外，还有镇静安神、清肝明目、重镇降逆、凉血以及祛风通络等作用。平肝息风药主要用于眩晕耳鸣、头目胀痛、面红目赤、急躁易怒、腰膝酸软、脉弦等肝肾阴虚肝阳上亢证，眩晕欲仆、痉挛抽搐、项强肢颤等肝风内动、肝阳化风、热极生风、阴虚动风、血虚生风证。部分平肝息风药还可用于治疗心神不宁、目赤肿痛、呕吐呃逆、喘息、血热出血以及风中经络之口眼㖞斜、风湿痹痛等。

平肝息风药根据其药物性能和临床应用，一般分为平抑肝阳药及息风止痉药两类。凡是性味属寒凉，质重潜降，多具有平肝潜阳作用，主要适用于头晕目眩、头痛耳鸣、急躁易怒、少寐多梦之肝阳上亢证的药物，叫作平肝潜阳药。凡是性味属甘咸寒凉以及虫类，多具有平息肝风、制止痉挛抽搐作用，主要适用于温热病热极动风、肝阳化风及血虚生风等所致眩晕欲仆、项强肢颤、痉挛抽搐等的药物，叫作息风止痉药。

应用平肝息风药应注意：①本类药物有性偏寒凉及偏温燥的不同，要区别应用。②脾虚慢惊风者，不宜用寒凉之品。③阴虚血亏者，当忌温燥之药。④由于介类、矿石类药材质地坚硬，故入汤剂应打碎先煎。⑤个别有毒性的药物用量不宜过大，孕妇慎用。

【平肝息风方剂】

治疗肝风内动的方剂称为平肝息风方或平肝息风剂，即具有平肝潜阳、滋阴息风等作用，用以治疗肝阳上亢、肝热生风、肝肾阴虚、肝风内动的方剂。平息内风方剂的主要作用为平肝息风、益阴潜阳，某些方剂还兼有滋阴养血等作用。平息内风方剂主要用于肝热生风、肝阳上亢、热盛伤阴、阴虚风动所引起的高热惊厥、头痛眩晕、卒然昏倒、不省人事、口眼㖞斜、半身不遂、脉弦等，以及筋脉挛急、手足蠕动、脉细数等。

应用平息内风方剂应注意：①治疗内风证，首先应辨别虚实，虚实不同则治疗各异。②内风属实者，或为邪热传入厥阴，肝经热极生风；或为肝阳偏亢，化风上扰，治宜平肝息风，常以平肝息风药为主，配合清热、滋阴、化痰、活血药治疗。③内风属虚者，多为肝肾阴血亏虚，虚风内动，治宜滋阴息风，常用滋阴补血药配合潜阳息风药治疗。④治疗内风宜平息，切忌辛散，恐辛散助热伤津，使风阳无制。

I. 内风证常用中药

1. 石 决 明

[主治病证]

石决明味咸，性寒，归肝经。有平肝潜阳、清泻肝热之作用，可用于肝肾阴虚、肝阳上亢出现的头痛、眩晕等。

[兼治病证]

①石决明可通过清肝火、益肝阴而发挥明目退翳的作用，可配合其他药物用于治疗目赤肿痛、翳膜遮睛、视物昏花、青盲雀目等目系疾病。

②取石决明煅用收敛、止血、制酸的作用，可配合其他药物用于治疗疮疡久溃不敛、胃痛泛酸及外伤出血等。

[常用配伍]

①石决明用于治疗肝肾阴虚、肝阳上亢之头痛眩晕时，常与天麻、钩藤、川牛膝等配伍以增强平肝潜阳之力。

②石决明用于治疗邪热灼阴所致的筋脉拘急、手足蠕动、头晕目眩等症时，常与白芍、生地黄、阿胶等配伍。

③石决明用于治疗肝虚血少所致的日久目昏证时，常与菟丝子、熟地黄等配伍。

[注意事项]

①石决明平肝清肝宜生用，外用点眼宜煅用、水飞。

②石决明咸寒，易伤脾胃，故脾胃虚寒、食少便溏者慎用。

③石决明应打碎先煎。

④石决明常用剂量为6~20g。

[药性歌括]

石决明咸,眩晕目昏,惊风抽搐,劳热骨蒸。

2. 珍 珠 母

[主治病证]

珍珠母味咸,性寒,归肝、心经。有平肝潜阳、安神定惊、明目退翳之作用,可用于肝阴不足、肝阳上亢所致的头痛、眩晕、耳鸣、烦躁、失眠等。

[兼治病证]

①珍珠母可通过清肝而发挥明目的作用,可配合其他药物用于治疗肝虚目昏、夜盲等。

②取珍珠母研末外用燥湿收敛的作用,可配合其他药物用于治疗湿疮瘙痒、溃疡久不收口、口疮等。

[常用配伍]

①珍珠母用于治疗肝阳上亢所致的头痛眩晕时,常与石决明、牡蛎、磁石等平肝潜阳药配伍,以增强平抑肝阳之力。

②珍珠母用于治疗肝阳上亢兼肝热烦躁易怒时,常与钩藤、菊花、夏枯草等清肝火药配伍。

③珍珠母用于治疗肝阴不足、肝阳上亢所致的头痛眩晕时,常与白芍、生地黄、龙齿等配伍。

④珍珠母用于治疗心神不宁所致的惊悸失眠时,常与朱砂、龙骨、琥珀等安神药配伍。

⑤珍珠母用于治疗肝热目赤所致的羞明、翳障时,常与石决明、菊花、千里光、车前子等配伍。

⑥珍珠母用于治疗肝虚目昏、夜盲时,常与苍术、木贼、猪肝、鸡肝等配伍。

[注意事项]

①珍珠母属性寒镇降之品,脾胃虚寒及孕妇慎用。

②珍珠母宜打碎先煎。

③珍珠母常用剂量为10~25g。

[药性歌括]

珍珠母寒,潜阳平肝,明目敛湿,定惊神安。

3. 牡 蛎

[主治病证]

牡蛎味咸,性微寒,归肝、胆、肾经。有益阴潜阳之作用,可用于水不涵木、阴虚阳亢所致的烦躁不安、心悸失眠、头晕、目眩及耳鸣等。

[兼治病证]

①牡蛎具有重镇安神的作用,可配合其他药物用于心神不安、惊悸怔忡、失眠多梦等。

②牡蛎具有软坚散结的作用,可配合其他药物用于治疗痰火郁结所致的痰核、瘰疬、瘿瘤等。

③牡蛎煅用具有收敛固涩的作用,可配合其他药物用于治疗各种滑脱不禁,如遗精、遗尿、崩漏、带下、自汗、盗汗等。

④牡蛎煅用具有制酸止痛之作用,可配合其他药物用于治疗胃痛、泛酸。

[常用配伍]

①牡蛎用于治疗阴虚阳亢所致的眩晕耳鸣证,常与龟甲、龙骨、白芍等配伍。

②牡蛎用于治疗热病日久、灼烁真阴、虚风内动、四肢抽搐之证,常与龟板、鳖甲、生地黄等配伍,以滋阴息风止痉。

③牡蛎用于治疗心神不宁、惊悸怔忡时,常与龙骨配伍。

④牡蛎用于治疗痰火郁结所致的痰核、瘰疬、瘿瘤时,常与浙贝母、玄参等配伍。

⑤牡蛎用于治疗血瘀气滞所致的癥瘕痞块时,常与鳖甲、丹参、莪术等配伍。

⑥牡蛎用于治疗自汗、盗汗时,常与黄芪、浮小麦、麻黄根配伍。

⑦牡蛎用于治疗肾虚遗精、滑精时,常与沙苑子、龙骨、芡实配伍。

⑧牡蛎用于治疗尿频、遗尿时,常与桑螵蛸、金樱子、龙骨等配伍。

⑨牡蛎用于治疗崩漏、带下时,常与山茱萸、山药等配伍。

⑩牡蛎用于治疗胃痛、泛酸时,常与海螵蛸、瓦楞子、海蛤壳等配伍。

[注意事项]

①牡蛎用于潜阳补阴、重镇安神、软坚散结宜生用,用于收敛固涩、制酸止痛宜煅用。

②牡蛎宜打碎先煎。

③牡蛎常用剂量为9~30g。

[药性歌括]

牡蛎微寒,涩精止汗,崩带胁痛,老痰袪散。

4. 紫 贝 齿

[主治病证]

紫贝齿味咸,性平,归肝经。有平肝潜阳之作用,可用于肝阳上亢证出现的头晕、目眩等。

[兼治病证]

①紫贝齿既能平肝潜阳，又能镇惊安神，可配合其他药物用于治疗肝阳上扰、心阳躁动所致的惊悸心烦、失眠多梦，亦可用于治疗小儿急惊风、高热不退、手足抽搐等。

②取紫贝齿清肝明目的作用，可配合其他药物用于治疗目赤肿痛、目生翳膜以及眩晕头痛等。

[常用配伍]

①紫贝齿用于治疗肝阳上亢所致的头晕目眩时，常与石决明、牡蛎、磁石等镇肝潜阳药配伍。

②紫贝齿用于治疗惊悸心烦、失眠多梦时，常与龙骨、磁石、茯神等安神药配伍。

③紫贝齿用于治疗小儿高热抽搐时，常与羚羊角、钩藤、天麻等配伍。

④紫贝齿用于治疗目赤翳障、目昏眼花时，常与菊花、蝉蜕、夏枯草等清肝明目药配伍。

[注意事项]

①脾胃虚弱者慎用。

②紫贝齿宜打碎先煎。

③紫贝齿常用剂量为10~15g。

[药性歌括]

贝齿味咸，解肌散结，利水消肿，目翳清洁。

5. 代 赭 石

[主治病证]

①代赭石味苦，性寒，归肝、心、肺、胃经。有平肝潜阳之作用，可用于肝阳上亢之头痛、眩晕、耳鸣等。

②代赭石有重镇降逆之功效，善降上逆之胃气，可用于嗳气、呃逆、呕吐等。

[兼治病证]

①取代赭石重镇降逆的作用，可配合其他药物用于治疗肺肾两虚所致的气逆喘息等。

②取代赭石凉血止血之功效，可配合其他药物用于治疗血热吐衄、崩漏下血等。

[常用配伍]

①代赭石用于治疗肝肾阴虚、肝阳上亢所致的头痛、眩晕、耳鸣目胀等症

时,常与生龙骨、生牡蛎、生白芍等配伍。

②代赭石用于治疗胃气上逆之呕吐、呃逆、噫气不止等症时,常与旋覆花、半夏、生姜等配伍。

③代赭石用于治疗肺肾不足、阴阳两虚之虚喘证,常与党参、山茱萸、核桃仁等补肾纳气药配伍。

④代赭石用于治疗因热而胃气上逆所致吐血、衄血、胸中烦热时,常与白芍、竹茹、牛蒡子等配伍。

⑤代赭石用于治疗崩漏日久、头晕眼花时,常与禹余粮、赤石脂、五灵脂等配伍。

[注意事项]

①代赭石平肝潜阳、重镇降逆宜生用,止血宜煅用。

②代赭石苦寒,易伤脾胃,故脾胃虚寒、食少便溏者慎用。孕妇慎用。

③代赭石含微量砷,不宜长期服用。

④代赭石宜打碎先煎。

⑤代赭石常用剂量为10~30g。

[药性歌括]

代赭石寒,下胎崩带,儿疳泻痢,惊痫呕噫。

6. 刺 蒺 藜

[主治病证]

刺蒺藜味辛、苦,性微温,有小毒,归肝经。有平肝解郁之作用,可用于肝阳上亢所致的头痛眩晕等。

[兼治病证]

①刺蒺藜辛散苦泄,有疏肝解郁的作用,可配合其他药物用于治疗肝郁气滞所致的胸胁胀痛等。

②刺蒺藜味辛,能疏散肝经风热而明目退翳,为祛风明目之要药。

③取刺蒺藜轻扬疏散、活血祛风止痒的作用,可配合其他药物用于治疗风疹瘙痒。

[常用配伍]

①刺蒺藜用于治疗肝气郁滞证,常与柴胡、香附、青皮等配伍。

②刺蒺藜用于治疗妇女产后肝郁气滞所致的乳汁不通、乳房胀痛时,单用本品研末服用,或与穿山甲、王不留行等通经下乳药配伍。

③刺蒺藜用于治疗风热目赤肿痛、翳膜遮睛时,常与菊花、蔓荆子、决明子等配伍。

④刺蒺藜用于治疗风疹瘙痒时,常与防风、荆芥、地肤子等配伍。

[注意事项]

①孕妇慎用。

②刺蒺藜常用剂量为6~9g。

[药性歌括]

蒺藜味苦,疗疮瘙痒,白癜头疮,翳除目朗。

7. 罗布麻叶

[主治病证]

罗布麻叶味甘、苦,性凉,归肝经。有平抑肝阳、清泻肝热之作用,可用于肝阳上亢及肝火上炎所致的头晕目眩、烦躁失眠等。

[兼治病证]

①取罗布麻叶清热利水的作用,可配合其他药物用于小便不利、水肿有热等症。

②取罗布麻叶安神的作用,可配合其他药物用于治疗心悸、失眠等症。

[常用配伍]

①罗布麻叶用于治疗肝阳上亢证,可单用本品煎服或开水泡茶饮,亦可与牡蛎、石决明、代赭石等配伍。

②罗布麻叶用于治疗肝火上攻证,常与钩藤、夏枯草、野菊花等配伍。

③罗布麻叶用于心悸、失眠时,常与龙骨、磁石、远志等安神药配伍。

④罗布麻叶用于治疗尿少、水肿有热等症时,可单用,或与茯苓、泽泻、车前子等利水渗湿药配伍。

[注意事项]

罗布麻叶常用剂量为6~12g。

[药性歌括]

罗布麻凉,息风润肠,血压上升,常服效强。

8. 羚 羊 角

[主治病证]

羚羊角味咸,性寒,归肝、心经。有清肝热、息肝风、止痉搐之作用,可用于肝风内动、痉痫抽搐等症。其清热力强,尤宜于温热病热邪炽盛、热极动风之高热神昏、惊厥抽搐等症。

[兼治病证]

①羚羊角质重沉降,有平抑肝阳的作用,可配合其他药物用于治疗肝火上炎所致的头晕目眩、烦躁失眠、头痛如劈等。

②羚羊角具有清肝泻火明目的作用,可配合其他药物用于治疗肝火上炎

所致的目赤肿痛、羞明流泪、目生翳障等。

③羚羊角性寒，主入心、肝经，有清心凉肝、泻火解毒之功，可配合其他药物用于治疗温热病壮热神昏、谵语躁狂，甚或惊厥抽搐、温毒发斑等症。

④羚羊角其性寒能清热解毒，可配合其他药物用于治疗热毒炽盛、痈肿疮毒等症。

⑤羚羊角尚有清肺热之效，可配合其他药物用于治疗肺热喘咳证。

[常用配伍]

①羚羊角用于治疗温热病热邪炽盛、热极动风所致的高热神昏、惊厥抽搐时，常与钩藤、菊花、白芍等清热平肝药配伍。

②羚羊角用于治疗癫痫发狂时，常与钩藤、天竺黄、郁金等配伍。

③羚羊角用于治疗肝阳上亢所致的头晕目眩、烦躁失眠、头痛如劈等症时，常与石决明、龟板、生地黄等配伍。

④羚羊角用于治疗肝火上炎之目赤肿痛、羞明流泪、目生翳障等症时，常与决明子、夏枯草、龙胆草等配伍。

⑤羚羊角用于治疗温热病壮热神昏、谵语躁狂，甚或惊厥抽搐等症时，常与生石膏、寒水石、麝香等配伍。

⑥羚羊角用于治疗温毒发斑时，常与生地黄、赤芍、大青叶等清热凉血解毒药配伍。

⑦羚羊角用于治疗痈肿疮毒时，常与黄连、栀子、金银花等配伍。

[注意事项]

①羚羊角性寒，脾虚慢惊者忌用。

②羚羊角常用剂量为 1~3g。宜单煎 2 小时以上，取汁服；或磨汁或研粉服，每次 0.3~0.6g。

[药性歌括]

羚羊角寒，明目清肝，祛惊解毒，神志能安。

9. 牛　黄

[主治病证]

①牛黄味苦，性凉，归心、肝经。有清心凉肝、息风止痉之作用，可用于小儿急惊风、壮热神昏、惊厥抽搐等。

②牛黄既能清心热，又能豁痰开窍而苏醒神志，可用于温热病热入心包及中风、惊风、癫痫等痰热闭阻心窍所致神昏谵语、高热烦躁、口噤舌謇、痰涎壅盛等。

[兼治病证]

牛黄性凉，为清热解毒之良药，可配合其他药物用于治疗火热内盛之咽喉肿痛、牙龈肿痛、口舌生疮、目赤肿痛等。

[常用配伍]

①牛黄用于治疗小儿急惊风、壮热神昏、惊厥抽搐时,常与胆南星、朱砂、天竺黄等配伍。

②牛黄用于治疗痰蒙清窍之癫痫发作所致的突然昏倒、昏不知人、口吐涎沫、四肢抽搐等症时,常与全蝎、钩藤、胆南星等配伍,以加强豁痰息风、开窍醒神之功。

③牛黄用于治疗温病热病热入心包及中风、惊风、癫痫等痰热闭阻心窍证时,常与麝香、冰片、黄连等开窍醒神、清热解毒药配伍;亦可单用本品为末,竹沥水送服。

④牛黄用于治疗火热内盛之咽喉肿痛、牙龈肿痛、口舌生疮、目赤肿痛时,常与黄芩、冰片、大黄等配伍。

⑤牛黄用于治疗咽喉肿痛、溃烂时,常与珍珠为末吹喉。

⑥牛黄用于治疗痈肿疔疮、瘰疬时,常与麝香、乳香、没药等配伍,以清热解毒、活血散结。

[注意事项]

①非实热证不宜使用。

②孕妇慎用。

③牛黄常用剂量为 0.15~0.35g,多用丸、散剂;外用适量,研末敷患处。

[药性歌括]

牛黄味苦,大治风痰,安魂定魄,惊痫灵丹。

10. 珍　珠

[主治病证]

①珍珠味甘、咸,性寒,归心、肝经。有安神定惊之作用,可用于心神不宁、惊悸失眠。其性寒清热,甘寒益阴,故尤宜于心虚有热之心烦、不眠、多梦、健忘等。

②珍珠性寒质重,善清心、肝之热而定惊止痉,可用于小儿痰热之急惊风、高热神昏、痉挛抽搐等。

[兼治病证]

①珍珠性寒清热,入肝经,善于清泻肝火、明目退翳,可配合其他药物用于治疗多种目疾,尤用于肝经风热或肝火上攻之目赤肿痛、目生翳膜等症。

②取珍珠清热解毒、生肌敛疮的作用,可配合其他药物用于治疗口舌生疮、牙龈肿痛、咽喉溃烂等。

③珍珠外用有养颜祛斑、润泽肌肤之功,可配合其他药物用于治疗皮肤

色素沉着、黄褐斑等。

［常用配伍］

①珍珠用于治疗心虚有热之心烦不眠、多梦健忘等心神不宁证,常与酸枣仁、柏子仁、五味子等养心安神药配伍;亦可单用。

②珍珠用于治疗小儿痰热之急惊风、高热神昏、痉挛抽搐时,常与牛黄、胆南星、天竺黄等清热化痰药配伍;用治小儿惊痫、惊惕不安、吐舌抽搐等症,常与朱砂、牛黄、黄连等配伍。

③珍珠用于治疗肝经风热或肝火上攻之目赤肿痛、目生翳膜时,常与青葙子、菊花、石决明等药配伍。

④珍珠用于治疗口舌生疮、牙龈肿痛、咽喉溃烂等症时,常与硼砂、青黛、冰片配伍,共为细末,吹入患处;亦可与人工牛黄共为细末,吹入患处,如珠黄散。

⑤珍珠用于治疗皮肤色素沉着、黄褐斑等,现多研极细末后,配于化妆品中使用。

［注意事项］

珍珠常用剂量为0.1~0.3g;外用适量。

［药性歌括］

珍珠气寒,镇惊除痫,开聋磨翳,止渴坠痰。

11. 钩 藤

［主治病证］

①钩藤味甘,性凉,归肝、心包经。有息风止痉之作用,可用于肝风内动、热极生风引起的惊痫抽搐及小儿高热惊厥等。

②钩藤性凉,主入肝经,既能清肝热,又能平肝阳,可用于肝火上攻或肝阳上亢之头胀头痛、眩晕等。

［兼治病证］

①钩藤性凉,有轻清疏泄之性,能清透热邪、定惊止搐,可配合其他药物用于治疗感冒夹惊、风热头痛等症。

②钩藤能凉肝止痉,可配合其他药物用于治疗小儿惊哭夜啼。

③钩藤有良好的降血压功效,对属肝热阳亢之高血压疗效较佳。

［常用配伍］

①钩藤用于治疗小儿急惊风、壮热神昏、牙关紧闭、手足抽搐等症时,常与天麻、全蝎、僵蚕等配伍。

②钩藤用于治疗温热病热极生风、痉挛抽搐等症时,常与羚羊角、白芍、菊花等配伍。

③钩藤用于治疗妊娠子痫时,常与龟板、鳖甲、天麻等滋阴潜阳药配伍。

④钩藤用于治疗肝火上攻或肝阳上亢所致的头胀头痛、眩晕等症,属肝火上攻者,常与夏枯草、龙胆草、栀子等配伍;属肝阳上亢者,常与天麻、石决明、牛膝等配伍。

⑤钩藤用于治疗小儿惊哭夜啼时,常与蝉蜕、薄荷等配伍。

[注意事项]

①钩藤有效成分钩藤碱加热后易破坏,故不宜久煎,宜后下。

②钩藤常用剂量为3~12g。

[药性歌括]

钩藤微寒,疗儿惊痫,手足瘛疭,抽搐口眼。

12. 天　麻

[主治病证]

①天麻味甘,性平,归肝经。有息风止痉之作用,可用于肝风内动、惊痫抽搐等症。

②天麻既息肝风,又平肝阳,擅治多种原因之眩晕、头痛证,为止眩晕之良药。

[兼治病证]

天麻既息内风,又祛外风,并能通经络止痛,可配合其他药物用于治疗中风手足不遂、筋骨疼痛以及风湿痹痛、肢体麻木、关节屈伸不利等症。

[常用配伍]

①天麻用于治疗小儿急惊风时,常与钩藤、全蝎、僵蚕等配伍。

②天麻用于治疗小儿脾虚慢惊风时,常与人参、白术、僵蚕等配伍。

③天麻用于治疗小儿诸惊时,常与全蝎、制南星、僵蚕等配伍。

④天麻用于治疗破伤风痉挛抽搐、角弓反张等症时,常与天南星、白附子、防风等配伍。

⑤天麻用于治疗肝阳上亢之眩晕、头痛等症时,常与钩藤、石决明、牛膝等配伍。

⑥天麻用于治疗风痰上扰之眩晕、头痛等症,痰多胸闷时,常与半夏、茯苓、白术等健脾燥湿药配伍。

⑦天麻用于治疗头风头痛、头昏欲倒等症时,常配等量川芎为丸。

⑧天麻用于治疗中风手足不遂、筋骨疼痛等症时,常与没药、制乌头、麝香等配伍。

⑨天麻用于治疗风湿痹痛、肢体麻木、关节屈伸不利等症时,常与秦艽、羌活、桑枝等祛风湿药配伍。

[注意事项]

天麻常用剂量为3~10g。

[药性歌括]

天麻味甘,能祛头眩,小儿惊痫,拘挛瘫痪。

13. 地 龙

[主治病证]

①地龙味咸,性寒,归肝、脾、膀胱经。有清热息风、定惊止痉之作用,可用于治疗热极生风所致的神昏谵语、痉挛抽搐以及小儿惊风、癫狂等症。

②地龙性善走窜,长于通行经络,可用于多种原因导致的经络阻滞、血脉不畅所致的关节痹痛、肢体麻木、半身不遂等。

③地龙性寒降泄,长于清肺平喘,可用于邪热壅肺、肺失肃降所致的喘息不止、喉中哮鸣有声等症。

[兼治病证]

①地龙咸寒走下入肾,能清热结而利水道,可配合其他药物用于治疗湿热水肿、热结膀胱、小便不利或尿闭不通等症。

②地龙具有降压作用,可配合其他药物用于治疗肝阳上亢型高血压。

[常用配伍]

①地龙用于治疗温热病热极生风、神昏、痉挛抽搐等症,常与钩藤、牛黄、全蝎等清热、息风、止痉药配伍。

②地龙用于治疗小儿惊风、高热、惊厥抽搐等症时,可将本品研烂,同朱砂作丸服用。

③地龙用于治疗狂躁癫痫时,可单用鲜品,加食盐搅拌化水后服用。

④地龙治疗关节红肿热痛、屈伸不利之热痹证,常与防己、秦艽、忍冬藤等祛风湿药配伍。

⑤地龙用于治疗风寒湿痹证见肢体关节麻木、疼痛尤甚、屈伸不利等症时,常与川乌、草乌、天南星等祛风散寒、通络止痛药配伍。

⑥地龙用于治疗气虚血滞所致中风半身不遂、口眼㖞斜等症时,常与黄芪、当归、川芎等补气活血药配伍。

⑦地龙用于治疗肺热喘咳、喉中哮鸣等症时,可单味研末内服,或与麻黄、苦杏仁、黄芩等配伍加强清肺化痰、止咳平喘之功;亦可用鲜品水煎去渣后,加冰糖熬膏冲服。

⑧地龙用于治疗湿热水肿时,常于泽泻、木通、芦根等配伍。

⑨地龙用于治疗膀胱热结所致的小便不利,甚或尿闭不通时,可单用,或与车前子、滑石、萹蓄等利尿通淋药配伍。

[注意事项]

地龙常用剂量为5~10g。

[药性歌括]

蚯蚓气寒,伤寒温病,大热狂言,投之立应。

[注] 蚯蚓:即地龙。

14. 全 蝎

[主治病证]

全蝎味辛,性平,有毒,归肝经。有平息肝风、搜风通络之作用,可用于各种原因之惊风、痉挛抽搐、中风面瘫、半身不遂、破伤风等。

[兼治病证]

①全蝎为虫类药,善于搜风、通络止痛,可配合其他药物用于治疗风寒湿痹日久不愈、筋脉拘挛、甚则关节变形之顽痹等症。

②全蝎味辛有毒,能以毒攻毒,解毒而散结消肿,可配合其他药物用于治疗诸疮肿毒、瘰疬、瘿瘤等症。

[常用配伍]

①全蝎用于治疗各种原因之惊风、痉挛抽搐等症时,常与蜈蚣配伍。

②全蝎用于治疗小儿急惊风高热、神昏抽搐等症时,常与羚羊角、钩藤、天麻等清热息风止痉药配伍。

③全蝎用于治疗小儿慢惊风抽搐,常与党参、白术、天麻等配伍。

④全蝎用于治疗痰迷癫痫抽搐时,常与郁金、白矾等份,研细末服。

⑤全蝎用于治疗破伤风抽搐、角弓反张等症时,常与蜈蚣、钩藤、天南星等配伍。

⑥全蝎用于治疗风中经络所致的口眼㖞斜时,常与僵蚕、白附子配伍。

⑦全蝎用于治疗风寒湿痹日久不愈所致的筋脉拘挛,甚则关节变形之顽痹证,常与川乌、蕲蛇、没药等祛风通络、活血舒筋药配伍。

⑧全蝎用于治疗顽固性偏正头痛时,常与天麻、蜈蚣、川芎等祛风止痛药配伍;亦可单用研末吞服。

⑨全蝎用于治疗疮疡肿毒、瘰疬、瘿瘤等症时,可用全蝎、栀子,麻油煎黑去渣,入黄蜡为膏,外敷。

[注意事项]

①全蝎有毒,用量不宜过大,孕妇及血虚生风者禁用。

②全蝎常用剂量为3~6g;外用适量。

[药性歌括]

全蝎味辛,祛风痰毒,口眼㖞斜,风痫发搐。

15. 蜈　蚣

[主治病证]

蜈蚣味辛,性温,有毒,归肝经。有息风止痉、搜风通络之作用,可用于肝风内动、痉挛抽搐、小儿惊风、中风口㖞、半身不遂、破伤风等症。

[兼治病证]

①蜈蚣有较强的搜风、通络止痛作用,可配合其他药物用于治疗风湿顽痹、顽固性偏正头痛等症。

②蜈蚣有毒,能以毒攻毒,味辛又能散结,可配合其他药物用于治疗疮疡、瘰疬、蛇虫咬伤。

[常用配伍]

①蜈蚣用于治疗小儿撮口、手足抽搐等症时,常与全蝎、钩藤、僵蚕等配伍。

②蜈蚣用于治疗破伤风、角弓反张等症时,常与天南星、防风等配伍。

③蜈蚣用于治疗久治不愈的顽固性偏正头痛时,常与天麻、川芎、僵蚕等配伍。

④蜈蚣与雄黄、猪胆汁配伍制膏,外敷可治疗恶疮肿毒。

⑤蜈蚣与茶叶共为细末,外敷治疗瘰疬溃烂;此外还可用治虫蛇咬伤。

[注意事项]

①蜈蚣有毒,用量不宜过大,孕妇禁用。

②蜈蚣常用剂量为3~5g;外用适量。

[药性歌括]

蜈蚣味辛,蛇虺恶毒,镇惊止痉,堕胎逐瘀。

[注] 虺:古书上说的一种毒蛇。

16. 僵　蚕

[主治病证]

僵蚕味咸、辛,性平,归肝、肺、胃经。有息风止痉、化痰定惊之作用,可用于肝风夹痰、惊痫抽搐有痰热、小儿急惊风、破伤风等症。

[兼治病证]

①僵蚕味辛行散,有祛风、化痰、通络之功效,可配合其他药物用于治疗风中经络、口眼㖞斜、痉挛抽搐等症。

②僵蚕味辛散,入肝、肺二经,有祛外风、散风热、止痛、止痒之功效,可配合其他药物用于治疗肝经风热上攻之头痛、目赤肿痛、迎风流泪等症。

③取僵蚕祛风散热的作用,可配合其他药物用于治疗风热上攻所致的咽喉肿痛、声音嘶哑等症。

④取僵蚕祛风的作用，可配合其他药物用于治疗风疹瘙痒。

⑤僵蚕味辛能散，咸能软坚，具有化痰软坚散结之功效，可配合其他药物用于治疗瘰疬痰核、发颐疒腮之症。

[常用配伍]

①僵蚕用于治疗小儿痰热急惊风，常与全蝎、牛黄、胆南星等清热化痰、息风止痉药配伍。

②僵蚕用于治疗小儿脾虚久泄、慢惊抽搐时，常与人参、白术、天麻等益气健脾、息风止痉药配伍。

③僵蚕用于治疗破伤风痉挛抽搐、角弓反张时，常与全蝎、蜈蚣、钩藤等药配伍。

④僵蚕用于治疗风中经络、口眼㖞斜、痉挛抽搐等症，常与全蝎、白附子配伍。

⑤僵蚕用于治疗肝经风热上攻之头痛、目赤肿痛、迎风流泪等症时，常与桑叶、木贼、荆芥等疏散风热药配伍。

⑥僵蚕用于治疗风热上攻所致的咽喉肿痛、声音嘶哑等症时，常与薄荷、桔梗、甘草等配伍。

⑦僵蚕用于治疗风疹瘙痒，常与蝉蜕、薄荷、防风等配伍，亦可单用研末服用。

⑧僵蚕用于治疗痰核瘰疬，常与浙贝母、夏枯草、连翘等清热、化痰、散结药配伍。

⑨僵蚕用于治疗发颐、疒腮、乳痈、疔疮等症时，常与金银花、板蓝根、蒲公英等清热解毒药配伍。

[注意事项]

①僵蚕散风热宜生用，其余多制用。

②僵蚕常用剂量为5~10g。

[药性歌括]

僵蚕味咸，诸风惊痫，湿痰喉痹，疮毒瘢痕。

Ⅱ. 内风证常用方剂

1. 羚角钩藤汤

[主治病证] 羚角钩藤汤具有凉肝息风、增液舒筋之功效，主治肝热生风证，症见高热不退、烦闷躁扰、手足抽搐、发为惊厥，甚则神昏、舌绛而干或舌焦起刺、脉弦而数等。

[处方依据] 应用本方以高热烦躁、手足抽搐、舌绛而干、脉弦而数等主症及脉象为主要依据。

[适用范围] 流行性乙型脑炎、流行性脑脊髓膜炎、病毒性脑炎、休克型肺炎、子痫、小儿脐风等，属于肝经热极生风证者；高血压属于肝热阳亢证者，可用本方加减治疗。

[方剂组成] 羚羊角(先煎)4.5g，钩藤(后下)9g，霜桑叶6g，菊花9g，茯神9g，鲜生地黄15g，生白芍9g，川贝母12g，淡竹茹15g，生甘草3g。

[服用方法] 水煎服。

[注意事项] 本方应用于肝风证属实属热者；阴虚及血虚动风者，不宜使用。

[方剂歌诀] 俞氏羚角钩藤汤，桑菊茯神鲜地黄，贝草竹茹同芍药，肝热生风急煎尝。

2. 镇肝熄风汤

[主治病证] 镇肝熄风汤具有镇肝息风、滋阴潜阳之功效，主治肝阳上亢、气血上逆之类中风证，症见头晕目眩、耳鸣目胀、脑部热痛、心中烦热、面色如醉，或时常嗳气，或肢体不利、口角㖞斜，甚或眩晕颠仆、昏不知人、移时方醒或醒后不能复、脉弦长有力等。

[处方依据] 应用本方以头晕目眩、耳鸣目胀、脑部热痛、心中烦热、面色如醉、脉弦等主症及脉象为主要依据。

[适用范围] 高血压、血管性头痛、脑卒中、眩晕综合征、癫痫小发作、癔病性眩晕、神经官能症、月经前期紧张症等，属于肝阳上亢证者，可用本方加减治疗。

[方剂组成] 怀牛膝30g，生赭石30g(先煎)，生龙骨15g(先煎)，生牡蛎15g(先煎)，生龟板15g(先煎)，生白芍15g，玄参15g，天冬15g，川楝子6g，生麦芽6g，茵陈6g，甘草4.5g。

[服用方法] 水煎服。

[注意事项] 热极动风者不宜使用；脾胃虚弱者应慎用。

[方剂歌诀] 镇肝熄风芍天冬，玄牡茵陈赭膝龙，龟板麦芽甘草楝，肝风内动有奇功。

3. 天麻钩藤饮

[主治病证] 天麻钩藤饮具有平肝息风、清热活血、补益肝肾之功效，主治肝阳偏亢、肝风上扰证，症见头痛、眩晕、失眠、舌红苔黄、脉弦等。

[处方依据] 应用本方以头痛、眩晕、失眠、舌红苔黄、脉弦等主症及脉象为主要依据。

[适用范围] 高血压、脑血栓形成、脑出血、脑梗死、面神经痉挛、围绝经期

综合征、高脂血症、颈椎病等,属于肝阳上亢、肝风上扰证者,可用本方加减治疗。

[方剂组成] 天麻9g,钩藤(后下)12g,石决明(先煎)18g,栀子9g,黄芩9g,川牛膝12g,杜仲9g,益母草9g,桑寄生9g,夜交藤9g,朱茯神9g。

[服用方法] 水煎服。

[注意事项] 肝经实火或湿热所致的头痛者不宜使用本方治疗。

[方剂歌诀] 天麻钩藤石决明,栀芩杜膝与寄生,夜藤茯神益母草,头痛眩晕失眠宁。

常用中成药:[天麻钩藤颗粒]。

4. 大定风珠

[主治病证] 大定风珠具有滋阴息风之功效,主治阴虚风动证及温病后期,症见精神倦怠、手足抽动、舌绛苔少、脉气虚弱、有时时欲脱之势等。

[处方依据] 应用本方以精神倦怠、手足抽动、舌绛苔少、脉气虚弱等主症及脉象为主要依据。

[适用范围] 流行性乙型脑炎后期、中风后遗症、眩晕、甲状腺功能亢进、震颤性麻痹等,属于阴虚生风证者,可用本方加减治疗。

[方剂组成] 生白芍18g,阿胶9g(烊化),生龟板12g(先煎),干地黄18g,麻子仁6g,五味子6g,生牡蛎12g(先煎),麦冬18g,炙甘草12g,鸡子黄2个,鳖甲12g(先煎)。

[服用方法] 水煎去渣,再入鸡子黄搅匀,温服。

[注意事项] 风动属阴虚火盛者,不宜使用本方。

[方剂歌诀] 大定风珠鸡子黄,胶芍三甲五味襄,麦冬生地麻仁草,滋阴息风是妙方。

5. 阿胶鸡子黄汤

[主治病证] 阿胶鸡子黄汤具有滋阴养血、柔肝息风之功效,主治热伤阴血、虚风内动证,症见筋脉拘急、手足抽动或头目眩晕、舌绛苔少、脉细数等。

[处方依据] 应用本方以筋脉拘挛、手足抽动、舌绛苔少、脉细数等主症及脉象为主要依据。

[适用范围] 流行性乙型脑炎后遗症、脑血栓形成、高血压脑病等,属于虚风内动证者,可用本方加减治疗。

[方剂组成] 阿胶6g(烊化),生白芍9g,石决明15g(先煎),钩藤6g(后下),生地黄12g,炙甘草3g,生牡蛎12g(先煎),络石藤9g,茯神12g,鸡子黄2个(先煎代水)。

[服用方法] 水煎服。

[注意事项] 邪热内盛之痉挛抽搐,忌用本方。

[方剂歌诀] 阿胶鸡子黄汤好,地芍钩藤牡蛎草,决明茯神络石藤,阴虚风动此方保。

二、燥证处方用药

【燥证概念】

燥证是指感受燥邪或机体津液亏损所产生的证候,临床常见口鼻咽干、干咳无痰、大便秘结、舌红少苔、脉数等。燥证有外燥与内燥之分。外燥是感受秋令燥邪所致的病证,因秋令气候有偏寒、偏热之异,故感邪后所表现的证候又有凉燥、温燥之分。内燥是属于脏腑津亏液耗所致的病证,发病部位有上燥、中燥、下燥之分,累及脏腑有肺、胃、肾、大肠之别。一般而言,燥在上者,多责之于肺;燥在中者,多责之于胃;燥在下者,多责之于肾。

【燥证治则】

燥证的治疗根据《黄帝内经》"燥者润之"及《重订通俗伤寒论》"上燥救津,中燥增液,下燥滋血"的原则立法,用滋阴药为主组成具有滋阴、润燥等作用的方剂来治疗。

【润燥中药】

治疗燥证所用的药物称为润燥药,即以滋阴、润燥为主要作用的药物。润燥药的主要作用为滋阴、润燥,主要用于干咳少痰、气逆而喘、口渴、鼻燥、舌红、苔燥等。

【治燥方剂】

治疗燥证的方剂称为治燥方或治燥剂,即利用轻宣润燥或甘凉滋润药物为主,组成具有轻宣外燥或滋润内燥作用的方剂。治燥方剂的主要作用为轻宣外燥、滋阴润燥,某些方剂兼有益气、降逆、解毒、利咽等作用。主要用于凉燥、热燥、阳明温病、胃阴不足等证。

治疗燥证,首先要分清外燥和内燥,外燥中又须分清是凉燥还是温燥。然而人体内外、脏腑之间相互联系,故临床上所见燥证亦多内外相兼,上下互见,治法亦须随证而施。如外感温燥,不仅有发热、头痛等表证,而且兼有咽干鼻燥、咳嗽少痰等上燥证,治疗时当以轻宣燥热与凉润肺金并用;而咽喉燥痛、干咳少痰或痰中带血等上燥证,每与肾阴不足、虚火上炎有关,治宜养阴润肺,金水并调。因此,必须根据具体病情,灵活运用。

应用治燥剂应注意:燥邪最易化热,伤津耗气,故治燥剂除以轻宣或滋润药物为主外,有时还须酌情配伍清热泻火或生津益气之品。至于辛香耗津、苦寒化燥之品,均非燥病所宜。

(一)燥证常用中药

详见"阴虚证常用中药"及"常见表证的处方用药""里热证处方用药"等部分。

(二)燥证常用方剂

I. 轻宣外燥剂

1. 杏 苏 散

[主治病证] 杏苏散具有轻宣凉燥、理肺化痰之功效,主治外感凉燥证,症见恶寒无汗、头微痛、咳嗽痰稀、鼻塞咽干、苔白、脉弦等。

[处方依据] 应用本方以恶寒无汗、咳嗽痰稀、咽干、苔白、脉弦等主症及脉象为主要依据。

[适用范围] 流行性感冒、慢性支气管炎、肺气肿等,属于外感凉燥、肺气不宣、痰湿内阻者,可用本方加减治疗。

[方剂组成] 苏叶9g(后下),半夏9g,茯苓9g,前胡9g,桔梗6g,枳壳6g,甘草3g,生姜3片,大枣3枚,杏仁9g,陈皮6g。

[服用方法] 水煎服。

[方剂歌诀] 杏苏散内夏陈前,枳桔苓草姜枣研,轻宣温润治凉燥,咳止痰化病自痊。

常用中成药:[杏苏止咳糖浆][杏苏止咳颗粒][杏苏止咳软胶囊][杏苏止咳口服液]。

2. 桑 杏 汤

[主治病证] 桑杏汤具有轻宣温燥、润肺止咳之功效,主治外感温燥证,症见身热不甚、口渴、咽干鼻燥、干咳无痰或痰少而黏、舌红、苔薄白而干、脉浮数而右脉大等。

[处方依据] 应用本方以身热不甚、干咳无痰或痰少而黏、右脉数大等主症及脉象为主要依据。

[适用范围] 上呼吸道感染、急性支气管炎、支气管扩张咯血、百日咳等,属于外感温燥、灼伤肺津者,可用本方加减治疗。

[方剂组成] 桑叶3g,杏仁5g,沙参6g,贝母3g,香豉3g,栀皮3g,梨皮3g。

[服用方法] 水煎服。

[方剂歌诀] 桑杏汤中象贝宜,沙参栀豉与梨皮,干咳鼻燥右脉大,辛凉甘润燥能医。

3. 清燥救肺汤

[主治病证] 清燥救肺汤具有清燥润肺、养阴益气之功效,主治温燥伤肺证,症见身热头痛、干咳无痰、气逆而喘、咽喉干燥、鼻燥、心烦口渴、胸满胁痛、舌干少苔、脉虚大而数等。

[处方依据] 应用本方以身热、干咳少痰、气逆而喘、舌红少苔、脉虚大而数等主症及脉象为主要依据。

[适用范围] 肺炎、支气管哮喘、急慢性支气管炎、肺气肿、肺癌等,属于燥热壅肺、气阴两伤者,可用本方加减治疗。

[方剂组成] 桑叶 9g,石膏 8g(先煎),甘草 3g,人参 2g,胡麻仁 3g,阿胶 3g(烊化),麦门冬 4g,杏仁 2g,枇杷叶 3g。

[服用方法] 水煎服。

[方剂歌诀] 清燥救肺参草杷,石膏胶杏麦胡麻,经霜收下冬桑叶,清燥润肺效可夸。

Ⅱ. 滋润内燥剂

1. 麦门冬汤

[主治病证] 麦门冬汤具有润肺益胃、降逆下气之功效,主治虚热肺痿,症见咳唾涎沫、短气喘促、口干咽燥、舌干红少苔、脉虚数等。

[处方依据] 应用本方以咳唾涎沫、短气喘促、舌干红少苔、脉虚数等主症及脉象为主要依据。

[适用范围] 慢性支气管炎、支气管扩张、慢性咽喉炎、硅沉着病、肺结核等,属于肺胃阴虚、气火上逆者,可用本方加减治疗。

[方剂组成] 麦门冬 15g,半夏 10g,人参 6g,甘草 6g,粳米 5g,大枣 4 枚。

[服用方法] 水煎服。

[方剂歌诀] 麦门冬汤用人参,枣草粳米半夏存,肺痿咳逆因虚火,益胃生津此方珍。

2. 养阴清肺汤

[主治病证] 养阴清肺汤具有养阴清肺、解毒利咽之功效,主治白喉之阴虚燥热证,症见喉间起白如腐、不易拭去、并逐渐扩展、病变甚速、咽喉肿痛、初起或发热或不发热、鼻干唇燥、或咳或不咳、呼吸有声、似喘非喘、脉数无力或细数等。

[处方依据] 应用本方以喉间起白如腐、不易拭去、咽喉肿痛、鼻干唇燥、脉数等主症及脉象为主要依据。

[适用范围] 急性扁桃体炎、急性咽喉炎、鼻咽癌等,属于阴虚燥热者,可

用本方加减治疗。

[方剂组成] 生地黄 12g，麦冬 9g，甘草 3g，玄参 9g，贝母 5g，丹皮 5g，薄荷 3g(后下)，白芍 5g。

[服用方法] 水煎服。

[方剂歌诀] 养阴清肺是妙方，玄参草芍麦地黄，薄荷贝母丹皮入，时疫白喉急煎尝。

常用中成药：[养阴清肺丸] [养阴清肺膏] [养阴清肺合剂] [养阴清肺糖浆] [养阴清肺颗粒] [养阴清肺口服液]。

3. 增 液 汤

[主治病证] 增液汤具有增液润燥之功效，主治阳明温病、津亏便秘证，症见大便秘结、口渴、舌干红、脉细数或沉而无力等。

[处方依据] 应用本方以便秘、口渴、舌干红、脉细数或沉而无力等主症及脉象为主要依据。

[适用范围] 肛裂、慢性牙周炎、慢性咽喉炎、复发性口腔溃疡、糖尿病等，属于阴津不足者，可用本方加减治疗。

[方剂组成] 玄参 30g，麦冬 24g，生地黄 24g。

[服用方法] 水煎服。

[方剂歌诀] 增液玄参与地冬，热病津枯便不通，补药之体作泻剂，但非重用不为功。

三、痹证处方用药

【痹证概念】

痹证是指风寒湿热等外邪侵袭人体，闭阻经络，气血运行不畅所产生的证候，临床常见肢体关节肌肉疼痛、肿胀、酸楚、麻木、重着、活动不利等症状，兼见关节强硬、变形等。

【痹证治则】

痹证的治疗根据"寒者热之、热者清之、留者去之、虚者补之"及"通则不痛"的原则立法，用祛风湿药为主组成具有祛风、除湿、止痛等作用的方剂来治疗。

【治疗痹证中药】

治疗痹证所用的药物称为祛风湿药，即以祛除风寒湿邪为主要作用的药物。祛风湿药的主要作用为祛风除湿，某些祛风湿药除具有祛风除湿作用外还有散寒、清热、舒筋、通络、止痛、活血、补肝肾、强筋骨等作用。祛风湿药主要用于肢体疼痛、关节不利、肿大、筋脉拘挛等,部分祛风湿药还可用于腰膝酸软、下肢痿弱等而兼有风湿痹证者。

祛风湿药根据其药物性能和临床应用,一般分为祛风寒湿药、祛风湿热药和祛风湿强筋骨药三类。凡是性味多属辛苦温,具有祛风、除湿、散寒、止痛、通经络等作用,主要适用于风寒湿痹、肢体关节疼痛、筋脉拘挛、痛有定处、遇寒加重等寒象比较突出的风湿证的药物,叫作祛风寒湿药。凡是性味多属辛苦寒,具有祛风除湿、通络止痛、清热消肿等作用,主要适用于风湿热痹、关节红肿热痛等热象比较突出的风湿证的药物,叫作祛风湿热药。凡是除祛风湿外,兼有一定的补肝肾、强筋骨作用,主要适用于风湿日久、肝肾虚损、腰膝酸软、脚弱无力等虚象比较突出的风湿证的药物,叫作祛风湿强筋骨药。

应用祛风湿药应注意:①使用祛风湿药时,应根据风湿的类型、邪犯的部位、病程的新久等,正确选择药物并作适当的配伍。②祛风湿药有偏于祛风,有偏于散寒,有偏于清热,有偏于胜湿,有偏于补肝肾强筋骨,需根据病情选用。③对于风寒湿邪偏胜之证,应适当配合其他药物:如风胜者可选解表药中具祛风作用者,配以活血养营药物;寒胜者可选配祛寒药,配以通阳温经药物;热胜者可选配清热药,配以凉血解毒药;湿胜者可选配利水胜湿药,配以健脾渗湿药物。④感邪初期,病邪在表,当配伍散风胜湿的解表药;病邪入里,常与活血通络药同用;若夹有痰浊、瘀血者,常与祛痰、散瘀药同用;久病体虚,肝肾不足,抗病能力减弱者,应选用强筋骨的祛风湿药,配伍补肝肾、益气血的药物,扶正以祛邪。⑤风湿痹痛有偏于身半以上者,有偏于身半以下者,可选用相适应的药物。⑥祛风湿药易于伤阴耗血,故阴血亏虚者应慎用。

【治疗痹证方剂】

治疗痹证的方剂称为祛风胜湿方或祛风胜湿剂,即具有祛风、除湿、止痛等作用,用以治疗风湿痹证的方剂。祛风湿方剂的主要作用为疏散风寒湿热等外邪,某些方剂兼有温经散寒、清热消肿、活血行气、通痹止痛、补益肝肾、杀虫止痒等作用。祛风湿方剂主要用于风湿在表所致的头痛身重,或风湿侵袭痹阻经络所致的腰膝顽麻痛痹等。

应用祛风湿方剂应注意:①使用祛风湿剂须根据痹证的不同证候及患者体质辨证用药。②对痹证经久不愈,见瘀血、痰湿阻络者,可配活血祛瘀、化痰通络药同用。③气血不足者配补益气血药同用,以扶正祛邪。④祛风湿剂类药物多辛散温燥,易伤阴耗血,阴亏血虚者当慎用。⑤由于痹证病程较长,经久不愈者,多制成丸散剂、酒剂服用,酒能增强祛风湿药的功效;也可制成外敷剂型,直接用于患处。⑥使用祛风除湿杀虫止痒剂治疗多种皮肤病时,宜针对病因配合内服药以增疗效。⑦治疗期间忌食鱼、虾、蟹、羊肉等腥膻发物,以免加重病情。

（一）痹证常用中药

I. 祛风寒湿药

1. 独　活

[主治病证]

①独活味辛、苦，性微温，归肝、肾、肺经。有祛风湿、止痛之作用，可用于风寒湿痹证。

②独活有解表之功效，可用于风寒夹湿表证。

[兼治病证]

①取独活止痛的作用，可配合其他药物用于头风痛、牙痛等症。

②取独活祛风止痒的作用，可配合其他药物用于皮肤瘙痒。

[常用配伍]

①独活用于治疗痹证日久、肝肾不足时，常与桑寄生、秦艽、杜仲等配伍。

②独活用于治疗风寒夹湿表证，常与独活、藁本、防风等配伍。

[注意事项]

① 活性温燥，易耗伤阴液，故阴虚血燥者慎用。

②独活常用剂量为3~10g；外用适量。

[药性歌括]

独活辛苦，颈项难舒，两足湿痹，诸风能除。

2. 威　灵　仙

[主治病证]

威灵仙味辛、苦，性微温，归肝、肾经。有祛风湿、舒筋活络、止痛之作用，可用于风湿痹证。

[兼治病证]

威灵仙有消骨鲠的功效，可配合其他药物用于治疗诸骨刺鲠咽之轻症。

[常用配伍]

威灵仙用于治疗风湿痹证，可单用；或与祛风湿药配伍。

[注意事项]

①威灵仙辛散走窜，气血虚弱者慎服。

②威灵仙常用剂量为6~10g，治疗骨刺鲠咽可用30~50g。

[药性歌括]

威灵苦温，腰膝冷痛，消痰痃癖，风湿皆用。

3. 徐长卿

[主治病证]

①徐长卿味辛,性温,归肝、胃经。有祛风除湿、止痛之作用,可用于风湿痹证、腰膝酸痛等。

②徐长卿有祛风、除湿、止痒之功效,可用于风疹、湿疹、瘙痒不止等。

[兼治病证]

取徐长卿止痛的作用,可配合其他药物用于胃痛胀满、牙痛、腰痛、跌仆伤痛、痛经等。

[常用配伍]

①徐长卿用于治疗风寒湿痹、关节疼痛、筋脉拘挛时,常与防己、威灵仙、木瓜等配伍;治疗肝肾亏虚、寒湿痹阻所致的腰膝酸软疼痛证,常与杜仲、续断、独活等补肝肾、强筋骨药配伍。

②徐长卿用于治疗寒凝气滞所致的脘腹疼痛证,常与高良姜、延胡索等温中止痛药配伍;治疗龋齿牙痛时常与细辛、花椒等配伍;治疗气滞血瘀所致的月经不调、经行腹痛等症,常与川芎、当归、香附等行气活血药配伍;治疗跌打伤痛、瘀血内阻时常与当归、乳香、没药等活血止痛药配伍。

③徐长卿用于治疗风疹、湿疹、瘙痒不止时,可单用内服或外洗,也可与苦参、黄柏、白鲜皮等燥湿止痒药配伍。

[注意事项]

①孕妇慎用。

②徐长卿宜后下。

③徐长卿常用剂量为3~12g。

[药性歌括]

徐长卿温,风湿跌损,止痒解毒,蛇伤癣疹。

4. 川 乌

[主治病证]

①川乌味辛、苦,性热,有大毒,归心、肝、肾、脾经。有祛风湿之作用,可用于风寒湿痹证。

②川乌有散寒止痛之功效,可用于寒邪凝滞所致的多种痛症。

[兼治病证]

取川乌止痛的作用,可配合其他药物用于治疗跌打损伤、瘀肿疼痛等症。

[常用配伍]

①川乌用于治疗风寒湿痹证,常与细辛、蜀椒、秦艽等配伍。

②川乌用于治疗阴寒内盛所致的心痛彻背、背痛彻心之证,常与附子、干

姜等配伍。

③川乌用于治疗寒疝绕脐腹痛、手足厥冷时,可单用。

[注意事项]

①半夏、川贝母、浙贝母、平贝母、伊贝母、湖北贝母、瓜蒌、瓜蒌皮、瓜蒌子、天花粉、白蔹、白及反川乌。

②川乌有大毒,孕妇忌用。

③有大毒,宜先煎 0.5~1 小时(口尝无麻辣感为度),以减低其毒性。一般制后用,生品内服宜慎用。

④川乌常用剂量为 1.5~3g。

[药性歌括]

川乌大热,搜风入骨,湿痹寒疼,破积之物。

5. 蕲蛇(白花蛇)

[主治病证]

①蕲蛇味辛、甘,性温,归肝经。有祛风湿之作用,可用于风寒湿痹证。

②蕲蛇有舒筋活络之功效,可用于中风不遂。

③蕲蛇有祛风止痒之作用,可用于瘾疹、顽癣所致的皮肤瘙痒。

[兼治病证]

蕲蛇有止痉的功效,可配合其他药物用于治疗小儿急慢惊风、破伤风等。

[常用配伍]

①蕲蛇用于治疗风寒湿痹证,常与羌活、当归、天麻等配伍。

②蕲蛇用于治疗中风后气血痹阻、脉络不利、肌肤失养所致口眼㖞斜、半身不遂、手足麻木、语言謇涩等症,常与黄芪、当归、地龙等益气养血、祛瘀活络药配伍。

③蕲蛇用于治疗皮肤瘙痒时,常与荆芥、薄荷、天麻配伍。

[注意事项]

①蕲蛇性偏温燥,故湿热痹证及中风、皮肤瘙痒、小儿惊风属于阴虚、血虚生风或热盛者不宜。

②蕲蛇常用剂量为 3~9g,入丸、散、酒剂剂量为 1.5~3g。

[药性歌括]

花蛇温毒,瘫痪㖞斜,大风疥癞,诸毒称佳。

6. 乌　梢　蛇

[主治病证]

①乌梢蛇味辛、甘,性平,归肝经。有祛风、通络之作用,可用于风湿顽

痹、麻木拘挛等症。

②乌梢蛇有止痉之功效,可用于小儿急慢惊风、破伤风、痉挛抽搐等症。

[兼治病证]

①取乌梢蛇祛风、通络的作用,可配合其他药物用于治疗中风口眼㖞斜、半身不遂等症。

②取乌梢蛇祛风止痒的作用,可配合其他药物用于治疗麻风、疥癣、瘰疬、恶疮等症。

[常用配伍]

①乌梢蛇用于治疗风湿顽痹、麻木拘挛等症,常与其他祛风通络药配伍,如全蝎、天南星、防风等。

②乌梢蛇用于治疗中风口眼㖞斜、半身不遂等症,常与全蝎、蜈蚣、天南星等活血化瘀通络药配伍。

③乌梢蛇用于治疗小儿急慢惊风时常与天麻、钩藤等重镇潜阳药配伍;治疗破伤风之痉挛抽搐证时常与蕲蛇、蜈蚣等祛风止痉药配伍。

④乌梢蛇用于治疗麻风、疥癣、瘰疬、恶疮等症,常与白附子、白芷、蝉蜕等祛风止痒药配伍。

[注意事项]

①血虚生风者慎用。

②乌梢蛇常用剂量为6~12g;入丸、散、酒剂剂量为2~3g;外用适量。

[药性歌括]

乌梢蛇平,无毒性善,功同白花,作用较缓。

7. 木 瓜

[主治病证]

①木瓜味辛、酸,性温,归肝、脾、胃经。有祛风湿、舒筋之作用,可用于风湿痹证。

②木瓜有化湿之功效,可用于湿邪下注、壅滞脚踝所致脚气、足胫肿痛等症。

[兼治病证]

①取木瓜化湿的作用,可配合其他药物用于治疗湿阻中焦所致吐泻转筋证。

②木瓜尚有消食作用,配伍健胃消食药,可用于消化不良。

③木瓜还能生津止渴,配伍养阴生津药物,可用于津伤口渴。

[常用配伍]

①木瓜用于治疗风寒湿痹证,常与独活、防风、川乌等祛风湿散寒药配

伍；治疗风湿热痹证，可与秦艽、防己等祛风湿清热药配伍。

②木瓜用于治疗湿邪下注、壅滞脚踝所致脚气、足胫肿痛等症，常与温中、行气、祛湿药配伍。

③木瓜用于治疗湿阻中焦之吐泻转筋，偏寒者常与吴茱萸、小茴香等温中燥湿药配伍，偏热者常与黄连、薏苡仁等清热除湿药配伍。

[注意事项]

①现代研究发现木瓜中含多种有机酸，故胃酸过多者不宜用。

②木瓜常用剂量为6~9g。

[药性歌括]

木瓜味酸，湿肿脚气，霍乱转筋，足膝无力。

8. 蚕 沙

[主治病证]

①蚕沙味甘、辛，性温，归肝、脾、胃经。有祛风除湿之作用，可用于风湿痹证。

②蚕沙有和胃化湿之功效，可用于暑湿中阻所致的腹痛吐泻转筋等症。

[兼治病证]

取蚕沙祛风湿、止痒的作用，可配合其他药物用于风疹、湿疹等症。

[常用配伍]

①蚕沙用于治疗风湿痹痛、肢体不遂时，可单用蒸热温熨患处；治疗风湿寒痹证，常与羌活、独活、威灵仙等祛风寒湿药配伍；治疗风湿热痹、肢节烦疼等症时，常与防己、薏苡仁、栀子等清热除湿药配伍。

②蚕沙用于治疗暑湿中阻所致的腹痛吐泻转筋等症，常与木瓜、吴茱萸、薏苡仁等配伍。

③蚕沙用于治疗风疹、湿疹等症时，可单用煎汤外洗，或与地肤子、蝉蜕、白鲜皮等祛风止痒药配伍。

[注意事项]

蚕沙常用剂量为5~15g，包煎；外用适量。

[药性歌括]

蚕沙性温，湿痹瘾疹，瘫风肠鸣，消渴可饮。

9. 伸 筋 草

[主治病证]

伸筋草味微苦、辛，性温，归肝、脾、肾经。有祛风除湿之作用，可用于风寒湿痹、关节酸痛、屈伸不利等。

［兼治病证］

取伸筋草舒筋活络、消肿止痛的作用,可配合其他药物用于跌打损伤、瘀肿疼痛等。

［常用配伍］

①伸筋草用于治疗风寒湿痹、关节酸痛、屈伸不利等症,常与桂枝、独活、白芍等配伍;治疗肢体软弱、肌肤麻木等症时常与油松节、威灵仙等配伍。

②伸筋草用于治疗跌打损伤、瘀肿疼痛等症,常与苏木、土鳖虫、红花等活血通络药配伍,内服外洗均可。

［注意事项］

①孕妇慎用。

②伸筋草常用剂量为3~12g;外用适量。

［药性歌括］

伸筋草温,祛风止痛,通络舒筋,痹痛宜用。

10. 海 风 藤

［主治病证］

海风藤味辛、苦,性微温,归肝经。有祛风湿、通经络、止痹痛之作用,可用于风寒湿痹、肢节疼痛、筋脉拘挛、屈伸不利等。

［兼治病证］

取海风藤通络止痛的作用,可配合其他药物用于跌打损伤、瘀肿疼痛等症。

［常用配伍］

①海风藤用于治疗风寒湿痹、肢节疼痛、筋脉拘挛、屈伸不利等症,常与羌活、独活、当归等配伍。

②海风藤用于治疗跌打损伤、瘀肿疼痛等症时,常与三七、土鳖虫、红花等活血通络药配伍。

［注意事项］

海风藤常用剂量为6~12g;外用适量。

［药性歌括］

海风藤平,痹证宜用,除湿祛风,通络止痛。

11. 青 风 藤

［主治病证］

①青风藤味苦、辛,性平,归肝、脾经。有祛风湿、通经络之作用,可用于风寒湿痹、关节肿胀、麻木不仁等。

②青风藤有利小便之功效,可用于水肿、脚气肿痛等症。

[兼治病证]

取青风藤祛风湿的作用,可配合其他药物用于风湿浸淫所致的皮肤瘙痒症。

[常用配伍]

①青风藤用于治疗风寒湿痹、关节肿胀、麻木不仁等症时,可单用,也常与防己、防风、桂枝等配伍;治疗肩臂痛,常与姜黄、羌活等配伍;治疗腰膝痛,常与独活、牛膝等配伍。

②青风藤用于治疗风湿浸淫所致的皮肤瘙痒时,常与苦参、白鲜皮、防风等祛风燥湿止痒药配伍。

③青风藤用于治疗水肿时常与白术、茯苓等配伍;治疗脚气水肿时,常与吴茱萸、木瓜等配伍。

[注意事项]

青风藤常用剂量为6~12g;外用适量。

[药性歌括]

青风性平,归肝脾经,祛风通络,痹证可用。

12. 路 路 通

[主治病证]

①路路通味苦,性平,归肝、肾经。有祛风活络、通经之作用,可用于风湿痹痛、麻木拘挛、中风半身不遂等。

②路路通有利水之功效,可用于水肿胀满者。

[兼治病证]

①取路路通通经活络的作用,可配合其他药物用于跌打损伤、瘀肿疼痛等症。

②取路路通疏肝理气通经的作用,可配合其他药物用于气滞血瘀所致的经行不畅、经闭等症。

③取路路通通经的作用,可配合其他药物用于治疗乳少、乳汁不通、乳房胀痛等症。

④取路路通祛风止痒的作用,可配合其他药物用于治疗风疹瘙痒症。

[常用配伍]

①路路通用于治疗风湿痹痛、麻木拘挛等症时,常与伸筋草、络石藤、秦艽等配伍;治疗气血瘀滞、脉络痹阻所致的中风半身不遂,常与黄芪、川芎、红花等益气活血药配伍。

②路路通用于治疗水肿胀满时,常与茯苓、猪苓、泽泻等利水渗湿药配伍。

③路路通用于治疗跌打损伤、瘀肿疼痛等症,常与桃仁、红花、苏木等活血化瘀药配伍。

④路路通用于治疗气滞血瘀所致的经行不畅、经闭、小腹胀痛等症,常与当归、川芎、茺蔚子等配伍。

⑤路路通用于治疗乳少、乳汁不通、乳房胀痛等症时,常与穿山甲、王不留行、青皮等行气通经药配伍。

⑥路路通用于治疗风疹瘙痒症时,常与地肤子、刺蒺藜、苦参等燥湿止痒药配伍,可内服或外洗。

[注意事项]

①路路通有通经的作用,故月经过多者不宜使用,孕妇慎用。

②路路通常用剂量为5~10g;外用适量。

[药性歌括]

路路祛风,活络通经,主治痹痛,兼治水肿。

13. 穿 山 龙

[主治病证]

①穿山龙味甘、苦,性温,归肝、肾、肺经。有祛风除湿、舒筋活络、活血止痛之作用,可用于风湿痹痛、关节肿胀、腰腿疼痛、肢体麻木等。

②穿山龙有止咳平喘之功效,可用于咳嗽气喘者。

[兼治病证]

取穿山龙活血止痛的作用,可配合其他药物用于跌仆损伤、闪腰岔气等症。

[常用配伍]

①穿山龙用于治疗风湿痹痛、关节肿胀、腰腿疼痛、肢体麻木等症,可水煎或酒浸服,或与威灵仙、徐长卿、独活等祛风除湿、通经活络药配伍。

②穿山龙用于治疗跌仆损伤、闪腰岔气等症时,常单用浸酒服,或与骨碎补等配伍。

③穿山龙用于治疗咳喘痰多者,常与苦杏仁、紫苏子、款冬花等止咳平喘药配伍。

[注意事项]

①穿山龙粉碎加工时,注意防护,以免发生过敏反应。

②穿山龙常用剂量为9~15g;也可制成酒剂服。

[药性歌括]

穿山龙苦,活血舒筋,祛风除湿,肢麻痛平。

Ⅱ. 祛风湿热药

1. 秦 艽

[主治病证]

①秦艽味辛、苦,性微寒,归肝、肾、胃、胆经。有祛风湿之作用,可用于风寒湿痹证。

②秦艽有舒筋活络之功效,可用于中风所致的肌肤麻木、口眼㖞斜、手足麻木等症。

③秦艽有退虚热之作用,可用于多种虚热证,如阴虚内热、骨蒸潮热等症。

④秦艽还可清湿热,可用于湿热壅阻肝胆所致的黄疸。

[兼治病证]

取秦艽退虚热的作用,可配合其他药物用于治疗小儿疳积发热。

[常用配伍]

①秦艽用于治疗风湿热痹证,常与防己、络石藤、忍冬藤等祛风湿、清湿热药配伍;用于治疗风湿寒痹证,常与羌活、附子、桂枝等祛风湿、温经散寒药配伍。

②秦艽用于治疗中风所致的肌肤麻木、口眼㖞斜、手足不遂等症,常与当归、熟地黄、白芍等养血活血药配伍。

③秦艽用于治疗阴虚内热、骨蒸潮热等症,常与鳖甲、知母、地骨皮配伍。

④秦艽用于治疗小儿疳积发热,常与使君子、胡黄连等消积除热药配伍。

⑤秦艽用于治疗湿热黄疸,可单用,也可与茵陈、栀子、大黄等清热利湿退黄药配伍。

[注意事项]

秦艽常用剂量为3~10g。

[药性歌括]

秦艽微寒,除湿荣筋,肢节风痛,下血骨蒸。

2. 防 己

[主治病证]

①防己味苦、辛,性寒,归肝、肾、膀胱经。有祛风湿、止痛之作用,可用于风湿痹证,尤宜于风湿热痹证。

②防己有清热利水之功效,可用于下焦湿热壅盛所致的水肿胀满、小便不利等症。

[兼治病证]

取防己利水的作用,可配合其他药物用于治疗虚寒性水肿。

[常用配伍]

①防己用于治疗风湿热痹证,常与半夏、滑石、薏苡仁等配伍。

②防己用于治疗风寒湿痹证,常与茯苓、白术、乌头等配伍。

③防己用于治疗下焦湿热壅盛所致的水肿胀满、小便不利等症,常与椒目、葶苈、大黄配伍。

④防己用于治疗虚寒性水肿时,常与桂枝、黄芪等温阳益气药配伍。

[注意事项]

①防己为大苦大寒药物,易伤胃气,胃纳不佳或阴虚体弱者慎用。

②防己常用剂量为5~10g。

[药性歌括]

防己气寒,风湿脚痛,热积膀胱,消痈散肿。

3. 桑　枝

[主治病证]

①桑枝味微苦,性平,归肝经。有祛风湿、利关节之作用,可用于风湿痹证、肩臂关节酸痛麻木等症。

②桑枝有利水消肿之功效,可用于水肿证。

[兼治病证]

取桑枝祛风的作用,可配合其他药物用于治疗风燥瘙痒症。

[常用配伍]

①桑枝用于治疗风湿痹证、肩臂关节酸痛麻木等症,可单用,也可与其他药物配伍。偏寒者,与桂枝、威灵仙、徐长卿等配伍;偏热者,与络石藤、忍冬藤、防己等配伍;偏气血亏虚者,与黄芪、鸡血藤、当归等配伍。

②桑枝用于治疗风燥瘙痒症时,常与槐枝、柳枝、桃枝等药配伍煎汤水洗。

③桑枝用于治疗水肿证时,常与茯苓、猪苓、泽泻等利水渗湿药配伍。

[注意事项]

桑枝常用剂量为9~15g;外用适量。

[药性歌括]

桑枝苦平,通络祛风,痹痛拘挛,脚气有功。

4. 豨 莶 草

[主治病证]

①豨莶草味辛、苦,性寒,归肝、心经。有祛风湿、舒筋活络之作用,可用于风湿痹证。

②豨莶草有清热解毒之功效,可用于热毒蕴结所致的疮痈肿毒红肿热痛。

[兼治病证]

①取豨莶草舒筋活络的作用,可配合其他药物用于治疗中风半身不遂。

②取豨莶草有清热解毒的功效,可配合其他药物用于治疗湿疹瘙痒。

③现代研究表明,豨莶草有降压作用,可用于高血压。

[常用配伍]

①豨莶草用于治疗风湿痹证,常与其他祛风湿、舒筋活络药配伍。

②豨莶草用于治疗热毒蕴结所致的疮痈肿毒红肿热痛,常与蒲公英、野菊花等清热解毒药配伍。

[注意事项]

①豨莶草治风湿痹痛、半身不遂宜制用,治风疹湿疮、痈肿疮毒宜生用。

②豨莶草常用剂量为9~12g。

[药性歌括]

豨莶草苦,追风除湿,聪耳明目,乌须黑发。

5. 臭 梧 桐

[主治病证]

①臭梧桐味辛、苦,性凉,归肝、心经。有祛风湿、舒筋活络之作用,可用于风湿痹证。

②臭梧桐有清热解毒之功效,可用于热毒蕴结所致的疮痈肿毒红肿热痛。

[兼治病证]

①取臭梧桐舒筋活络的作用,可配合其他药物用于治疗中风半身不遂。

②现代研究表明,臭梧桐有降压作用,可用于高血压。

[常用配伍]

①臭梧桐用于治疗风湿痹证,常与其他祛风湿、舒筋活络药配伍。

②臭梧桐用于治疗疮痈肿毒红肿热痛时,常与连翘、紫花地丁等清热解毒药配伍。

[注意事项]

①臭梧桐用于高血压,不宜久煎。

②臭梧桐常用剂量为5~15g。

[药性歌括]

臭梧桐苦,降压有功,祛除风湿,截疟可用。

6. 络 石 藤

[主治病证]

络石藤味苦,性微寒,归心、肝、肾经。有祛风湿、舒筋之作用,可用于风湿热痹证。

[兼治病证]

取络石藤凉血消肿的作用,可配合其他药物用于热毒壅盛所致的疮痈及咽喉红肿疼痛。

[常用配伍]

①络石藤用于治疗热痹证,常与忍冬藤、秦艽等祛风湿、清湿热药配伍;或单用酒浸服。

②络石藤用于治疗热毒疮痈,常与皂角刺、瓜蒌、乳香、没药配伍;治疗热毒所致的喉痹、咽痛时,可单用,或与升麻、射干等清热解毒利咽药配伍。

[注意事项]

络石藤常用剂量为6~12g。

[药性歌括]

络石微寒,经络能通,祛风止痛,凉血消痈。

7. 海 桐 皮

[主治病证]

海桐皮味苦、辛,性平,归肝经。有祛风湿、通络止痛之作用,可用于风湿痹证、四肢拘挛、腰膝酸痛、麻木不仁等。

[兼治病证]

取海桐皮祛风燥湿、杀虫止痒的作用,可配合其他药物用于治疗疥癣、湿疹瘙痒等。

[常用配伍]

①海桐皮用于治疗风湿痹证、四肢拘挛、腰膝酸痛、麻木不仁等症,常与薏苡仁、牛膝、五加皮等祛风除湿药配伍。

②海桐皮用于治疗疥癣、湿疹等症时,可单用,或与蛇床子、苦参、土茯苓等燥湿止痒药配伍。

[注意事项]

海桐皮常用剂量为5~15g;或浸酒服;外用适量。

[药性歌括]

海桐皮苦,霍乱久痢,疳䘌疥癣,牙痛亦治。

8. 雷 公 藤

[主治病证]

①雷公藤味苦、辛,性寒,归肝、肾经。有祛风除湿、活血通络、消肿止痛之作用,可用于风湿顽痹证。

②雷公藤有杀虫解毒之功效,可用于麻风病、顽癣、湿疹、疥疮等症。

[兼治病证]

现代药理研究表明雷公藤可用于治疗肾小球肾炎、肾病综合征、红斑狼疮、口眼干燥综合征、白塞病。

[常用配伍]

①雷公藤用于治疗风湿顽痹证,可单用内服或外敷,或与威灵仙、独活、防风、黄芪、党参、鸡血藤等配伍。

②雷公藤用于治疗麻风病证时,可单用煎服,或与金银花、黄柏、当归等配伍;治疗顽癣可单用,也可与防风、荆芥、刺蒺藜等祛风止痒药配伍,可内服或外用。

[注意事项]

①雷公藤有大毒,内服宜慎;外敷不可超过半小时,否则起疱。

②凡有心、肝、肾器质性病变及白细胞减少者慎服用;孕妇禁服。

③雷公藤宜先煎。

④雷公藤常用剂量为10~25g;外用适量。

[药性歌括]

雷公藤毒,祛风除湿,活血止痛,肾肿可除。

9. 丝 瓜 络

[主治病证]

①丝瓜络味甘,性平,归肺、胃、肝经。有祛风、通络、活血之作用,可用于风湿痹痛、筋脉拘挛等。

②丝瓜络有下乳之功效,可用于产后乳少、乳汁不通、乳痈肿痛等。

[兼治病证]

①取丝瓜络通络活血的作用,可配合其他药物用于气血瘀滞所致的胸胁胀痛。

②取丝瓜络活血的作用,可配合其他药物用于跌打损伤、胸痹等。

[常用配伍]

①丝瓜络用于治疗风湿痹痛、筋脉拘挛、肢体麻痹等症,常与秦艽、防风、鸡血藤等祛风通络药配伍。

②丝瓜络用于治疗气血瘀滞所致的胸胁胀痛者,常与柴胡、香附、郁金等理气活血药配伍。

③丝瓜络用于治疗产后乳少、乳汁不通等症时,常与王不留行、路路通、穿山甲等理气通络药配伍;治疗乳痈肿痛证,常与蒲公英、浙贝母、瓜蒌等散结消肿药配伍。

[注意事项]

丝瓜络常用剂量为5~12g；外用适量。

[药性歌括]

丝瓜络甘，通络行经，解毒凉血，疮肿可平。

Ⅲ. 祛风湿强筋骨药

1. 五 加 皮

[主治病证]

五加皮味辛、苦、甘，性温，归肝、肾经。有祛风湿、补肝肾、强筋骨之作用，可用于风寒湿痹、筋骨痿软、小儿行迟等。

[兼治病证]

取五加皮利水的作用，可配合其他药物用于水湿内停之水肿、小便不利等症。

[常用配伍]

①五加皮用于治疗痹证日久、肝肾不足、筋骨不健时，可单独使用或与祛风湿、补肝肾、强筋骨药配伍。

②五加皮用于治疗肝肾不足、筋骨痿软、行走无力及小儿行迟诸症，常与熟地黄、龟甲、牛膝等补肝肾、益精血药配伍。

③五加皮用于治疗水湿内停所致的水肿、小便不利等症，常与其他利水消肿药配伍。

[注意事项]

五加皮常用剂量为5~10g；或入丸、散、酒剂。

[药性歌括]

五加皮温，祛痛风痹，健步坚筋，益精止沥。

2. 桑 寄 生

[主治病证]

桑寄生味辛、苦、甘，性平，归肝、肾经。有祛风湿、补肝肾、强筋骨之作用，可用于风寒湿痹证、腰膝酸软、筋骨无力等。

[兼治病证]

取桑寄生安胎的作用，可配合其他药物用于治疗胎漏下血、胎动不安等。

[常用配伍]

①桑寄生用于治疗痹证日久、肝肾不足之腰膝酸软、筋骨无力等症，常与秦艽、杜仲、牛膝等配伍。

②桑寄生用于治疗肝肾亏虚、冲任不固之胎漏、胎动不安等症，常与续断、菟丝子、阿胶配伍。

[注意事项]

桑寄生常用剂量为9~15g。

[药性歌括]

桑上寄生，风湿腰痛，止漏安胎，疮疡亦用。

3. 狗 脊

[主治病证]

①狗脊味辛、苦、甘、涩，性温，归肝、肾经。有祛风湿、补肝肾、强筋骨之作用，可用于风寒湿痹证、腰痛脊强、足膝痿弱等症。

②狗脊有收敛固涩之功效，可用于遗尿、遗精、白带过多等。

[兼治病证]

狗脊的绒毛有止血之功效，可外敷用于外伤止血。

[常用配伍]

①狗脊用于治疗肝肾不足兼有风寒湿邪引起的腰痛脊强、足膝痿弱等症，常与杜仲、续断、海风藤等补肝肾、强腰膝、祛风湿药配伍。

②狗脊用于治疗肾气不固之尿频、遗尿、遗精、白带过多等症，常与益智仁、补骨脂、杜仲等益肾固涩药配伍。

[注意事项]

狗脊常用剂量为6~12g。

[药性歌括]

狗脊味甘，酒蒸入剂，腰背膝疼，风寒湿痹。

4.千年健

[主治病证]

千年健味苦、辛，性温，归肝、肾经。有祛风湿、强筋骨之作用，可用于风寒湿痹、腰膝冷痛、拘挛麻木、筋骨痿软等症。

[常用配伍]

千年健用于治疗风寒湿痹、腰膝冷痛、拘挛麻木、筋骨痿软等症，常与独活、桑寄生、五加皮等补肝肾强筋骨药配伍；或与牛膝、枸杞子、萆薢等酒浸服。

[注意事项]

①千年健性温，故阴虚内热者慎服。

②千年健常用剂量为5~10g；或浸酒服。

[药性歌括]

千年健温，除湿祛风，强筋健骨，痹痛能攻。

（二）痹证常用方剂

1. 羌活胜湿汤

[主治病证] 羌活胜湿汤具有祛风、胜湿、止痛之功效，主治风湿在表之痹证，症见肩背痛不可回顾、头痛身重或腰脊疼痛、难以转侧、苔白、脉浮等。

[处方依据] 应用本方以头身重痛或腰脊疼痛、苔白、脉浮等主症及脉象为主要依据。

[适用范围] 风湿性关节炎、类风湿关节炎、骨质增生症、强直性脊柱炎等，属于风湿在表证者，可用本方加减治疗。

[方剂组成] 羌活 6g，独活 6g，藁本 3g，防风 3g，蔓荆子 2g，川芎 1.5g，甘草 3g。

[服用方法] 水煎服。

[方剂歌诀] 羌活胜湿独防风，蔓荆藁本草川芎，祛风胜湿止痛良，善治周身风湿痛。

2. 独活寄生汤

[主治病证] 独活寄生汤具有祛风湿、止痹痛、益肝肾、补气血之功效，主治痹证日久、肝肾两虚、气血不足证，症见腰膝疼痛、痿软、肢节屈伸不利或麻木不仁、畏寒喜暖、心悸气短、舌淡苔白、脉细弱等。

[处方依据] 应用本方以腰膝冷痛、肢节屈伸不利、心悸气短、脉细弱等主症及脉象为主要依据。

[适用范围] 慢性关节炎、类风湿关节炎、风湿性坐骨神经痛、腰肌劳损、骨质增生症、小儿麻痹等，属于风寒湿痹日久、正气不足证者，可用本方加减治疗。

[方剂组成] 独活 9g，桑寄生 6g，杜仲 6g，牛膝 6g，细辛 3g，秦艽 6g，茯苓 6g，肉桂心 6g（后下），防风 6g，川芎 6g，人参 6g，甘草 6g，当归 6g，芍药 6g，干地黄 6g。

[服用方法] 水煎服。

[注意事项] 痹证之属湿热实证者忌用。

[方剂歌诀] 独活寄生艽防辛，归芎地芍桂苓均，杜仲牛膝人参草，顽痹风寒湿是因。若去寄生加芪续，汤名三痹古方珍。

常用中成药：[独活寄生丸] [独活寄生合剂]。

3. 三 痹 汤

[主治病证] 三痹汤具有益气活血、祛风除湿之功效，主治痹证日久耗伤

气血证,症见手足拘挛,或肢节屈伸不利,或麻木不仁,舌淡苔白、脉细或脉数等。

[处方依据] 应用本方以手足拘挛、肢节屈伸不利或麻木不仁、舌淡苔白、脉细或脉数等主症及脉象为主要依据。

[适用范围] 肩周炎、颈椎病、慢性关节炎、类风湿关节炎、强直性脊柱炎、腰椎间盘突出症、腰肌劳损、骨质增生症等,属于肝肾气血不足、风寒湿痹之虚实夹杂证者,可用本方加减治疗。

[方剂组成] 川续断5g,杜仲5g,防风5g,桂心5g(后下),细辛3g,人参5g,茯苓5g,当归5g,白芍5g,甘草5g,秦艽3g,生地3g,川芎3g,独活3g,黄芪5g,川牛膝5g,生姜3片,大枣1枚。

[服用方法] 水煎服。

[方剂歌诀] 见"独活寄生汤"。

4. 蠲痹汤

[主治病证] 蠲痹汤具有益气和营、祛风胜湿之功效,主治营卫两虚、风湿痹痛之证,症见肩项臂痛、举动艰难、手足麻木、舌淡苔白腻、脉浮滑等。

[处方依据] 应用本方以肩项臂痛、举动艰难、手足麻木、舌淡苔白腻、脉浮滑等主症及脉象为主要依据。

[适用范围] 风湿性关节炎、类风湿关节炎、颈椎病、肩周炎等,属于营卫两虚、风湿痹痛证者,可用本方加减治疗。

[方剂组成] 羌活9g,姜黄9g,当归9g,黄芪(蜜炙)9g,赤芍9g,防风9g,炙甘草3g,生姜5片。

[服用方法] 水煎服。

[方剂歌诀] 蠲痹汤中草姜黄,归芪赤芍羌活防,伤后风寒痹痛证,气行血活风不藏。

四、血证处方用药

【血证概念】

血证是指血液不循常道,或上溢于口鼻诸窍,或下泄于前后二阴,或渗出于肌肤所产生的证候,临床常见咯血、衄血、吐血、尿血、便血、崩漏、紫癜及创伤出血等。

【血证治则】

血证的治疗根据"急则治其标"及治火、治气、治血的原则立法,用止血药为主组成具有凉血止血、化瘀止血、收敛止血、温经止血等作用的方剂来治疗。

【止血中药】

治疗体内外出血的药物称为止血药,即以止血为主要作用的药物。止血药的主要作用为止血,某些止血药除具有止血作用外还有解毒、清热、活血、通经等作用。止血药主要用于各种内外出血病证,如咯血、衄血、呕血、便血、尿血、血淋、崩漏及外伤出血等出血证,部分止血药还可用于痛经、风湿痹痛、热毒痈肿、咳嗽等症。

止血药根据其药物性能和临床应用,一般分为凉血止血药、化瘀止血药、收敛止血药及温经止血药四类。凡是性多寒凉、味甘苦,具有止血兼清血热作用,主要适用于血热妄行之出血证的药物,叫作凉血止血药物。凡是既能止血又能化瘀,有止血不留瘀的特点,主要适用于因瘀血内阻而血不循经之出血证,若随证配伍,也可用于其他出血证的药物,叫作化瘀止血药。凡是大多味涩,或为炭类,或质黏,故能收敛止血,主要适用于出血而无瘀滞者,因其性收涩,有留瘀恋邪之弊,临证多与化瘀止血或活血化瘀药同用的药物,叫作收敛止血药。凡是性属温热,善于温里散寒,能温脾阳、固冲脉而统摄血液,具有温经止血之效,适用于脾不统血、冲脉失固之虚寒性出血病证的药物,叫作温经止血药。

应用止血药时应注意:①根据出血证的病因病机和出血部位不同,选用相应的止血药,并做必要的配伍,使药证相符,标本兼顾。②"止血不留瘀"是运用止血药必须始终注意的问题。凉血止血药、收敛止血药,易凉遏恋邪,有止血留瘀之弊,故出血兼有瘀滞者不宜单独使用,必要时可加入活血或温通之品,确保血止而不内留瘀血。③出血过多,气随血脱者,止血药缓不济急,当峻补元气以救脱。④止血药多炒炭用,一般而言,药物炒炭后其味变苦、涩,可增强止血之效,但并非所有止血药均宜炒炭用,有些药物炒炭后止血作用反而降低,仍生品或鲜用为佳。因此,止血药是否炒炭用,以提高止血疗效为原则。

【止血方剂】

治疗血证的方剂称为止血方或止血剂,即具有止血作用,用以治疗血溢脉外、离经妄行而出现的全身不同部位出血的方剂。止血方剂的主要作用为止血,主要用于吐血、衄血、咯血、便血、尿血、崩漏及创伤出血等各种出血证。

止血方剂根据寒热虚实的不同,一般分为凉血止血剂、温中止血剂。

应用止血方剂应注意:①根据证情寒热虚实选择不同作用的止血药,并根据出血部位的不同配伍恰当的引经药。②突然大出血者,采用急则治其标之法,着重止血;如气随血脱,则又急需大补元气,以挽救气脱危证为先;慢性出血应着重治本,或标本兼顾。③出血证候常兼瘀血,止血宜适当加活血祛瘀之品,以防止血留瘀。④止血应治本,切勿一味止血,在止血的基础上,根据出血的病因加以治疗。⑤出血证情复杂，病因有寒热虚实之分，部位有上下内外之别，病势有轻重缓急之异，所以止血剂的配伍组方应视具体证情而异。

（一）血证常用中药

Ⅰ.凉血止血药

1.大　蓟

[主治病证]

①大蓟味苦、甘，性凉，归心、肝经。有凉血止血之作用，可用于血热妄行出现咯血或衄血、吐血、尿血、便血、崩漏、皮下出血等出血证。

②大蓟有解毒消痈之功效，可用于热毒疮痈初期。

[兼治病证]

①大蓟有利尿通淋的作用，可配合其他药物用于治疗湿热淋证。

②大蓟有微弱的降血压作用，可治疗高血压表现为肝热盛证者。

③大蓟有清热、利尿通淋的作用，也有清利湿热的作用，可配合其他药物用于治疗湿热黄疸。

[常用配伍]

①大蓟用于治疗血热所致的出血证，常与小蓟、侧柏叶、白茅根等配伍。

②大蓟用于治疗热毒疮痈，内服或外敷，常与解毒消痈的金银花、连翘、大黄、黄连、蒲公英等配伍。

[注意事项]

①本品味苦性凉，用治出血、痈肿，总以热证者为宜，脾胃虚寒者忌服。本品性能散瘀，孕妇、无瘀滞者应当慎用。

②鲜品凉血止血、消痈之功均较干者为佳。本品经炒炭后，其凉性大除，功专收敛止血。

③大蓟常用剂量为9~15g，鲜品可30~60g；外用适量。

[药性歌括]

大蓟止血，凉血散瘀，解毒消肿，宜治痈毒。

2.小　蓟

[主治病证]

①小蓟味苦、甘，性凉，归心、肝经。有凉血止血之作用，可用于血热妄行的咯血或衄血、吐血、尿血、便血、崩漏、皮下出血等出血证。

②小蓟有散瘀解毒之功效，可用于热毒痈肿，其散瘀消痈之功效略逊大蓟。

[兼治病证]

小蓟有利尿通淋的作用,可配合其他药物用于治疗血淋。

[常用配伍]

①小蓟用于治疗尿血、血淋时,常与生地黄、栀子、淡竹叶等配伍。

②小蓟用于治疗出血证时,常与大蓟、侧柏叶、白茅根等配伍。

[注意事项]

①本品味苦性凉,脾胃虚寒、便溏泄泻者慎用。

②小蓟常用剂量为5~12g,鲜品加倍,水煎服;外用适量,捣敷患处。

[药性歌括]

小蓟甘苦,凉血止血,解毒散瘀,痈肿消却。

3. 地　榆

[主治病证]

地榆味苦、酸、涩,性微寒,归肝、胃、大肠经。有凉血止血之作用,可用于各种热性出血证,如吐血、咯血、衄血、便血、崩漏及血痢等。本品性沉降而走下焦,尤宜于下焦血热所致的便血、痔血、血痢、崩漏等症。

[兼治病证]

地榆有解毒敛疮的作用,可配合其他药物用于治疗水火烫伤、湿疹及痈肿等。

[常用配伍]

①地榆用于治疗便血、痔血时,常与槐花、防风、黄芩等配伍。

②地榆用于治疗崩漏下血,常与茜草、黄芩、苎麻根等配伍。

③地榆用于治疗血痢时,常与马齿苋、仙鹤草、当归等配伍。

④地榆用于治疗烫伤时,常与紫草、冰片等配伍。

⑤地榆用于治湿疹及皮肤溃烂时,常与土茯苓、白鲜皮配伍,亦可配煅石膏、枯矾研末,撒于患处,或和凡士林调膏外涂。

[注意事项]

①生地榆凉血解毒止血力强,炒炭后,以收敛止血为主。

②本品性凉酸涩,凡虚寒性的便血、下痢、崩漏及出血有瘀者慎用。

③对于大面积烧伤,不宜使用地榆制剂外涂,以防其所含水解型鞣质被身体大量吸收而引起中毒性肝炎。

④地榆常用剂量为9~15g;外用适量,研末涂敷患处。

[药性歌括]

地榆凉血,解毒敛疮,止血止痢,亦治烫伤。

4. 槐 花

[主治病证]

①槐花味苦,性微寒,归肝、大肠经。有凉血止血之作用,可用于血热所致的吐血、衄血、便血、痔血等出血证。

②槐花具有清肝火之功效,可用于肝火上炎之头痛头胀、目赤、眩晕等症。

[兼治病证]

槐花有润肠作用,可配合其他药物用于治疗痔疮肿痛、大便干燥等症。

[常用配伍]

①槐花用于治疗肠风便血时,常与地榆、荆芥、侧柏叶等配伍。

②槐花治疗吐血、衄血时,常与白茅根等配伍。

③槐花治疗头痛头胀、目赤、眩晕等症时,常与夏枯草、菊花等配伍。

[注意事项]

①止血炒炭用,清热泻火生用。槐花生品长于清肝泻火,清热凉血;炒制品清热凉血作用减弱,槐花炭偏于收敛止血。

②槐花苦寒,脾胃虚寒及阴虚发热而无实火者慎用。

③孕妇慎用。

④槐花常用剂量为 5~10g;外用适量。

[药性歌括]

槐花苦寒,泻火清肝,凉血止血,头目无恙。

5. 侧 柏 叶

[主治病证]

①侧柏叶味苦、涩,性微寒,归肺、肝、脾经。生用有凉血止血之作用,可用于血热所致的吐血、咯血、衄血、便血、崩漏、尿血等各种出血证。

②侧柏叶有祛痰止咳之功效,可用于肺热咳嗽等症。

[兼治病证]

侧柏叶有生发乌发的作用,可配合其他药物用于治疗血热脱发、须发早白等。

[常用配伍]

①侧柏叶用于治疗吐血、衄血时,常与荷叶、栀子等配伍。

②侧柏叶用于治疗尿血时,常与蒲黄、小蓟、白茅根等配伍。

③侧柏叶用于治疗痔血或血痢时,常与槐花、地榆等配伍。

④侧柏叶用于治疗肺热咳嗽痰多时,常与浙贝母、瓜蒌等配伍。

[注意事项]

①生品清热凉血、止咳祛痰力胜,炒炭后寒凉之性趋于平和,专于收敛止血。

②本品苦寒,脾胃虚寒者慎用。

③侧柏叶常用剂量为 6~12g。

[药性歌括]

侧柏凉血,止血力大,化痰止咳,生发乌发。

6. 白 茅 根

[主治病证]

①白茅根味甘,性寒,归肝、肺、胃、膀胱经。有凉血止血之作用,可用于血热妄行的咯血、吐血、衄血、尿血等出血证。

②白茅根有清热利尿之功效,可用于热淋、水肿等症。

[兼治病证]

白茅根有清肺胃热的作用,可配合其他药物用于治疗温热烦渴、胃热呕吐、肺热咳嗽及湿热黄疸等症。

[常用配伍]

①白茅根用于治疗热淋时,常与木通、滑石等配伍。

②白茅根用于治疗水肿、小便不利时,常与车前子等配伍。

③白茅根用于治疗胃热呕吐时,常与麦冬、竹茹、半夏等配伍。

④白茅根用于治疗湿热黄疸时,常与茵陈、栀子配伍。

[注意事项]①白茅根以鲜品为佳,可捣汁服。多生用,止血亦可炒炭用。若炒炭(茅根炭),味由甘转涩,偏于收敛止血。

②白茅根药性寒凉,脾胃虚寒者、孕妇慎用。

③白茅根常用剂量为 9~30g,鲜品加倍。

[药性歌括]

茅根甘寒,凉血止血,清热利尿,肺胃热绝。

7. 苎 麻 根

[主治病证]

①苎麻根味甘,性寒,归肝经。有凉血止血之作用,可用于血热妄行的咯血、衄血、吐血、崩漏及胎漏下血等多种出血证。

②苎麻根有清热解毒之功效,可用于热毒痈肿。

[兼治病证]

①苎麻根有清热利尿的作用,可配合其他药物用于治疗尿痛、排尿不畅。

②苎麻根有清热安胎之功效,可配合其他药物用于治疗热盛所致的胎动不安证。

[常用配伍]

①苎麻根用于治疗热淋时,常与利尿通淋药,如金钱草、海金沙等配伍。

②苎麻根用于治疗气血不足或肝肾亏损所致的胎动不安时,常与地黄、阿胶、当归等配伍。

[注意事项]

苎麻根常用剂量为 10~30g;外用适量。

[药性歌括]

苎麻根寒,胎动能安,凉血解毒,疱疹可唻。

Ⅱ. 化瘀止血药

1. 三　七

[主治病证]

①三七味甘、微苦,性温,归肝、心、胃经。有化瘀止血之作用,可用于各种内外出血证,尤以有瘀者为宜。本品既能止血,又能散瘀,有止血而不留瘀、化瘀而不伤正之特点,可用于咯血、吐血、便血、尿血、崩漏及外伤出血等症。

②三七有活血定痛之功效,可用于治疗跌打损伤、瘀滞疼痛等症。本品能活血化瘀而消肿定痛,为伤科要药。

[兼治病证]

三七有补气血、滋补强壮之功效,妇女产后可用三七蒸鸡蛋、炖鸡,恢复产妇气血亏虚。

[常用配伍]

①三七用于治疗出血时,常与花蕊石、血余炭配伍。

②三七用于治疗瘀血疼痛时,常与活血行气药配伍。

[注意事项]

①三七活血散瘀,故孕妇慎用。

②三七性温,故血热妄行,或出血而兼有阴虚口干者,不宜单独使用,须配凉血止血药或滋阴清热药同用。

③三七常用剂量为 3~9g;外用适量。

[药性歌括]

三七苦寒,活血定痛,化瘀止血,虚劳亦用。

2. 茜　草

[主治病证]

茜草味苦、性寒,归肝经。有凉血化瘀止血之作用,可用于血热夹瘀所致吐血、衄血、崩漏、尿血、便血等出血证。

[兼治病证]

茜草有活血通经之功效,可配合其他药物用于治疗血瘀经闭及跌打损伤、风湿痹痛等症。

[常用配伍]

①茜草用于治疗吐血、衄血时,常与大蓟、侧柏叶等配伍。

②茜草用于治疗冲任不固之崩漏时,常与黄芪、白术、海螵蛸等配伍。

③茜草用于治疗血滞经闭时,常与当归、红花等活血调经药配伍。

[注意事项]

①生品以活血祛瘀、清热、止血为主;炒炭后寒性减弱,性变收涩,以止血为主。活血通经生用或酒炒用。

②本品苦寒泄降,凡脾胃虚弱、精虚血少、阴虚火旺者及孕妇慎用。

③茜草的常用剂量为6~10g。

[药性歌括]

茜草苦寒,痹痛通行,凉血止血,化瘀通经。

3. 蒲　黄

[主治病证]

蒲黄味甘、辛、涩,性平,归肝、心包经。有化瘀止血之作用,可用于各种内外出血证如吐血、衄血、咯血、尿血、崩漏等症。

[兼治病证]

①蒲黄有活血祛瘀的作用,可配合其他药物用于治疗瘀滞痛证。

②蒲黄有利尿通淋的作用,可配合其他药物用于治疗血淋。

[常用配伍]

①蒲黄用于治疗心腹痛时,常与五灵脂配伍。

②蒲黄用于治疗血淋时,常与生地黄、冬葵子、石韦等配伍。

[注意事项]

①蒲黄止血多炒用(生用亦可);散瘀止痛、利尿多生用。

②蒲黄能收缩子宫,故孕妇慎用。

③蒲黄宜包煎。

④蒲黄的常用剂量为5~10g;外用适量。

[药性歌括]

蒲黄包煎,止血炒炭,化瘀利尿,生用勿忘。

4. 花蕊石

[主治病证]

花蕊石味酸、涩,性平,归肝经,有化瘀、止血之作用,可用于吐血、咯血、衄血、外伤出血等多种出血,也可用于外伤瘀肿疼痛。

[兼治病证]

①花蕊石可治疗产妇血晕，如《嘉祐本草》：主金疮止血，又疗产妇血晕，恶血。

②花蕊石可治疗目翳，如《本草纲目》用治一切失血伤损，内漏，目翳。

[常用配伍]

①花蕊石用于治疗吐血、咯血等内出血而有瘀滞者，可与童便及醋或酒调服；或配伍三七、血余炭等。

②花蕊石治疗多年障翳时，常与防风、川芎、甘菊花、白附子、牛蒡子等配伍。

③外伤出血可用本品撒敷；瘀肿疼痛者，与乳香、没药、白芷等配伍。

[注意事项]

①凡无瘀滞者及孕妇忌服。

②花蕊石常用剂量为 4.5~9g。

[药性歌括]

花蕊石酸，善止诸血，金创血流，产后血流。

5. 降 香

[主治病证]

①降香味辛，性温，归心、肝、脾经，有活血散瘀、止血定痛之作用，可用于气血瘀滞之胸胁疼痛、跌打损伤、瘀血肿痛及创伤出血等症。

②降香有降气辟秽化浊、和中止呕之功效，可用于治疗秽浊中阻所致的呕吐腹痛、胸脘痞闷等症。

[兼治病证]

降香有宣郁的作用。

[常用配伍]

①降香用于治疗瘀血痹阻心脉之冠心病心绞痛时，常与赤芍、红花、川芎、丹参等配伍。

②降香用于治疗瘀血时，常与牛膝、生地黄等配伍。

[注意事项]

①降香宜后下。

②降香常用剂量为 3~6g。

[药性歌括]

降香性温，止血行瘀，辟恶降气，胀痛皆除。

III. 收敛止血药

1. 白 及

[主治病证]

①白及味苦、甘、涩,性微寒,归肺、胃、肝经。有收敛止血之作用,可用于内外诸出血证,如咯血、衄血、吐血、便血及外伤出血。

②白及有消肿生肌之功效,可用于治疗痈肿、烫伤及手足皲裂、肛裂等症。

[常用配伍]

①白及常与三七粉配伍,既可加强止血作用,又不致瘀血留滞。

②白及治疗肺络受损之咯血,若肺阴不足时,常与枇杷叶、阿胶等配伍;治疗肺气不足时,常与人参、黄芪等益气摄血药配伍。

③白及治疗胃出血之吐血、便血时,常与乌贼骨配伍。

④白及治疗疮疡痈肿时,常与金银花、皂角刺、天花粉等配伍。

⑤白及治疗烫伤时,常与虎杖制成药膜外用。治疗手足皲裂、肛裂时,常研末麻油调涂,能促使裂口愈合。

[注意事项]

①白及反乌头,不宜与川乌、制川乌、草乌、制草乌、附子同用。

②白及性涩质黏,外感咯血,肺痈初起,肺胃出血而实热火毒盛者慎用。

③白及常用剂量为3~10g;外用适量。

[药性歌括]

白及苦寒,肺胃尤宜,收敛止血,消肿生肌。

2. 仙 鹤 草

[主治病证]

①仙鹤草味苦、涩,性平,归肺、肝、脾经。有收敛止血之作用,可用于多种出血证,如咯血、吐血、衄血、便血、崩漏等。

②仙鹤草有消积止痢之功效,可用于治疗腹泻、痢疾等症,对血痢及久病泻痢尤宜。

③仙鹤草有健脾补虚之功效,可用于治疗脱力劳伤证,如神倦乏力、面色萎黄等。

④仙鹤草有杀虫止痒的作用,可用于治疗滴虫性阴道炎。

[兼治病证]

仙鹤草有消肿生肌的作用,可配合其他药物用于治疗痈肿、烫伤及手足皲裂、肛裂等症。

[常用配伍]

①仙鹤草用于治疗痢疾便血时,常与黄连、黄柏、白头翁等清热燥湿解毒

药配伍。

②仙鹤草用于治疗因劳力过度所致神疲乏力等时,常配伍大枣,各30g,同煎服。

[注意事项]

①仙鹤草具有敛涩之性,用治腹泻痢疾,当以慢性泻痢为宜。

②止血亦可炒炭用。

③仙鹤草常用剂量为6~12g,大剂量可用30~60g;外用适量。

[药性歌括]

仙鹤补虚,收敛血止,解毒杀虫,截疟止痢。

3. 棕 榈 炭

[主治病证]

棕榈炭味苦、涩,性平,归肺、肝、大肠经。有收敛止血之作用,可用于多种出血证,如吐血、衄血、便血、崩漏等,尤多用于崩漏。

[兼治病证]

棕榈炭有收敛之功效,可配合其他药物用于治疗久泻久痢、妇人带下等症。

[常用配伍]

①棕榈炭用于治疗血热妄行之吐血、咯血时,常与小蓟、山栀子等配伍。

②棕榈炭用于治疗各种出血证时,常与黄芪、白术、乌贼骨等配伍。

③棕榈炭用于治疗寒性出血时,常与炮姜、乌梅等配伍。

[注意事项]

棕榈炭常用剂量为3~10g;研末服3~6g;外用适量。

[药性歌括]

棕榈炭苦,收敛止血,久泄久痢,带下崩中。

4. 血 余 炭

[主治病证]

血余炭味苦,性平,归肝、胃、膀胱经。有收敛止血之作用,其止血之力与棕榈炭相似,但兼能散瘀,因此无止血留瘀之弊,可用于尿血、崩漏以及衄血、咯血、吐血、便血等。

[兼治病证]

取血余炭化瘀利尿的作用,可配合其他药物用于治疗小便不通等症。

[常用配伍]

①血余炭用于治疗上部之吐衄时,常与藕汁配伍服之。

②血余炭用于治疗下部之崩漏下血、小便不通时，常与滑石配伍。

［注意事项］

血余炭常用剂量为 5~10g；研末服 1.5~3g。

［药性歌括］

血余炒炭，收敛止血，又能化瘀，利尿功杰。

5. 藕　节

［主治病证］

藕节味甘、涩，性平，归肝、肺、胃经。有收敛止血，又少兼化瘀之作用，可用于咯血、吐血、衄血、尿血、便血、血痢、血崩等症。

［兼治病证］

①藕节有补腰肾、和血脉的功效，如《纲目拾遗》："藕节粉：开膈，补腰肾，和血脉，散瘀血，生新血；产后及吐血者食之尤佳。"

②藕节有凉血养血之功效，如《本草再新》："凉血养血，利水通经。"

［常用配伍］

藕节用于治疗血淋、尿血，常与小蓟、通草、滑石等配伍。

［注意事项］

藕节常用剂量为 9~15g，鲜用可用到 60g。

［药性歌括］

藕节涩平，止中有行，诸般出血，吐咯尤灵。

Ⅳ. 温经止血药

1. 炮　姜

［主治病证］

①炮姜味辛，性热，归脾、胃、肾经。有温经止血之作用，可用于吐血、便血、崩漏等虚寒性出血证。

②炮姜有温中止痛的作用，可用于虚寒腹痛、腹泻等症。

［常用配伍］

①炮姜用于治疗产后血虚寒凝、小腹疼痛时，常与当归、川芎等配伍。

②炮姜用于治疗各种虚寒性吐血、便血时，常与人参、黄芪、附子等配伍，以达益气助阳、温经止血之功。

［注意事项］

①药性温热，热盛火旺之出血证忌用。

②炮姜常用剂量为 3~9g。

[药性歌括]

炮姜苦温,温经止血,虚寒血证,温中泻绝。

2. 艾 叶

[主治病证]

①艾叶味苦、辛,性温,归肝、脾、肾经。有温经止血之作用,可用于虚寒出血,尤宜于崩漏。本品气香味辛,性温散寒,能暖气血而温经脉,为温经止血之要药。

②艾叶有调经安胎的作用,可用于下焦虚寒或寒客胞宫所致的月经不调、痛经、宫冷不孕、胎漏下血、胎动不安等症。

[兼治病证]

①艾叶有除湿止痒的作用,可配合其他药物用于治疗湿疹瘙痒。

②艾叶有平喘、镇咳及祛痰、抗过敏、抑菌的作用,可以本品制成艾叶油胶丸服用,治疗喘息型慢性支气管炎、支气管哮喘。

③艾叶油有抗过敏的作用,可配合其他药物用于治疗过敏性皮炎、过敏性鼻炎、荨麻疹等。

④艾叶有促进免疫功能、保护胃黏膜等作用。

[常用配伍]

①艾叶用于治疗下元虚冷、冲任不固所致的崩漏下血,可单用本品,水煎服,或与阿胶、地黄等配伍。

②艾叶用于治疗痛经、月经不调、宫冷不孕时,常与香附、当归、肉桂等配伍。

③艾叶用于治疗胎漏下血、胎动不安时,常与阿胶、桑寄生等配伍。

④艾叶有温经通络的作用,可将本品捣绒,制成艾条、艾炷等,用之熏灸体表穴位,能使热气内注筋骨,温煦气血,透达经络,为温灸的主要原料。

[注意事项]

①艾叶药性温燥,阴虚血热者慎用。

②艾叶炒炭辛散之性大减,温经止血力强;散寒止痛宜生用。

③艾叶常用剂量为3~9g;外用适量。

[药性歌括]

艾叶辛苦,散寒调经,温经止血,安胎妙品。

3. 灶心土(伏龙肝)

[主治病证]

①灶心土味辛,性温,归脾、胃经。有温中止血的作用,可用于脾气虚寒、摄血无力所致吐血、便血、崩漏下血等症。

②灶心土有温中止呕的作用,可用于中焦虚寒呕吐、妊娠呕吐等症。

③灶心土有温脾涩肠止泻的作用,可用于脾虚久泻。

[常用配伍]

①灶心土用于温中止血时,常与附子、地黄、阿胶等配伍。

②灶心土用于温胃止呕时,常与半夏、干姜、白术等配伍。

③灶心土用于温脾涩肠止泻时,常与党参、白术、肉豆蔻等配伍。

[注意事项]

①灶心土药性温燥,阴虚血热者慎用。

②灶心土宜布包先煎。

③灶心土常用剂量为15~30g;外用适量。

[药性歌括]

伏龙肝温,温中止血,温中止呕,涩肠止泻。

(二)血证常用方剂

1. 十　灰　散

[主治病证] 十灰散具有凉血止血之功效,主治血热妄行之上部出血证,如呕血、吐血、咯血、嗽血、衄血等,症见血色鲜红、来势急暴、舌红、脉数等。

[处方依据] 应用本方以上部出血、血色鲜红、舌红、苔黄、脉数等主症及脉象为主要依据。

[适用范围] 消化道出血、支气管扩张及肺结核咯血等,属于血热妄行者,可用本方加减治疗。

[方剂组成] 大蓟、小蓟、荷叶、侧柏叶、白茅根、茜草根、山栀子、大黄、牡丹皮、棕榈皮各9g。

[服用方法] 各药烧存性,为末,藕汁或萝卜汁磨京墨适量,调服9g;亦可水煎服。

[方剂歌诀] 十灰散用十般灰,柏茜茅荷丹棕随,二蓟栀黄皆炒黑,上部出血此方推。

常用中成药:[十灰丸]。

2. 咳　血　方

[主治病证] 咳血方具有清肝宁肺、凉血止血之功效,主治肝火犯肺之咯血证,症见咳嗽痰稠带血、咯吐不爽、心烦易怒、胸胁作痛、咽干口苦、颊赤便秘、舌红苔黄、脉弦数等。

[处方依据] 应用本方以咳痰带血、胸胁作痛、舌红苔黄、脉弦数等主症及脉象为主要依据。

[适用范围] 支气管扩张、肺结核等咯血,属于肝火犯肺证者,可用本方加减治疗。

[方剂组成] 青黛 3g,瓜蒌仁 9g(打碎),海粉 9g,山栀子 9g,诃子 6g。

[服用方法] 水煎服。

[方剂歌诀] 咳血方中诃子收,海粉山栀共瓜蒌,青黛泻肝凉血热,咳嗽痰血此方投。

3. 小蓟饮子

[主治病证] 小蓟饮子具有凉血止血、利水通淋之功效,主治热结下焦之血淋、尿血,症见尿中带血、小便频数、赤涩热痛、舌红、脉数等。

[处方依据] 应用本方以小便赤涩热痛、舌红、脉数等主症及脉象为主要依据。

[适用范围] 急性泌尿系感染以及泌尿系结石,属于下焦瘀热、蓄聚膀胱者,可用本方加减治疗。

[方剂组成] 生地黄 30g,小蓟 15g,滑石 15g(包煎),木通 6g,蒲黄 9g(包煎),藕节 9g,淡竹叶 9g,当归 6g,山栀子 9g,炙甘草 6g。

[服用方法] 水煎服。

[方剂歌诀] 小蓟饮子藕蒲黄,木通滑石生地襄,归草黑栀淡竹叶,血淋热结服之良。

4. 槐花散

[主治病证] 槐花散具有清肠凉血、疏风行气之功效,主治肠风脏毒下血,症见便前出血,或便后出血,或粪中带血,或痔疮出血,血色鲜红或晦暗,舌红苔黄、脉数等。

[处方依据] 应用本方以便血、血色鲜红、舌红、脉数等主症及脉象为主要依据。

[适用范围] 痔疮出血、肠癌便血、结肠炎或其他大便下血,属于风热或湿热邪毒,壅遏肠道,损伤脉络者,可用本方加减治疗。

[方剂组成] 槐花 12g,侧柏叶 12g,荆芥穗 6g(后下),枳壳 6g。

[服用方法] 水煎服。

[方剂歌诀] 槐花散方治肠风,侧柏芥穗枳壳从,等分为末米饮下,清肠凉血又疏风。

5. 黄土汤

[主治病证] 黄土汤具有温阳健脾、养血止血之功效,主治阳虚便血,症见

大便下血、先便后血、吐血、衄血、妇人崩漏、血色暗淡、四肢不温、面色萎黄、舌淡苔白、脉沉细无力等。

[处方依据] 应用本方以血色暗淡、舌淡苔白、脉沉细无力等主症及脉象为主要依据。

[适用范围] 慢性胃肠道出血及功能失调性子宫出血,属于脾阳不足者,可用本方加减治疗。

[方剂组成] 甘草9g,干地黄9g,白术9g,附子9g(先煎),阿胶9g(烊化),黄芩9g,灶心黄土30g(先煎)。

[服用方法] 水煎服。

[方剂歌诀] 黄土温阳又健脾,阿胶术附甘草地,黄芩相佐刚柔济,阳虚便血此方宜。

五、闭证处方用药

【闭证概念】

窍闭证是指邪气壅盛蒙蔽心窍所产生的证候,临床常见牙关紧闭、两手握固、昏迷不省、身热肢厥等症状,兼见面青、身凉、苔白、脉迟之寒闭,或表现为面红、身热、苔黄、脉数之热闭等。

【闭证治则】

窍闭证治疗以通关开窍、醒神回苏为原则,用开窍药为主组成具有启闭回苏、醒脑复神等作用的方剂来治疗。寒闭须施"温开"之法,宜选用温的开窍药,配伍温里祛寒之品;热闭当用"凉开"之法,选用辛凉的开窍药,并与清热泻火解毒之品配伍应用。若闭证神昏兼惊厥抽搐者,还须配伍平肝息风止痉药物;见烦躁不安者,须配伍安神定惊药物;如以疼痛为主症者,须配伍行气药或活血化瘀药物;痰浊壅盛者,须配伍化湿、祛痰药物。

【开窍中药】

治疗闭证所用的药物称为开窍药,即以开窍醒神为主要作用的药物。开窍药辛香走窜,其主要作用为开窍醒神,某些开窍药除具有开窍醒神作用外还有活血、消肿、清热、宁神等作用。开窍药主要用于温病热陷心包、痰浊蒙蔽清窍之神昏谵语,以及惊风、癫痫、中风等卒然昏厥、痉挛抽搐等闭证,部分开窍药还可用于疮疡肿痛、血瘀闭经、跌打损伤等症。

应用开窍药应注意:①神志昏迷有虚实之别,虚证即脱证,实证即闭证。脱证治当补虚固脱,非开窍药所宜。②开窍药辛香走窜,为救急、治标之品,且能耗伤正气,故只宜暂服,不可久用。③因本类药物性质辛香,其有效成分易于挥发,内服多不宜,只入丸剂、散剂服用。

【开窍方剂】

治疗闭证的方剂称为开窍方或开窍剂，即具有开窍、醒神等作用，用以治疗窍闭神昏证的方剂。开窍剂的主要作用为开窍醒神，主要用于治疗邪气壅盛、蒙蔽心窍所致的窍闭神昏证。

开窍剂根据治疗寒闭、热闭的不同，一般分为凉开和温开两类。由温热邪毒内陷心包、痰热蒙蔽心窍所致的热闭治宜清热开窍，简称凉开；由寒湿痰浊之邪或秽浊之气蒙蔽心窍引起，治宜温通开窍，简称温开。

应用开窍剂应注意：①首先应辨别闭证和脱证。凡邪盛气实而见神志昏迷、口噤不开、两手握固、二便不通、脉实有力的闭证方可用开窍剂。而对汗出肢冷、呼吸气微、手撒遗尿、口开目合、脉象虚弱无力或脉微欲绝的脱证，即使神志昏迷也不宜使用。②应辨清闭证之属热属寒，而正确地选用凉开或温开。对于阳明腑实证而见神昏谵语者，只宜寒下，不宜用开窍剂；至于阳明腑实而兼有邪陷心包之证，则应根据病情缓急，先予开窍，或先投寒下，或开窍与寒下并用，才能切合病情。③开窍剂大多为芳香药物，善于辛散走窜，只宜暂用，不宜久服，久服则易伤元气，故临床多用于急救，中病即止，待患者神志清醒后，应根据不同表现辨证施治。④麝香等药，有碍胎元，孕妇慎用。⑤本类方剂多制成丸散剂或注射剂，丸散剂在使用时宜温开水化服或鼻饲，不宜加热煎煮，以免药性挥发，影响疗效。

（一）闭证常用中药

1. 麝 香

[主治病证]

麝香味辛，性温，归心、脾经。有开窍醒神之作用，为醒神回苏之要药，可用于各种原因所致的闭证神昏证，无论寒闭、热闭，用之皆效。

[兼治病证]

麝香具有活血通经、消肿止痛之功效，可配合其他药物用于治疗疮疡肿毒、瘰疬痰核、咽喉肿痛、血瘀经闭、头痛、跌打损伤、风寒湿痹等。

[常用配伍]

①麝香用于治疗热闭神昏，常与牛黄、冰片、朱砂等配伍，组成凉开之剂；用于治疗寒闭神昏，常与苏合香、檀香、安息香等配伍，组成温开之剂。

②麝香用于治疗疮疡肿毒，常与牛黄、乳香、没药等配伍。

③麝香用于治疗咽喉肿痛，可与牛黄、蟾酥、珍珠等配伍。

④麝香用于治疗血瘀经闭证，常与丹参、桃仁、红花、川芎等配伍；若癥瘕痞块等血瘀重证，可与水蛭、虻虫、三棱等配伍；治偏正头痛日久不愈者，常与赤芍、川芎、桃仁等配伍；麝香又为伤科要药，善于活血祛瘀、消肿止痛，常与

乳香、没药、红花等配伍。

⑤麝香用于治疗难产、死胎、胞衣不下等症，常与肉桂配伍。

⑥麝香还具有改善脑循环、强心、抗炎等功效。

[注意事项]

①麝香对子宫有明显兴奋、增强宫缩的功效，有抗着床和抗早孕作用，孕妇禁用。

②麝香常用剂量为0.03~0.1g。

[药性歌括]

麝香辛温，善通关窍，辟秽安惊，解毒甚妙。

2. 冰　片

[主治病证]

冰片味辛、苦，性微寒，归心、脾、肺经。有开窍醒神之功效，功似麝香但力弱。冰片性偏寒凉，为凉开之品，更宜用于热病神昏；配伍得当，亦可用于寒闭。

[兼治病证]

冰片具有清热止痛、泻火解毒、防腐生肌、明目退翳、消肿之功，为五官科要药，可配合其他药物用于治疗目赤肿痛、咽喉肿痛，亦可用于疮溃不敛、水火烫伤等症。

[常用配伍]

①冰片用于治疗热闭神昏，常与牛黄、麝香、黄连等配伍；若闭证属寒，常与苏合香、安息香、丁香等配伍。

②冰片用于治疗目赤肿痛，单用即效，也可与炉甘石、硼砂、熊胆共制成眼药水；治咽喉肿痛、口舌生疮，常与硼砂、朱砂、玄明粉吹敷患处。

③冰片用于治疗疮疡日久不愈，常与牛黄、珍珠、炉甘石等配伍，或与血竭、乳香配伍；治水火烫伤，可与银朱、香油制成药膏外用。

[注意事项]

①孕妇慎用。

②冰片常用剂量为0.15~0.3g，入丸散用；外用适量。

[药性歌括]

冰片味辛，目痛窍闭，狂躁妄语，真为良剂。

3. 苏　合　香

[主治病证]

苏合香味辛，性温，归心、脾经。有开窍醒神之作用，并长于温通、辟秽，为治疗寒闭神昏之要药。

[兼治病证]

①苏合香温通、走窜,可配合其他药物用于治疗痰浊、血瘀或寒凝气滞之脘腹痞满、冷痛等症。

②苏合香温通散寒,为治疗冻疮的良药。

[常用配伍]

①苏合香用于治疗寒邪、痰浊内闭之寒闭证,常与麝香、安息香、檀香等配伍。

②苏合香用于治疗脘腹冷痛、满闷,常与冰片配伍。

[注意事项]

苏合香常用剂量为 0.3~1g,宜入丸散。

[药性歌括]

苏合香温,开窍醒脑,逐秽化痰,猝然昏倒。

4. 石　菖　蒲

[主治病证]

石菖蒲味辛、苦,性温,归心、胃经。有开窍醒神之作用,擅治痰湿秽浊之邪蒙蔽清窍所致神志昏乱。

[兼治病证]

①石菖蒲具有化湿和胃功效,可配合其他药物用于治疗湿阻中焦、脘腹痞满等症。

②石菖蒲还具有宁神益志之功,可配合其他药物用于治疗健忘、失眠、耳鸣、耳聋等症。

[常用配伍]

①石菖蒲用于治疗中风痰迷心窍、神志昏乱等症,常与半夏、天南星、橘红等燥湿化痰药配伍;治疗痰热蒙蔽,高热、神昏谵语者,常与郁金、半夏、竹沥等配伍;治疗痰热抽搐,可与枳实、竹茹、黄连等配伍。

②石菖蒲用于湿阻中焦所致的脘腹胀满,常与砂仁、厚朴、苍术配伍;湿从热化,常与黄连、厚朴配伍。

③石菖蒲用于治疗湿浊蒙蔽所致的头晕、嗜睡、健忘等症,常与茯苓、远志、龙骨等配伍。

[注意事项]

石菖蒲常用剂量为 3~10g,鲜品加倍。

[药性歌括]

石菖蒲温,开心利窍,祛痹除风,出声甚妙。

(二)闭证常用方剂

I. 凉开剂

1. 安宫牛黄丸

[主治病证] 安宫牛黄丸具有清热解毒、开窍醒神之功效,主治邪热内陷心包证,症见高热烦躁、神昏谵语、舌蹇肢厥、舌红或绛、脉数有力等。

[处方依据] 应用本方以高热烦躁、神昏谵语、舌红或绛、苔黄燥、脉数有力等主症及脉象为主要依据。

[适用范围] 流行性乙型脑炎、流行性脑脊髓膜炎、中毒性痢疾、尿毒症、肝性脑病、急性脑血管病、肺性脑病、颅脑外伤、小儿高热惊厥以及感染或中毒引起的高热神昏等,属于热闭心包者,可用本方加减治疗。

[方剂药物] 牛黄,郁金,水牛角,黄连,朱砂,梅片,麝香,珍珠,山栀,雄黄,黄芩。

[服用方法] 原方用法:上药为极细末,炼老蜜为丸,每丸3g,金箔为衣,蜡护。脉虚者人参汤服下,脉实者金银花、薄荷汤下,每服一丸。大人病重体实者,可日二服甚日三服;小儿服半丸,不知,再服半丸。

[方剂歌诀] 安宫牛黄开窍方,芩连栀郁朱雄黄,牛角珍珠冰麝箔,热闭心包功效良。

常用中成药:[安宫牛黄丸]。

2. 紫 雪

[主治病证] 紫雪具有清热开窍、息风止痉之功效,主治温热病、热闭心包及热盛动风证,症见高热烦躁、神昏谵语、痉厥、口渴唇焦、尿赤便闭、舌质红绛、苔黄燥、脉数有力或弦数,以及小儿热盛惊厥证等。

[处方依据] 应用本方以高热烦躁、神昏谵语、痉厥、便秘、舌红绛、苔干黄、脉数有力等主症及脉象为主要依据。

[适用范围] 各种发热性感染性疾病、流行性脑脊髓膜炎、乙型脑炎极期、重症肺炎、猩红热、化脓性感染等疾患的败血症期,肝性脑病以及小儿高热惊厥、小儿麻疹热毒炽盛所致的高热神昏抽搐等,属于热闭心包及热盛动风证者,可用本方加减治疗。

[方剂药物] 石膏,寒水石,滑石,磁石,水牛角屑,羚羊角屑,沉香,青木香,玄参,升麻,炙甘草,丁香,朴硝,硝石,麝香,朱砂,黄金。

[服用方法] 制成散剂,每服0.9~1.5g,每日1~2次,冷开水调下。

[方剂歌诀] 紫雪羚牛朱朴硝,硝磁寒水滑石膏,丁沉木麝升玄草,不用赤金法亦超。

[注] 紫雪：此药如法制成之后，其色呈紫，状似霜雪，又其性大寒，清热解毒作用犹如霜雪之性，从而称之曰"紫雪"。

常用中成药：[紫雪散(紫雪)] [紫雪胶囊] [紫雪颗粒] [减味紫雪口服液]。

3. 至 宝 丹

[主治病证] 至宝丹具有避秽解毒、清热开窍之功效，主要用于治疗痰热内闭心包证，症见神昏谵语、身热烦躁、痰盛气粗、舌绛苔黄垢腻、脉滑数等，亦治中风、中暑、小儿惊厥属于痰热内闭等。

[处方依据] 本方是治疗痰热内闭心包证之凉开方剂的代表方。应用本方以神昏谵语、身热烦躁、痰盛气粗、舌绛苔黄垢腻、脉滑数等主症及脉象为主要依据。

[适用范围] 流行性脑脊髓膜炎、乙型脑炎、中毒性痢疾、尿毒症、脑血管意外、肝性脑病等，属于痰热内闭心包证者，可用本方加减治疗。

[方剂药物] 水牛角，生玳瑁，琥珀，朱砂，雄黄，牛黄，龙脑，麝香，安息香，金箔，银箔。

[服用方法] 原方研末为丸，如梧桐子大，人参汤下三至五丸。

[方剂歌诀] 至宝朱砂麝息香，雄黄犀角与牛黄，金银二箔兼龙脑，琥珀还同玳瑁良。

[注] (至宝)丹："丹"是中医方剂剂型名称，原指金石药炼制的成药，近代把部分精制的丸、散、锭等也称为丹。

常用中成药：[局方至宝丹] [牛黄至宝丸] [小儿至宝丸]。

II. 温开剂

苏合香丸

[主治病证] 苏合香丸具有芳香开窍、行气止痛之功效，主治寒闭证，症见突然昏倒、牙关紧闭、不省人事、苔白、脉迟等，亦治心腹卒痛、甚则昏厥等属寒凝气滞等。

[处方依据] 本方为温开的代表方，应用本方以突然昏倒、牙关紧闭、不省人事、苔白、脉迟等主症及脉象为主要依据。

[适用范围] 急性脑血管疾病、癔病性昏厥、癫痫、有毒气体中毒、老年痴呆症、流行性乙型脑炎、肝性脑病、冠心病心绞痛、心肌梗死等，属于寒闭或寒凝气滞者，可用本方加减治疗。

[方剂药物] 苏合香，安息香，冰片，水牛角，麝香，檀香，沉香，丁香，香附，木香，乳香，荜茇，白术，诃子肉，朱砂。

[服用方法] 炼蜜为丸(每丸重 3g)，口服，每次 1 丸，每日 1~2 次，温开水

送服。

[方剂歌诀] 苏合香丸麝息香,木丁朱乳荜檀襄,牛冰术沉诃香附,中恶急救莫彷徨。

常用中成药:[苏合香丸]。

六、脱证处方用药

【脱证概念】

脱证是指由于邪毒侵扰,脏腑败伤,精损血亏,阴阳气血不相维系,阴阳离决而产生的证候,临床常见突然汗出淋漓、面色苍白、神志淡漠、甚则神昏、手足厥冷、目合口开、手撒尿遗、脉微细欲绝等。

【脱证治则】

脱证的治疗根据《素问》"散者收之""虚则补之",急则治其标,标本兼治、固脱为先的原则立法,用回阳救逆药为主组成具有回阳、救逆、固脱等作用的方剂来治疗。

【回阳救逆中药】

治疗脱证所用的药物称为回阳救逆药,即以益气固脱、回阳救逆为主要作用的药物。回阳救逆药的主要作用为益气复脉、回阳固脱。回阳救逆药主要用于阴寒内盛、肾阳虚衰之全身阴寒,甚至阴盛格阳或戴阳证,症见突然汗出淋漓、面色苍白、神志淡漠、甚则神昏、手足厥冷、目合口开、手撒尿遗、脉微细欲绝等。部分回阳救逆药还可用于治疗肺脾两虚、脾胃虚寒之神倦乏力、少气懒言、食少便溏、脘腹冷痛、畏寒肢冷等。

应用回阳救逆药应注意:①此类药多为辛热之品,应用不当易耗伤津液,凡属阴虚火旺,里实有热,血热妄行者均忌用或慎用。②人参宜文火另煎,将参汁兑入其他药汤内饮服,反藜芦,畏五灵脂,恶皂荚,均忌同用,服人参不宜喝茶和吃萝卜,以免影响药力。③附子生用有毒,需注意药量,且宜久煎以减弱其毒性,孕妇忌用。

【回阳救逆方剂】

治疗脱证的方剂称为回阳救逆方或回阳救逆剂,即具有益气固脱、回阳救逆等作用,用以治疗脱证的方剂。回阳救逆方剂的主要作用为益气复脉,回阳救逆,主要用于肾阳虚衰、亡阳欲脱之证,症见突然汗出淋漓、神疲欲寐、甚则神昏、四肢厥冷、腹痛下利、手撒尿遗、脉微细欲绝等。

应用回阳救逆方剂应注意:①首先应辨别闭证和脱证。对阴寒内盛,阳气虚脱之汗出肢冷、呼吸气微、手撒遗尿、口开目合、脉象虚弱无力或脉微欲绝的脱证方可应用;而邪盛气实之闭证不得应用。②附子生用有毒,应审慎其用量,并须久煎。③方中人参不可用党参替代,病情危重者,应加大人参、附子用量,连续服用。休克患者无法口服者,可鼻饲。④本类方剂常由附子、干姜、肉桂等辛热药,配伍炙甘草、人参等甘温药组成;病情危重见虚阳浮越,或戴阳、格阳,须与酸收敛气如五味子,苦寒咸润如猪胆汁,以及摄纳浮阳的龙骨、牡蛎等品配伍,以护阴液防止虚阳脱散。

[注] ①戴阳:中医病证名称,指阳气因下焦虚寒而浮越于上,出现下真寒而上假热的证候。多见于重病后期,表现为面红颧赤而兼见下利完谷、手足厥冷、里寒外热、脉微欲绝等。

②格阳:中医病证名称,也叫阴盛格阳证。指体内阴寒过盛,格阳于外,阴阳寒热格拒,表现为内真寒外假热的证候,临床表现为身热、面红、口渴、脉大等假热症状,但身虽热反欲盖衣被,口虽渴反欲热饮、或饮水不多,脉虽大却按之无力,面虽红却浮如妆、游移不定,同时可见四肢厥冷,下利清谷,小便清长,舌淡苔白等真寒症状。

(一)脱证常用中药

附子、干姜见"里寒证常用中药"。

人参见"气虚证常用中药"。

(二)脱证常用方剂

1. 四 逆 汤

见"里寒证常用方剂"。

2. 通 脉 四 逆 汤

[主治病证] 通脉四逆汤具有破阴回阳、通达内外之功效,主治少阴病、阴盛格阳证,症见下利清谷、里寒外热、手足厥逆、脉微欲绝、身反不恶寒、面色赤,或腹痛,或干呕,或咽痛,或利止、脉不出等。

[处方依据] 应用本方以下利清谷、里寒外热、手足厥逆、脉微欲绝、身反不恶寒、面色赤、脉不出等主症及脉象为主要依据。

[适用范围] 风湿性心脏病、肺源性心脏病之心力衰竭、休克、心肌梗死完全性束支传导阻滞、病态窦房结综合征等,属于少阴阳虚阴盛格阳者,可用本方加减治疗。

[方剂组成] 甘草6g,附子12g(先煎),干姜9g。

[服用方法] 水煎服。

[方剂歌诀] 通脉四逆草附姜,加重剂量另明方,手足厥逆吐利甚,脉搏不出急回阳。

3. 参 附 汤

见"阳虚证常用方剂"。

4. 回阳救急汤

见"里寒证常用方剂"。

5. 生 脉 散

见"气虚证常用方剂"。

七、心神不安证处方用药

【心神不安证的概念】

心神不安证是指由外邪、情志、内伤等引起心、肝、肾三脏之阴阳失调,气血亏虚,心神失养,或邪扰心神所产生的证候,临床常见心悸怔忡、失眠健忘、烦躁惊狂及惊风、癫痫、癫狂、心神失常等。

【心神不安证的治则】

心神不安证的治疗根据"惊者平之""虚者补之,损者益之"的原则立法,用安神药组成具有重镇安神、养心安神等作用的方剂来治疗。

【安神中药】

治疗心神不宁证所用的药物称为安神药,即以安神定志为主要作用的药物。安神药的主要作用为安神定志,某些安神的药除具有安神定志作用外还有清热解毒、平肝潜阳、纳气平喘等作用。安神药主要用于心神不宁、惊悸、失眠、健忘、多梦等症,部分安神药还可用于惊风、癫痫、癫狂等症。

安神药根据其药物性能和临床应用,一般分为重镇安神和养心安神两类。凡是性味多属甘寒,具有重镇安神、平惊定志、平肝潜阳等作用,主要用于心火炽盛、痰火扰心、惊吓等引起的心神不宁、心悸失眠及惊痫、癫狂、肝阳上亢等的药物,叫作重镇安神药。凡是性味多属甘平,具有滋养心肝、养阴补血、交通心肾等作用,主要用于阴血不足、心脾两虚、心肾不交等导致的心悸、怔忡、虚烦不眠、健忘多梦等的药物,叫作养心安神药。

应用安神药应注意:①本类药物多属对症治标之品,特别是矿石类重镇安神药及有毒药物,只宜暂用,不可久服,应中病即止。②矿石类安神药,如作丸散剂服时,须配伍养胃健脾之品,以免伤胃耗气。③部分药物应打碎煎、久煎,部分药物具有毒性,更须慎用,以防中毒。

【安神方剂】

治疗神志不安的方剂称为安神方或安神剂,即具有重镇安神、养心安神等作用,用以治疗神志不安的方剂。安神方剂的主要作用为安神定志,某些方剂兼有清心泻火、益阴明目、滋阴养血等作用,主要用于心悸失眠、烦躁惊狂等。

安神方剂根据治疗虚、实的不同,一般分为重镇安神剂和补养安神剂。神志不安表现为惊狂善怒、烦躁不安者多属实证,按照“惊者平之”的治疗大法,治宜重镇安神;表现为心悸健忘、虚烦失眠者多属虚证,根据“虚者补之”的治疗大法,治以补养安神。

应用安神方剂应注意:①重镇安神剂多由金石类药物组成,此类药物易伤胃气,不宜久煎。②对脾胃虚弱者,可配合服用健脾和胃之品。③某些安神药,如朱砂等具有一定毒性,久服能引起慢性中毒,亦应注意。

(一)心神不安证常用中药

Ⅰ.重镇安神药

1. 朱　砂

[主治病证]

①朱砂味甘,性微寒,有毒,归心经。有镇心安神之作用,可用于心神不宁、心悸易惊、失眠多梦等症。

②朱砂善清心火,有镇惊止痉之功,可用于热入心包或痰热内闭所致的高热烦躁、神昏谵语、惊厥抽搐等温热病证。

[兼治病证]

朱砂有清热解毒之功效,可配合其他药物用于治疗口疮、喉痹、热毒疮疡肿毒等症。

[常用配伍]

①朱砂用于治疗心火亢盛、阴血不足之不寐、心悸,常与当归、生地黄等配伍。

②朱砂用于治疗热入心包之温热病证,常与牛黄、麝香等配伍。

③朱砂用于治疗小儿惊风,常与牛黄、钩藤、全蝎等配伍。

④朱砂用于治疗心肾不交之视物昏花、耳鸣,常与磁石、神曲等配伍。

⑤朱砂用于治疗热毒壅盛之疮疡肿毒,常与雄黄、山慈菇、大戟等配伍。

[注意事项]

①本品有毒,不宜大量服用,也不宜少量久服;孕妇及肝肾功能不全者禁用;忌火煅。

②朱砂为无机汞化合物,汞与人体蛋白质中巯基有特别的亲和力,高浓度时,可抑制多种酶的活性,使代谢发生障碍,直接损害中枢神经系统。

③朱砂中毒的主要原因:一是长期大剂量口服引起蓄积中毒;二是朱砂挂衣时,因其不溶于水而沉附于煎器底部,经长时间受热发生化学反应,可析

出汞及其他有毒物质,增加毒性。

　　④朱砂的常用剂量为0.1~0.5g。

　　[药性歌括]

　　朱砂味甘,镇心养神,祛邪解毒,定魄安魂。

2. 磁　石

　　[主治病证]

　　①磁石味咸,性寒,归肝、心、肾经。有镇惊安神之作用,可用于肾虚肝旺、肝火上炎、扰动心神或惊恐气乱、神不守舍所致之心神不宁证。

　　②磁石具有平肝潜阳之功效,可用于治疗头晕目眩、急躁易怒之肝阳上亢证。

　　[兼治病证]

　　①磁石可通过益肾阴而发挥聪耳明目的作用,可配合其他药物用于治疗肾虚所致的耳鸣耳聋、视物昏花等症。

　　②磁石入肾经,有益肾纳气平喘之功,可配合其他药物用于治疗肾气不足、摄纳无权之虚喘证。

　　[常用配伍]

　　①磁石用于治疗肾虚肝火旺盛或惊恐气乱所致的心神不宁、惊悸、失眠及癫痫者,常与朱砂、神曲配伍。

　　②磁石用于治疗肝阳上亢所致的头晕目眩等症,常与石决明、珍珠、牡蛎等配伍。

　　③磁石用于治疗肾虚所致的耳鸣耳聋,常与熟地黄、山茱萸、五味子等配伍。

　　④磁石用于治疗肝肾不足所致的视物昏花,常与枸杞子、菊花、女贞子等配伍。

　　⑤磁石用于治疗肾气不足、纳气无力所致的虚喘,常与五味子、胡桃肉、蛤蚧等纳气平喘药配伍。

　　[注意事项]

　　①磁石因吞服后不易消化,入丸散,不可多服;脾胃虚弱者慎用。

　　②磁石镇静安神、平肝潜阳宜生用,聪耳明目、纳气平喘宜醋淬后用。

　　③磁石宜先煎。

　　④磁石常用剂量为9~30g。

　　[药性歌括]

　　磁石味咸,镇肝安神,聪耳明目,纳气平喘。

3. 龙 骨

[主治病证]

①龙骨味甘、涩,性平,归心、肝、肾经。有镇惊安神之作用,可用于心神不宁、心悸、失眠、健忘多梦等症。

②龙骨入肝经,质重沉降,有较强的平肝潜阳作用,可用于肝阴不足、肝阳上亢之头晕目眩、烦躁易怒等症。

[兼治病证]

①龙骨味涩能收敛,有收敛固涩之功效,可配合其他药物用于治疗遗精、滑精、遗尿、尿频、崩漏、带下、自汗、盗汗等多种正虚滑脱之证。

②龙骨煅后外用有收湿、敛疮、生肌之功效,可外用治疗湿疮流水、痒疹等。

[常用配伍]

①龙骨用于治疗痰热内盛所致的惊痫癫狂,常与牛黄、胆南星、羚羊角等配伍。

②龙骨用于治疗肝阴不足、肝阳上亢之头晕目眩、烦躁易怒等症,常与代赭石、牡蛎、白芍等配伍。

③龙骨用于治疗肾虚遗精、滑精,常与芡实、沙苑子、牡蛎等固精止遗药配伍。

④龙骨用于治疗心肾两虚所致的小便频数、遗尿者,常与桑螵蛸、龟板等配伍。

⑤龙骨用于治疗气血不摄、冲任不固之崩漏,常与黄芪、海螵蛸、五倍子等配伍。

⑥龙骨用于治疗表虚自汗、阴虚盗汗者,常与牡蛎、浮小麦、五味子等配伍。

⑦龙骨用于治疗大汗不止、脉微欲绝的亡阳证,常与牡蛎、人参、附子等配伍,以回阳救逆固脱。

⑧龙骨用于治疗湿疮流水、痒疹等症时,常与牡蛎配伍,研粉外敷;若疮疡溃久不敛,常与枯矾等份,共研细末,掺敷患处。

[注意事项]

①湿热积滞者不宜使用。

②龙骨镇惊安神、平肝潜阳生用,收敛固涩宜煅用。

③龙骨宜先煎。

④龙骨常用剂量为 15~30g。

[药性歌括]

龙骨味甘,梦遗精泄,崩带肠痈,惊痫风热。

4. 琥 珀

[主治病证]

①琥珀味甘,性平,归心、肝、膀胱经。有镇惊安神之作用,可用于治疗心神不宁、心悸失眠、健忘等症。

②琥珀具有活血通经、散瘀消癥之功效,可用于治疗瘀血阻滞之痛经、胸痹心痛、癥瘕积聚等症。

[兼治病证]

①琥珀有利尿通淋之功效,可配合其他药物用于治疗淋证、癃闭等。

②琥珀外用有生肌收敛之功效,可配合其他药物用于治疗痈肿疮毒。

[常用配伍]

①琥珀用于治疗心神不宁、心悸失眠、健忘等症,常与石菖蒲、远志、茯神等安神药配伍。

②琥珀用于治疗血滞经闭、痛经,常与水蛭、虻虫、大黄等配伍。

③琥珀用于治疗心血瘀阻所致的胸痹心痛者,常与三七配伍,研末内服;治疗癥瘕积聚,常与三棱、大黄、鳖甲等配伍。

④琥珀用于治疗石淋、热淋等,常与金钱草、海金沙、木通等配伍。

[注意事项]

①琥珀不入煎剂,忌火煅。

②琥珀常用剂量为 1.5~3g。

[药性歌括]

琥珀味甘,安魂定魄,破郁消癥,利水通涩。

Ⅱ. 养心安神药

1. 酸 枣 仁

[主治病证]

酸枣仁味甘、酸,性平,归肝、胆、心经。有养心补肝之作用,可用于心肝阴血亏虚、心失所养之虚烦不眠、惊悸多梦等症。

[兼治病证]

①酸枣仁有收敛止汗之效,可配合其他药物用于治疗体虚自汗、盗汗。

②酸枣仁有敛阴生津止渴之功效,可配合其他药物用于治疗津伤口渴者。

[常用配伍]

①酸枣仁用于治疗虚烦不眠、惊悸多梦等症,常与知母、茯苓、川芎等配伍。

②酸枣仁用于治疗心脾气血亏虚所致的惊悸不安、体倦失眠者,常与黄芪、当归、人参等配伍。

③酸枣仁用于治疗阴虚血少所致的心悸失眠、虚烦神疲、梦遗健忘、手足心热、口舌生疮、舌红少苔、脉细而数者,常与生地黄、五味子、丹参等配伍。

④酸枣仁用于治疗体虚自汗、盗汗,常与五味子、山茱萸、黄芪等配伍。

⑤酸枣仁用于治疗津伤口渴者,常与生地黄、麦冬、天花粉等配伍。

[注意事项]

酸枣仁常用剂量为10~15g。

[药性歌括]

酸枣仁酸,敛汗祛烦,多眠用生,不眠用炒。

2. 柏 子 仁

[主治病证]

①柏子仁味甘,性平,归心、肾、大肠经。有养心安神之功效,可用于心之阴血不足、心神失养之心悸怔忡、虚烦不眠、头晕健忘等。

②柏子仁有润肠通便之功效,可用于治疗阴虚血亏所致的老年、产后肠燥便秘等。

[兼治病证]

柏子仁有滋补阴液之功效,可配合其他药物用于治疗阴虚盗汗。

[常用配伍]

①柏子仁用于治疗心悸怔忡、虚烦不眠、头晕健忘,常与人参、五味子、白术等配伍。

②柏子仁用于治疗肠燥便秘,常与郁李仁、松子仁、杏仁等配伍。

③柏子仁用于治疗阴虚盗汗,常与酸枣仁、牡蛎、麻黄根等收敛止汗药配伍。

[注意事项]

①柏子仁质润,便溏及多痰者慎用。

②柏子仁常用剂量为3~10g。

[药性歌括]

柏子味甘,补心益气,敛汗润肠,更疗惊悸。

3. 灵 芝

[主治病证]

①灵芝味甘,性平,归心、肺、肝、肾经,有补气安神之作用,可补心血、益心气、安心神,用于气血不足所致的心神失养证。

②灵芝有补益肺肾之气、止咳平喘之作用,可用于肺虚咳喘证。

[兼治病证]

灵芝味甘补气,可配合其他药物用于治疗虚劳短气、不思饮食等症。

［常用配伍］

①灵芝用于治疗气血不足、心神失养之心神不宁、失眠、惊悸、多梦、健忘、体倦神疲、食少者，常与当归、白芍、酸枣仁等配伍。

②灵芝用于治疗肺虚咳喘，可单用，或与黄芪、党参、五味子等配伍。

③灵芝用于治疗虚劳短气、不思饮食时，常与山茱萸、人参、山药、生地黄等配伍。

［注意事项］

灵芝常用剂量为6~12g。

［药性歌括］

灵芝甘平，补气安神，补益肺肾，止咳平喘。

4. 首乌藤（夜交藤）

［主治病证］

①首乌藤味甘，性平，归心、肝经，有补养阴血、养心安神之功效，可用于阴虚血少之失眠多梦、心神不宁等。

②首乌藤有祛风通络之效，可用于血虚身痛、风湿痹痛等。

［兼治病证］

首乌藤有养血祛风止痒之功，可配合其他药物用于治疗风疹、疥癣等。

［常用配伍］

①首乌藤用于治疗阴虚血少之失眠多梦、心神不宁，常与合欢皮、酸枣仁、柏子仁等配伍；治疗失眠、阴虚阳亢证，常与珍珠母、龙骨、牡蛎等配伍。

②首乌藤用于治疗血虚身痛，常与鸡血藤、当归、川芎等配伍；治疗风湿痹痛，常与羌活、独活、桑寄生等配伍。

③首乌藤用于治疗风疹、疥癣之皮肤瘙痒，常与蝉蜕、浮萍、地肤子等配伍。

［注意事项］

首乌藤常用剂量为9~15g。

［药性歌括］

夜交藤平，失眠宜用，皮肤痒疮，肢体酸楚。

5. 合 欢 皮

［主治病证］

合欢皮味甘，性平，归心、肝、肺经。有解郁安神之功效，可用于情志不遂、忿怒忧郁所致心神不安、烦躁不宁、抑郁失眠等症。

[兼治病证]

合欢皮有活血消肿之效,可配合其他药物用于治疗肺痈胸痛、咯吐脓血、疮痈肿毒等症。

[常用配伍]

①合欢皮用于治疗情志不遂、忿怒忧郁所致心神不安、烦躁不宁、抑郁失眠等症,常与酸枣仁、首乌藤、郁金等配伍。

②合欢皮用于治疗肺痈胸痛、咯吐脓血,常与鱼腥草、冬瓜仁、芦根等配伍;治疗疮痈肿毒,常与蒲公英、紫花地丁、连翘等配伍。

③合欢皮用于治疗跌仆伤痛,常与乳香、没药、骨碎补等配伍。

[注意事项]

①孕妇慎用。

②合欢皮常用剂量为6~12g。

[药性歌括]

合欢味甘,利人心志,安脏明目,快乐无虑。

6. 远　志

[主治病证]

远志味苦、辛,性温,归心、肾、肺经。有安神益智、交通心肾之功效,可用于心肾不交之心神不宁、失眠多梦、健忘惊悸、神志恍惚等。

[兼治病证]

①远志有祛痰止咳之功效,可配合其他药物用于治疗痰多、咳吐不爽等症。

②远志有消肿之功效,可配合其他药物用于治疗疮疡肿毒、乳房肿痛等症。

[常用配伍]

①远志用于治疗心肾不交之心神不宁、失眠多梦、健忘惊悸、神志恍惚时,常与茯神、龙齿、朱砂等配伍。

②远志用于治疗健忘,常与人参、茯苓、石菖蒲等配伍。

③远志用于治疗癫痫昏仆、痉挛抽搐者,常与半夏、天麻、全蝎等化痰息风药配伍;治疗惊风发狂,常与石菖蒲、郁金、白矾等祛痰、开窍药配伍。

④远志用于治疗痰多黏稠、咳吐不爽,常与苦杏仁、川贝母、桔梗等配伍。

⑤远志用于治疗疮疡肿毒、乳房肿痛,内服、外用均可。内服可单用为末,黄酒送服;外用可隔水蒸软,加少量黄酒捣烂敷患处。

[注意事项]

①有胃溃疡及胃炎者慎用。

②远志常用剂量为3~10g。

[药性歌括]

远志气温,能祛惊悸,安神镇心,令人多记。

(二)心神不安证常用方剂

Ⅰ.重镇安神剂

1. 朱砂安神丸

[主治病证]朱砂安神丸具有镇心安神、泻火养阴之功效,主治心火偏亢、阴血不足证,症见失眠多梦、惊悸怔忡、心烦神乱、舌红、脉细数等。

[处方依据]应用本方以惊悸失眠、舌红、脉细数等主症及脉象为主要依据。

[适用范围]神经衰弱所致的心悸、健忘、失眠,或精神抑郁症引起的神志恍惚等,属于心火上炎、阴血不足者,可用本方加减治疗。

[方剂组成]朱砂0.3g(冲服),黄连8g,生地黄8g,当归8g,甘草6g。

[服用方法]水煎服。

[注意事项]朱砂内服只宜入丸、散,每次0.1~0.5g,不宜入煎剂。

[方剂歌诀]朱砂安神东垣方,归连甘草合地黄,怔忡不寐心烦乱,清热养阴可复康。

常用中成药:[朱砂安神丸]。

2. 磁 朱 丸

[主治病证]磁朱丸具有益阴明目、重镇安神之功效,主治心肾不交证,症见视物昏花、耳鸣耳聋、心悸、失眠,亦治癫痫等。

[处方依据]应用本方以心悸失眠、耳鸣耳聋、视物昏花等主症为主要依据。

[适用范围]神经衰弱,高血压,视网膜、视神经、玻璃体、晶状体的病变以及房水循环障碍等,属于心肾不交者,可用本方加减治疗。

[方剂药物]磁石,朱砂,神曲。

[服用方法]原方用法:上药研末,炼蜜为丸,如梧子大,饮服三丸,每日三次。

[方剂歌诀]磁朱丸中有神曲,安神潜阳治目疾,心悸失眠皆可用,癫狂痫证宜服之。

常用中成药:[磁朱丸]。

Ⅱ.补养安神剂

1. 天王补心丹

[主治病证]天王补心丹具有滋阴养血、补心安神之功效,主治阴虚血少、

神志不安证,症见心悸失眠、虚烦神疲、梦遗健忘、手足心热、口舌生疮、大便干结、舌红少苔、脉细而数等。

[处方依据] 应用本方以心悸失眠、手足心热、舌红少苔、脉细而数等主症及脉象为主要依据。

[适用范围] 神经衰弱、冠心病、精神分裂症、心脏病、甲状腺功能亢进等所致的失眠、心悸,以及复发性口疮等,属于心经阴亏血少者,可用本方加减治疗。

[方剂组成] 生地黄12g,人参、丹参、玄参、茯苓、五味子、远志、桔梗各10g,当归身、麦冬、天门冬、柏子仁、酸枣仁(捣碎)各15g。

[服用方法] 水煎服。

[方剂歌诀] 补心丹用柏枣仁,二冬生地当归身,三参桔梗朱砂味,远志茯苓共养神。

常用中成药:[天王补心丸]。

2. 酸枣仁汤

[主治病证] 酸枣仁汤具有养血安神、清热除烦之功效,主治虚烦不眠证,症见失眠心悸、虚烦不安、头目眩晕、咽干口燥、舌红、脉弦细等。

[处方依据] 应用本方以虚烦不眠、咽干口燥、舌红、脉弦细等主症及脉象为主要依据。

[适用范围] 神经衰弱、心脏神经官能症、围绝经期综合征等,属于肝血不足、虚热内扰、心神不安者,可用本方加减治疗。

[方剂组成] 酸枣仁15g(捣碎),茯苓6g,知母6g,川芎6g,甘草6g。

[服用方法] 水煎服。

[方剂歌诀] 酸枣二升先煮汤,茯知二两用之良,芎二甘一相调剂,服后安然入梦乡。

常用中成药:[酸枣仁合剂]。

3. 甘麦大枣汤

[主治病证] 甘麦大枣汤具有养心安神、和中缓急之功效,主治脏躁证,症见精神恍惚、常悲伤欲哭、不能自主、心中烦乱、睡眠不安,甚则言行失常、呵欠频作、舌淡红苔少、脉细微数等。

[处方依据] 应用本方以精神恍惚、悲伤欲哭、脉细微数等主症及脉象为主要依据。

[适用范围] 神经官能症、癔病、抑郁症、围绝经期综合征等,属于心阴不足、肝气失和者,可用本方加减治疗。

[方剂组成] 甘草9g,浮小麦30g,大枣5枚。

［服用方法］水煎服。

［方剂歌诀］金匮甘麦大枣汤，妇人脏躁喜悲伤，精神恍惚常欲哭，养心安神效力彰。

八、滑脱不禁证处方用药

【滑脱不禁证概念】

滑脱不禁证是指由于久病体虚、正气不固、脏腑功能衰退所产生的证候，临床常见自汗、盗汗、久咳、虚喘、久泻、久痢、遗精、滑精、遗尿、尿频、崩漏、带下等。

【滑脱不禁证治则】

滑脱不禁证的治疗根据"散者收之""急则治其标，缓则治其本""标本兼治"的原则立法，用收涩固脱药物为主组成具有固表止汗、敛肺涩肠、固精止带等作用的方剂来治疗。

【收涩固脱中药】

治疗滑脱不禁证所用的药物称为收涩固脱药，即以敛耗散、固滑脱为主要作用的药物。收涩固脱药的主要作用为收敛固涩，某些收涩固脱药除具有收敛固涩作用外还有固表止汗、敛肺涩肠、固精缩尿止带等作用。收涩固脱药主要用于久病体虚、正气不固、脏腑功能衰退所致的自汗、盗汗、久咳虚喘、久泻、久痢、遗精、滑精、遗尿、尿频、崩带不止等滑脱不禁之证，部分收涩固脱药还可用于产后虚汗不止、心悸、失眠、多梦等症而兼有滑脱者。

收涩固脱药根据其药物性能和临床应用，一般分为固表止汗药、敛肺涩肠药和固精缩尿止带药三类。凡是性味多属甘平，具有行肌表、调节卫分作用，主要适用于气虚肌表不固，腠理疏松，津液外泄而自汗，或阴虚不能制阳，阳热迫津外泄而盗汗的药物，叫作固表止汗药。凡是性味多属甘平，具有敛肺止咳喘、涩肠止泻痢作用，主要适用于肺虚喘咳、久治不愈或肺肾两虚、摄纳无权为主要特征的虚喘证的药物，叫作敛肺涩肠药。凡是性味多属甘温，具有固精、缩尿、止带作用，主要适用于肾虚不固所致的遗精、滑精、遗尿、尿频以及带下清稀为主要特征的药物，叫作固精缩尿止带药。

应用收涩固脱药应注意：①必须针对正虚无邪的病症，正确选用长于固表止汗或敛肺涩肠或固精缩尿止带的药物。②根据患者肺肾偏虚的不同，随证合理配伍补肺益气、补肾纳气的药物。③收涩固脱剂为正虚无邪者设，故凡外邪未去，误用固涩，则有"闭门留寇"之弊。④对于热病多汗、痰饮咳嗽、火扰遗泄、热痢初起、伤食泄泻、实热崩带等，均非本类方剂之所宜。

【收涩固脱方剂】

治疗滑脱不禁证的方剂称为收涩固脱方或收涩固脱剂,即具有收敛固涩等作用,用以治疗脱证的方剂。收涩固脱方剂的主要作用为益气固表、敛阴止汗,某些方剂兼有涩精、止带等作用。收涩固脱方剂主要用于耗散滑脱之证引起的自汗、盗汗、久咳不止、久泻、久痢、遗精滑泄、小便失禁、崩漏带下等。另如术后、产后身体虚弱、自主神经功能失调以及肺结核所致自汗、盗汗者,慢性支气管炎、肺气肿、肺结核、支气管哮喘、百日咳所致久咳肺虚、气阴两亏者,以及慢性肠炎、慢性结肠炎、肠结核、慢性痢疾、痢疾综合征等日久不愈属脾肾虚寒者,也可选用。

收涩固脱方剂根据治疗自汗、盗汗、久咳、虚喘、遗尿、遗精、滑精的不同,一般分为固表止汗、敛肺涩肠和固精缩尿止带剂。如果患者兼见有气、血、阴、阳不足等表现的还须配合补益方法。

若是元气大虚、亡阳欲脱所致的大汗淋漓、小便失禁或是崩中不止,使用收涩固脱方剂时,还须配合使用大剂参附之类回阳固脱药物,以扶阳固脱,非单纯收涩固脱所能治疗。

应用收涩固脱方剂应注意:①收涩固脱方剂多为收敛之品,注意标本兼顾,根据气、血、精、津液耗伤程度的不同,配伍相应的补益药。②元气大虚、亡阳欲脱者,宜急用大补参附之类回阳固脱,非单纯固涩所能。③外邪未去,误用固涩,有"闭门留寇"之弊。④实邪所致的热病多汗,火扰遗泄,热痢初起,食滞泄泻,实热崩带,均非本类方剂所宜。

(一)滑脱不禁证常用中药

Ⅰ. 固表止汗药

1. 麻 黄 根

[主治病证]

麻黄根味甘、涩,性平,归心、肺经。有固表止汗之作用,可用于自汗、盗汗等症。

[兼治病证]

麻黄根配伍牡蛎共研细末,扑于身上,可用于治各种虚汗证。

[常用配伍]

①麻黄根用于治疗气虚自汗,常与黄芪、牡蛎等配伍。

②麻黄根用于治疗阴虚盗汗,常与熟地黄、当归等配伍。

③麻黄根用于治疗产后虚汗不止,常与当归、黄芪等配伍。

[注意事项]

①有表邪者忌用。

②麻黄根常用剂量为 3~9g。

[药性歌括]

麻黄根好,止汗固表,甘涩性平,虚汗可疗。

2. 浮 小 麦

[主治病证]

浮小麦味甘,性凉,归心经。有固表止汗之作用,可用于自汗、盗汗等症。

[兼治病证]

浮小麦有益气除热之功效,可配合其他药物用于治疗骨蒸劳热、妇人劳热。

[常用配伍]

①浮小麦用于治疗气虚自汗者,常与黄芪、煅牡蛎、麻黄根等配伍。

②浮小麦用于治疗阴虚盗汗者,常与五味子、麦冬、地骨皮等配伍。

③浮小麦用于治疗阴虚发热、骨蒸劳热等症,常与玄参、麦冬、生地黄等配伍。

[注意事项]

①表邪汗出者忌用。

②浮小麦常用剂量为 15~30g。

[药性歌括]

浮麦甘凉,固表止汗,兼疗劳热,表邪忌用。

3. 糯稻根须

[主治病证]

糯稻根须味甘,性平,归肺、胃、肾经。有固表止汗之作用,可用于自汗、盗汗等症。

[兼治病证]

①糯稻根须有退虚热、益胃生津之功效,可配合其他药物用于治疗虚热不退、骨蒸潮热等症。

②糯稻根须水煎可用于治疗乳糜尿。

[常用配伍]

①糯稻根须用于治疗气虚自汗,常与黄芪、党参、白术、浮小麦配伍。

②糯稻根须用于治疗阴虚盗汗,常与生地黄、地骨皮、麻黄根等配伍。

③糯稻根须用于治疗病后阴虚口渴、虚热不退及骨蒸潮热者,常与沙参、麦冬、地骨皮等配伍。

[注意事项]

糯稻根须常用剂量为 15~30g。

[药性歌括]

稻根味甘,固表止汗,自汗盗汗,皆可煎尝。

Ⅱ. 敛肺涩肠药

1. 五 味 子

[主治病证]

①五味子味酸、甘,性温,归肺、心、肾经。有敛肺滋肾之作用,可用于肺虚久咳或肺肾两虚之喘咳。

②五味子有生津敛汗之功效,可用于津伤口渴、消渴、自汗、盗汗等症。

③五味子有涩精止泻之功效,可用于遗精、滑精、久泻不止等症。

[兼治病证]

五味子有宁心安神之功效,可配合其他药物用于治疗心悸、失眠、多梦等症。

[常用配伍]

①五味子用于治疗肺虚久咳,常与罂粟壳配伍。

②五味子用于治疗肺肾两虚喘咳,常与山茱萸、熟地黄、山药等配伍。

③五味子用于治疗寒饮咳喘,常与麻黄、细辛、干姜等配伍。

④五味子用于治疗阴虚盗汗,常与山茱萸、五倍子、牡蛎配伍。

⑤五味子用于治疗滑精者,常与桑螵蛸、附子、龙骨等配伍。

⑥五味子用于治疗梦遗者,常与麦冬、山茱萸、熟地黄、山药等配伍。

⑦五味子用于治疗脾肾虚寒久泻不止,常与补骨脂、肉豆蔻、吴茱萸配伍。

⑧五味子用于治疗热伤气阴、汗多口渴者,常与人参、麦冬配伍。

⑨五味子用于治疗阴虚内热、口渴多饮之消渴证,常与山药、知母、天花粉、黄芪等配伍。

⑩五味子用于治疗阴血亏损、心神失养或心肾不交之虚烦心悸、失眠多梦,常与麦冬、丹参、生地黄、酸枣仁等配伍。

[注意事项]

①凡表邪未解,内有实热,咳嗽初起,麻疹初期,均不宜用。

②五味子常用剂量为3~6g。

[药性歌括]

五味子酸,滑脱能关,益气生津,心神得安。

2. 乌 梅

[主治病证]

①乌梅味酸、涩,性平,归肝、脾、肺、大肠经。有敛肺止咳之作用,可用

于肺虚久咳少痰或干咳无痰等症。

②乌梅有涩肠止泻之作用，可用于治疗久泻、久痢等症。

③乌梅有安蛔止痛之功效，可用于治疗蛔厥腹痛、呕吐等症。

[兼治病证]

①乌梅有生津止渴的作用，可配合其他药物用于治疗虚热消渴证。

②乌梅炒炭后，涩重于酸，收敛力强，能固冲止漏，可配合其他药物用于治疗崩漏不止、便血等；外敷能消疮毒，可治胬肉外突、头疮等。

[常用配伍]

①乌梅用于治疗肺虚久咳少痰或干咳无痰，常与罂粟壳、杏仁等配伍。

②乌梅用于治疗久泻、久痢，常与罂粟壳、诃子等配伍。

③乌梅用于治疗湿热泻痢、便脓血者，常与黄连、黄柏等配伍。

④乌梅用于治疗蛔虫所致腹痛、呕吐、肢厥的蛔厥，常与苦、辛味药配伍。

⑤乌梅用于治疗热伤气阴、汗多口渴者，常与人参、麦冬等配伍。

⑥乌梅用于治疗阴虚内热、口渴多饮之消渴，常与山药、知母、天花粉、黄芪等配伍。

[注意事项]

①外有表邪或内有实热积滞者均不宜服。

②乌梅常用剂量为3~10g。

[药性歌括]

乌梅酸涩，疗久痢咳，止血安蛔，生津止渴。

3. 五 倍 子

[主治病证]

①五倍子味酸、涩，性寒，归肺、大肠、肾经。有敛肺降火止咳之作用，可用于治疗肺虚久咳、肺热痰嗽或咯血等症。

②五倍子有涩肠止泻之功效，可用于治疗久泻、久痢等症。

③五倍子有固精止遗之功效，可用于治疗遗精、滑精等症。

④五倍子有收敛止血之功效，可用于治疗崩漏、便血、痔血等症。

[兼治病证]

五倍子有收湿敛疮之功效，可配合其他药物用于治疗湿疮流水、溃疡不敛、疮疖肿毒等症。

[常用配伍]

①五倍子用于治疗肺虚久咳，常与五味子、罂粟壳等配伍。

②五倍子用于治疗肺热痰嗽，常与瓜蒌、黄芩、贝母等配伍。

③五倍子用于治疗热灼肺络、咳嗽咯血，常与藕节、白及等配伍。

④五倍子用于治疗自汗、盗汗,可单用研末,与荞面等份做饼,煨熟食之;或研末水调敷肚脐处。

⑤五倍子用于治疗久泻久痢,常与诃子、五味子配伍,以增强涩肠之功。

⑥五倍子用于治疗肾虚精关不固之遗精、滑精者,常与龙骨、茯苓等配伍。

⑦五倍子用于治疗崩漏,可单用,或与棕榈炭、血余炭等配伍。

⑧五倍子用于治疗便血、痔血,常与槐花、地榆等配伍,或煎汤熏洗患处。

[注意事项]

①湿热泻痢者忌用。

②五倍子常用剂量为3~6g。

[药性歌括]

五倍酸涩,疗齿疳蜃,痔痈脓疮,兼除风热。

4. 诃　子

[主治病证]

①诃子味苦、酸、涩,性平,归肺、大肠经。有涩肠止泻之作用,可用于久泻、久痢等症。

②诃子有敛肺止咳之功效,可用于肺虚久咳。

[兼治病证]

①诃子有利咽开音之功效,可配合其他药物用于治疗失声。

②诃子液浸渍患处,或用纱布润药液湿敷,可配合其他药物用于治疗急性、慢性湿疹。

[常用配伍]

①诃子用于治疗久泻、久痢,可单用。

②诃子用于治疗久泻、久痢属虚寒者,常与干姜、罂粟壳、陈皮等配伍。

③诃子用于治疗泻痢日久、中气下陷之脱肛,常与人参、黄芪、升麻等配伍。

④诃子用于治疗肠风证,常与防风、秦艽、白芷等配伍。

⑤诃子用于治疗肺虚久咳、失声者,常与人参、五味子等配伍。

⑥诃子用于治疗痰热郁肺所致的久咳失声者,常与桔梗、甘草配伍。

⑦诃子用于治疗久咳失声、咽喉肿痛者,常与青黛、冰片等配伍,蜜丸噙化。

[注意事项]

①凡外有表邪、内有湿热积滞者忌用。

②诃子常用剂量为3~5g。

[药性歌括]

诃子苦酸,敛肺止喘,能涩大肠,失音得痊。

5. 石 榴 皮

[主治病证]

①石榴皮味酸、涩,性温,归大肠经。有涩肠止泻之作用,可用于久泻、久痢等症。

②石榴皮有杀虫之功效,可用于蛔虫、蛲虫、绦虫等肠道寄生虫病。

[兼治病证]

①石榴皮有收敛止血之作用,可配合其他药物用于治疗崩漏、便血等症。

②石榴皮有涩精、止带之作用,可配合其他药物用于治疗遗精、带下等症。

[常用配伍]

①石榴皮用于治疗久泻久痢,可单用煎服,或研末冲服,亦可与肉豆蔻、诃子等配伍。

②石榴皮用于治疗久泻久痢而致中气下陷脱肛,常与党参、黄芪、升麻等配伍。

③石榴皮用于治疗蛔虫、蛲虫、绦虫等虫积腹痛证,常与槟榔、使君子等配伍。

④石榴皮用于治疗崩漏及妊娠下血不止者,常与当归、阿胶、艾叶炭等配伍。

⑤石榴皮用于治疗便血,可单用煎服,或与地榆、槐花等配伍。

[注意事项]

①入汤剂生用,入丸、散多炒用,止血多炒炭用。

②石榴皮常用剂量为3~6g。

[药性歌括]

石榴皮酸,滑脱功专,能杀肠虫,泻痢亦安。

6. 肉 豆 蔻

[主治病证]

肉豆蔻味辛,性温,归脾、胃、大肠经。有涩肠止泻之作用,可用于治疗虚泻、冷痢等症,为治疗虚寒性泻痢之要药。

[兼治病证]

肉豆蔻有温中行气之作用,可配合其他药物用于治疗胃寒气滞、脘腹胀痛、食少呕吐等症。

[常用配伍]

①肉豆蔻用于治疗脾胃虚寒之久泻、久痢者,常与肉桂、干姜、党参、白术、诃子等配伍。

②肉豆蔻用于治疗脾肾阳虚所致的五更泄泻者,常与补骨脂、五味子、吴

茱萸等配伍。

③肉豆蔻用于治疗胃寒气滞、脘腹胀痛、食少呕吐等症,常与木香、干姜、半夏等配伍。

[注意事项]

①本品具有毒性,不可生用,内服须煨熟去油用。

②湿热泻痢者忌用。

③肉豆蔻常用剂量为3~10g。

[药性歌括]

肉蔻辛温,能涩脾肾,虚寒久泻,中焦气顺。

7. 赤 石 脂

[主治病证]

①赤石脂味甘、酸、涩,性温,归大肠、胃经。有涩肠止泻之作用,可用于虚寒久泻久痢、滑脱不禁、脱肛等症。

②赤石脂有收敛止血之功效,可用于崩漏带下、便血等症。

[兼治病证]

赤石脂有敛疮生肌之功效,可配合其他药物用于治疗湿疮流水、外伤出血、疮疡久溃等症。

[常用配伍]

①赤石脂用于治疗泻痢日久、滑脱不禁、脱肛等症,常与禹余粮配伍。

②赤石脂用于治疗虚寒下痢、便脓血不止者,常与干姜、粳米配伍。

③赤石脂用于治疗崩漏,常与海螵蛸、侧柏叶等配伍。

④赤石脂用于治疗便血、痔疮出血,常与禹余粮、龙骨、地榆等配伍。

⑤赤石脂用于治疗妇女肾虚带脉失约日久而赤白带下者,常与鹿角霜、芡实等配伍。

⑥赤石脂用于治疗疮疡久溃不敛,常与龙骨、乳香、血竭等配伍,研细末,掺于疮口。

[注意事项]

①湿热积滞泻痢者忌服。

②孕妇慎用。

③赤石脂畏肉桂,不宜与肉桂同用。

④赤石脂宜先煎。

⑤赤石脂常用剂量为9~12g。

[药性歌括]

赤石脂温,保固肠胃,溃疡生肌,涩精泻痢。

8. 禹余粮

[主治病证]

①禹余粮味甘、涩,性平,归胃、大肠经。有涩肠止泻之作用,可用于久泻、久痢等症。

②禹余粮有收敛止血之功效,可用于崩漏、便血、下焦出血等症。

[兼治病证]

禹余粮有固涩止带之功效,可配合其他药物用于治疗带下证。

[常用配伍]

①禹余粮用于治疗久泻、久痢,常与赤石脂配伍。

②禹余粮用于治疗崩漏、带下,常与海螵蛸、赤石脂、龙骨等配伍。

③禹余粮用于治疗气虚失摄之便血者,常与人参、白术、棕榈炭等配伍。

④禹余粮用于治疗肾虚带脉不固之带下清稀者,常与海螵蛸、煅牡蛎、白果等配伍。

[注意事项]

①孕妇慎用,湿热积滞泻痢者忌服。

②禹余粮宜先煎。

③禹余粮常用剂量为9~15g。

[药性歌括]

余粮涩平,涩肠止泻,收敛止血,固涩止带。

Ⅲ. 固精止带药

1. 山茱萸

[主治病证]

①山茱萸味酸、涩,性微温,归肝、肾经。有补益肝肾之功效,可用于腰膝酸软、头晕耳鸣、阳痿等症。

②山茱萸有收敛固涩之功效,可用于遗精滑精、遗尿尿频等症。

[兼治病证]

①山茱萸入下焦,有补肝肾、固冲任之功效,可配合其他药物用于治疗肝肾亏虚、冲任不固所致的崩漏下血及月经过多等症。

②山茱萸酸涩性温,有敛汗固脱之功效,可配合其他药物用于治疗大汗不止、体虚欲脱者。

[常用配伍]

①山茱萸用于治疗肝肾阴虚所致的头晕目眩、腰酸耳鸣者,常与熟地黄、山药等配伍。

②山茱萸用于治疗命门火衰所致的腰膝冷痛、小便不利者,常与肉桂、附

子等配伍。

③山茱萸用于治疗肾阳虚阳痿者，常与鹿茸、补骨脂、巴戟天、淫羊藿等配伍，以补肾助阳。

④山茱萸用于治疗肾虚精关不固之遗精、滑精者，常与熟地黄、山药等配伍。

⑤山茱萸用于治疗肾虚膀胱失约之遗尿、尿频者，常与覆盆子、金樱子、沙苑子、桑螵蛸等配伍。

⑥山茱萸用于治疗妇女肝肾亏损、冲任不固之崩漏及月经过多者，常与熟地黄、白芍、当归等配伍。

⑦山茱萸用于治疗脾气虚弱、冲任不固而漏下不止者，常与龙骨、黄芪、白术、五味子等配伍。

⑧山茱萸用于治疗大汗欲脱或久病虚脱者，常与人参、附子、龙骨等配伍。

［注意事项］

①素有湿热而致小便淋涩者，不宜应用。

②山茱萸常用剂量为6~12g，急救固脱可用至20~30g。

［药性歌括］

萸肉酸温，补肾固脱，昏眩崩滞，喘促汗多。

2. 覆 盆 子

［主治病证］

覆盆子味甘、酸，性微温，入肝、肾经。有固精缩尿之作用，可用于遗精滑精、遗尿、尿频等症。

［兼治病证］

覆盆子有益肝肾明目之功效，可配合其他药物用于肝肾不足所致的目暗不明。

［常用配伍］

①覆盆子用于治疗肾虚遗精、滑精、阳痿、不孕等症，常与枸杞子、菟丝子、五味子等配伍。

②覆盆子用于治疗肾虚遗尿、尿频者，常与桑螵蛸、益智仁、补骨脂等配伍。

③覆盆子用于治疗肝肾不足所致的目暗不明者时，可单用久服，或与枸杞子、桑椹子、菟丝子等配伍。

［注意事项］

①阴虚火旺，膀胱蕴热而小便短涩者忌用。

②覆盆子常用剂量为6~12g。

［药性歌括］

覆盆甘酸，能补肝肾，固精缩尿，治遗功专。

3. 桑 螵 蛸

[主治病证]

桑螵蛸味甘、咸,性平,归肝、肾经,有固精缩尿之作用,可用于遗精滑精、遗尿、尿频、尿浊等症。

[兼治病证]

桑螵蛸有补肾助阳之作用,可配合其他药物用于治疗肾虚阳痿。

[常用配伍]

①桑螵蛸用于治疗肾虚遗精、滑精,常与龙骨、五味子、制附子等配伍。

②桑螵蛸用于治疗小儿遗尿,可单用为末,米汤送服。

③桑螵蛸用于治疗心神恍惚、小便频数、遗尿、白浊等症,常与远志、龙骨、石菖蒲等配伍。

④桑螵蛸用于治疗肾虚阳痿,常与鹿茸、肉苁蓉、菟丝子等配伍。

[注意事项]

①本品助阳固涩,故阴虚多火,膀胱有热而小便频数者忌用。

②桑螵蛸常用剂量为5~10g。

[药性歌括]

桑螵蛸甘,缩尿力专,补肾助阳,能固精关。

4. 金 樱 子

[主治病证]

①金樱子味酸、涩,性平,入肾、膀胱、大肠经。有固精缩尿止带之作用,可用于遗精滑精、遗尿尿频、带下等症。

②金樱子有涩肠止泻之功效,可用于治疗久泻、久痢等症。

[兼治病证]

金樱子取其收敛固涩之功,可配合其他药物用于治疗崩漏、脱肛、子宫脱垂等症。

[常用配伍]

①金樱子用于治疗肾虚精关不固之遗精滑精;膀胱失约之遗尿尿频,带脉不束之带下过多,可单用本品熬膏服;或与芡实相须而用;或与菟丝子、补骨脂、海螵蛸等补肾固涩药配伍。

②金樱子用于治疗脾虚久泻、久痢,可单用浓煎服;或与党参、白术、芡实、五味子等配伍。

③金樱子用于治疗带下不止者,常与椿皮、海螵蛸、莲子等配伍。

[注意事项]

金樱子常用剂量为6~12g。

[药性歌括]

金樱酸甘,锁尿固带,诸遗泻痢,收涩得安。

5. 海螵蛸(乌贼骨)

[主治病证]

①海螵蛸味咸、涩,性微温,归脾、肾经。有固精止带之作用,可用于肾虚遗精、妇女赤白带下等症。

②海螵蛸有收敛止血之功效,可用于治疗崩漏、吐血、便血及外伤出血等症。

③海螵蛸有制酸止痛之功效,可用于治疗胃痛、吐酸等症。

[兼治病证]

海螵蛸有收湿敛疮之作用,可配合其他药物用于治疗湿疮、湿疹、溃疡不敛等症。

[常用配伍]

①海螵蛸用于治疗肾失固藏之遗精、滑精,常与山茱萸、菟丝子、沙苑子等配伍。

②海螵蛸用于治疗肾虚带脉不固之带下清稀者,常与山药、芡实等配伍。

③海螵蛸用于治疗赤白带下,常与白芷、血余炭等配伍。

④海螵蛸用于治疗崩漏,常与茜草、棕榈炭、五倍子等配伍。

⑤海螵蛸用于治疗吐血、便血者,常与白及等份为末服。

⑥海螵蛸用于治疗外伤出血,可单用研末外敷。

⑦海螵蛸用于治疗胃脘痛胃酸过多,常与延胡索、白及、瓦楞子等配伍。

⑧海螵蛸用于治疗湿疮、湿疹,配黄柏、青黛、煅石膏等药研末外敷。

⑨海螵蛸用于治疗溃疡多脓、久不愈合者,可单用研末外敷,或配煅石膏、枯矾、冰片等药共研细末,撒敷患处。

[注意事项]

海螵蛸常用剂量为5~10g。

[药性歌括]

乌贼骨咸,固精止带,收敛止血,胃痛得减。

6. 莲　子

[主治病证]

①莲子味甘、涩,性平,归脾、肾、心经。有益肾固精之功效,可用于遗精、滑精等症。

②莲子有补脾止泻之功效,可用于治疗脾虚泄泻。

[兼治病证]

①莲子有止带之功效,可配合其他药物用于治疗脾虚带下证。

②莲子有养心血、益肾气、交通心肾而安神之功效,可配合其他药物用于治疗心悸、失眠。

[常用配伍]

①莲子用于治疗肾虚精关不固之遗精、滑精,常与芡实、龙骨等配伍。

②莲子用于治疗脾虚带下者,常与茯苓、白术等配伍。

③莲子用于治疗脾肾两虚所致的带下清稀、腰膝酸软者,常与山茱萸、山药、芡实等配伍。

④莲子用于治疗脾虚久泻、食欲不振者,常与党参、茯苓、白术等配伍。

⑤莲子用于治疗心肾不交之虚烦、心悸、失眠者,常与酸枣仁、茯神、远志等配伍。

[注意事项]

①大便燥结者不宜服。

②莲子宜去心打碎用。

③莲子常用剂量为6~15g。

[药性歌括]

莲子甘平,食疗佳品,补肾健脾,安神养心。

7. 芡　实

[主治病证]

①芡实味甘、涩,性平,归脾、肾经。有益肾固精之作用,可用于遗精、滑精等症。

②芡实有健脾止泻之功效,可用于脾虚食少、久泻等症。

[兼治病证]

芡实有除湿止带之功效,可配合其他药物用于治疗带下证。

[常用配伍]

①芡实用于治疗肾虚不固之腰膝酸软、遗精滑精者,常与金樱子相须而用。

②芡实用于治疗脾虚湿盛所致的久泻不愈者,常与白术、茯苓、扁豆等配伍。

③芡实用于治疗脾肾两虚之带下清稀,常与党参、白术、山药等配伍。

④芡实用于治疗湿热带下,常与清热利湿之黄柏、车前子等配伍。

[注意事项]

芡实常用剂量为9~15g。

[药性歌括]

芡实甘涩,补益脾肾,善止遗泄,带下能撒。

8. 刺猬皮

[主治病证]

①刺猬皮味苦、涩,性平,归肾、胃、大肠经。有固精缩尿之作用,可用于遗精滑精、遗尿尿频等。

②刺猬皮有收敛止血之功效,可用于便血、痔血等下焦出血证。

[兼治病证]

刺猬皮有化瘀止痛之作用,可配合其他药物用于治疗胃痛、呕吐等症。

[常用配伍]

①刺猬皮用于治疗肾虚精关不固之遗精、滑精,肾虚膀胱失约之遗尿、尿频者,常与益智仁、龙骨、金樱子等配伍。

②刺猬皮用于治疗肠风,常与硫黄配伍。

③刺猬皮用于治疗痔漏,常与槐角配伍。

④刺猬皮用于治疗胃痛日久、气血瘀滞兼呕吐者,常与延胡索、香附等配伍。

[注意事项]

刺猬皮常用剂量为3~10g;研末服1.5~3g。

[药性歌括]

猬皮苦涩,固精缩尿,收敛止血,化瘀止痛。

9. 椿 皮

[主治病证]

①椿皮味苦、涩,性寒,归大肠、肝经。有清热燥湿之作用,可用于赤白带下、久泻久痢、湿热泻痢等症。

②椿皮有收敛止带之功效,可用于崩漏经多。

③椿皮有收敛止血之功效,可用于血热崩漏、便血、痔血等症。

[兼治病证]

椿皮有杀虫功效,可配合其他药物用于治疗蛔虫腹痛;外洗治疥癣瘙痒。

[常用配伍]

①椿皮用于治疗湿热下注、带脉失约而致赤白带下者,常与黄柏配伍。

②椿皮用于治疗湿热泻痢,常与地榆配伍。

③椿皮用于治疗久泻久痢,常与诃子、母丁香配伍。

④椿皮用于治疗崩漏、月经过多者,常与黄柏、黄芩、白芍、龟板等配伍。

⑤椿皮用于治疗便血痔血,可单用本品为丸服;或与侧柏叶、升麻、白芍等配伍。

[注意事项]

①脾胃虚寒者慎用。

②椿皮常用剂量为6~9g。

[药性歌括]

椿皮苦涩,清热燥湿,收敛止血,收敛止带。

(二)滑脱不禁证常用方剂

1. 牡 蛎 散

[主治病证] 牡蛎散具有益气固表、敛阴止汗之功效,主治自汗、盗汗证,症见常自汗出、夜卧更甚、心悸惊惕、短气烦倦、舌淡红、脉细弱等。

[处方依据] 应用本方以汗出、心悸、短气、舌淡、脉细弱等主症及脉象为主要依据。

[适用范围] 病后、手术后及产后自汗、盗汗等,属于卫外不固、阴液外泄者,可用本方加减治疗。

[方剂组成] 黄芪30g,麻黄根9g,牡蛎30g(先煎)。

[服用方法] 水煎服。

[方剂歌诀] 牡蛎散内用黄芪,小麦麻根合用宜,卫虚自汗或盗汗,固表收敛见效奇。

2. 九 仙 散

[主治病证] 九仙散具有敛肺止咳、益气养阴之功效,主治久咳肺虚证,症见久咳不已、咳甚则气喘自汗、痰少而黏、脉虚数等。

[处方依据] 应用本方以久咳不止、气喘自汗、脉虚数等主症及脉象为主要依据。

[适用范围] 慢性支气管炎、肺气肿、肺结核、支气管哮喘、百日咳等,属于久咳肺虚、气阴两亏者,可用本方加减治疗。

[方剂组成] 人参10g,款冬花10g,桑白皮10g,桔梗10g,五味子10g,阿胶10g(烊化),乌梅10g,贝母9g,罂粟壳6g。

[服用方法] 水煎服。

[方剂歌诀] 九仙散中罂粟君,五味乌梅共为臣,参胶款桑贝桔梗,敛肺止咳益气阴。

3. 真人养脏汤

[主治病证] 真人养脏汤具有涩肠止泻、温中补虚之功效,主治久泻久痢,症见泻痢无度、滑脱不禁、甚至脱肛坠下、脐腹疼痛、不思饮食、舌淡苔白、脉

迟细等。

[处方依据] 应用本方以泻痢滑脱不禁、腹痛、食少神疲、舌淡苔白、脉迟细等主症及脉象为主要依据。

[适用范围] 慢性肠炎、慢性结肠炎、慢性痢疾等日久不愈,属于脾胃虚寒者,可用本方加减治疗。

[方剂组成] 人参9g,当归6g,白术9g,肉豆蔻6g,肉桂3g(后下),甘草6g,白芍15g,木香4.5g(后下),诃子12g,罂粟壳6g。

[服用方法] 水煎服。

[方剂歌诀] 真人养脏诃罂壳,肉蔻当归桂木香,术芍参甘为涩剂,脱肛久痢早煎尝。

4. 四 神 丸

[主治病证] 四神丸具有温肾暖脾、固肠止泻之功效,主治肾泄,症见五更泄泻、不思饮食、食不消化、腹痛肢冷、神疲乏力、舌淡、苔薄白、脉沉迟无力等。

[处方依据] 应用本方以五更泄泻、不思饮食、舌淡苔白、脉沉迟无力等主症及脉象为主要依据。

[适用范围] 慢性结肠炎、过敏性结肠炎、肠道易激综合征等,属于脾胃虚寒者,可用本方加减治疗。

[方剂组成] 肉豆蔻6g,补骨脂12g,五味子6g,吴茱萸5g,生姜3片,大枣4枚。

[服用方法] 水煎服。

[方剂歌诀] 四神故纸与吴萸,肉蔻五味四般须,大枣生姜为丸服,五更泄泻最相宜。

常用中成药:[四神丸]。

5. 桃 花 汤

[主治病证] 桃花汤具有温中固肠止痢之功效,主治虚寒痢,症见下痢不止、便脓血、色黯不鲜、日久不愈、腹痛喜温喜按、舌淡苔白、脉迟弱或微细等。

[处方依据] 应用本方以久痢便脓血、色黯不鲜、腹痛喜温喜按、舌淡苔白、脉迟弱等主症及脉象为主要依据。

[适用范围] 慢性细菌性痢疾、慢性阿米巴痢疾、慢性结肠炎、胃及十二指肠溃疡出血、功能失调性子宫出血等,属于脾阳虚衰、固摄无权者,可用本方加减治疗。

［方剂组成］赤石脂25g(研末冲服)，干姜6g，粳米25g。

［服用方法］水煎服。

［方剂歌诀］桃花汤中赤石脂，干姜粳米共用之，虚寒下痢便脓血，温涩止痢最宜施。

6. 金锁固精丸

［主治病证］金锁固精丸具有补肾涩精之功效，主治肾虚精关不固所致的遗精、滑精，症见遗精早泄、神疲乏力、腰痛耳鸣、舌淡苔白、脉细弱等。

［处方依据］应用本方以遗精滑泄、腰痛耳鸣、舌淡苔白、脉细弱等主症及脉象为主要依据。

［适用范围］性神经衰弱、男子不育症、神经官能症之遗精、滑精属肾精不足者、慢性前列腺炎、乳糜尿、重症肌无力等，属于肾虚精气不固之证者，可用本方加减治疗。

［方剂组成］沙苑蒺藜12g，芡实12g，莲须12g，龙骨10g(先煎)，牡蛎10g(先煎)。

［服用方法］水煎服。

［方剂歌诀］金锁固精芡莲须，蒺藜龙骨与牡蛎，莲粉糊丸盐汤下，补肾涩精止滑遗。

常用中成药：［金锁固精丸］。

7. 桑螵蛸散

［主治病证］桑螵蛸散具有调补心肾、涩精止遗之功效，主治心肾两虚证，症见小便频数，或尿如米泔色，或遗尿遗精，心神恍惚，健忘，舌淡苔白，脉细弱等。

［处方依据］应用本方以尿频或遗尿、遗精、心神恍惚、舌淡苔白、脉细弱等主症及脉象为主要依据。

［适用范围］小儿习惯性遗尿、神经性尿频、肾功能减退、糖尿病、神经衰弱等，属于心肾不交者，可用本方加减治疗。

［方剂组成］桑螵蛸9g，远志6g，石菖蒲6g，龙骨15g(先煎)，人参9g，当归9g，茯神12g，龟板15g(先煎)。

［服用方法］水煎服。

［方剂歌诀］桑螵蛸散治便数，参苓龙骨同龟壳，菖蒲远志当归入，补肾宁心健忘却。

8. 缩泉丸

［主治病证］缩泉丸具有温肾祛寒、锁尿止遗之功效，主治膀胱虚寒证，

症见小便频数或遗尿不止、舌淡、脉沉弱等。

　　[处方依据] 应用本方以小便频数或遗尿、舌淡、脉沉弱等主症及脉象为主要依据。

　　[适用范围] 小儿遗尿、神经性尿频、尿崩症等,属于膀胱虚弱者,可用本方加减治疗。

　　[方剂组成] 乌药 6g,山药 6g,益智仁 6g。

　　[服用方法] 水煎服。

　　[方剂歌诀] 缩泉丸治小便频,膀胱虚寒遗尿斟,乌药益智各等分,山药糊丸效更珍。

　　常用中成药:[缩泉丸]。

9. 固冲汤

　　[主治病证] 固冲汤具有益气健脾、固冲摄血之功效,主治脾气虚弱、冲脉不固证,症见血崩或月经过多、色淡质稀、心悸气短、腰膝酸软、舌淡、脉细弱等。

　　[处方依据] 应用本方以出血量多、色淡质稀、腰膝酸软、面色㿠白、四肢乏力、舌淡、脉细弱等主症及脉象为主要依据。

　　[适用范围] 功能失调性子宫出血、产后出血过多等,属于脾气虚弱、冲任不固者,可用本方加减治疗。

　　[方剂组成] 白术 30g,生黄芪 18g,龙骨 24g(先煎),牡蛎 24g(先煎),山萸肉 24g,生杭芍 12g,海螵蛸 12g(先煎),茜草 9g,棕榈炭 6g,五倍子 1.5g。

　　[服用方法] 水煎服。

　　[方剂歌诀] 固冲汤中用术芪,龙牡芍萸茜草施,倍子海蛸棕榈炭,崩中漏下总能医。

参 考 书 目

[1] 雷载权. 中药学 [M]. 上海：上海科学技术出版社，1995.

[2] 李冀. 方剂学 [M]. 北京：中国中医药出版社，2012.

[3] 潘远根. 古今名医药论 [M]. 北京：人民军医出版社，2008.

[4] 邓中甲. 方剂学 [M]. 北京：中国中医药出版社，2003.

[5] 冯明. 温病学 [M]. 北京：科学出版社，2001.

[6] 许济群. 方剂学 [M]. 5 版. 上海：上海科学技术出版社，2001.

[7] 凌一揆. 中药学 [M]. 5 版. 上海：上海科学技术出版社，2001.

[8] 张伯臾. 中医内科学 [M]. 5 版. 上海：上海科学技术出版社，2001.

[9] 高学敏. 中药学 [M]. 2 版. 北京：中国中医药出版社，2007.

[10] [明]李时珍. 本草纲目 [M]. 北京：人民卫生出版社，1975.

[11] 乔模. 中药歌诀 [M]. 太原：山西科学技术出版社，2013.

[12] 张蕾. 药性歌括四百味 [M]. 北京：中国医药科技出版社，2016.

[13] 南京中医药大学. 中药大辞典 [M]. 上海：上海科学技术出版社，2006.

[14] 谢鸣. 方剂学 [M]. 2 版. 北京：人民卫生出版社，2012.

[15] 张琦. 金匮要略讲义 [M]. 北京：人民卫生出版社，2012.

[16] 张锡纯. 医学衷中参西录 [M]. 北京：中医古籍出版社，2016.

[17] 高学敏. 中药学 [M]. 2 版. 北京：中国中医药出版社，2007.

[18] 邓中甲. 方剂学 [M]. 北京：人民卫生出版社，2002.

[19] 段富津. 方剂学 [M]. 上海：上海科学技术出版社，1995.

[20] 邓中甲. 方剂学 [M]. 2 版. 北京：中国中医药出版社，2010.

[21] 杨进. 温病学 [M]. 北京：人民卫生出版社，2010.

[22] [清]汪昂. 汤头歌诀 [M]. 2 版. 北京：中国中医药出版社，2007.

[23] [汉]张仲景. 金匮要略 [M]. 北京：人民卫生出版社，2010.

[24] 张秉成. 成方便读 [M]. 北京：中国中医药出版社，2002.

[25] [清]汪昂. 医方集解 [M]. 北京：中国中医药出版社，2009.

[26] 太平惠民合剂局. 太平惠民合剂局方 [M]. 北京：人民卫生出版社，2007.

[27] [金]李杲. 东垣试效方[M]. 上海：上海科学技术出版社，1984.

[28] [汉]张仲景. 伤寒论[M]. 北京：人民卫生出版社，2005.

[29] [明]龚廷贤. 药性歌括四百味[M]. 上海：上海卫生出版社，1958.

[30] 周仲瑛. 中医内科学[M]. 北京：中国中医药出版社，2003.

[31] 孙广仁. 中医基础理论[M]. 北京：中国中医药出版社，2002.

[32] 高学敏. 中药学[M]. 北京：中国中医药出版社，2002.

[33] 王绵之. 王绵之方剂学讲稿[M]. 北京：人民卫生出版社，2005.

[34] 谢鸣，周然. 方剂学[M]. 2版. 北京：人民卫生出版社，2013.

[35] 张伯礼，薛博瑜. 中医内科学[M]. 2版. 北京：人民卫生出版社，2012.

[36] 凌一揆. 中药学[M]. 上海：上海科学技术出版社，1984.

[37] 谢鸣. 方剂学[M]. 北京：人民卫生出版社，2007.

[38] 钟赣生. 中药学[M]. 4版. 北京：中国中医药出版社，2017.

[39] 张廷模. 临床中药学[M]. 上海：上海科学技术出版社，2008.

[40] 国家药典委员会. 中华人民共和国药典[M]. 北京：中国医药科技出版社，2015.

[41] 陈锐深. 现代中医肿瘤学[M]. 北京：人民卫生出版社，2004.

[42] 王中奇. 抗肿瘤中药临床应用手册[M]. 北京：中国中医药出版社，2013.